护理实践与转化译丛

心理健康与药物管理

（原书第3版）

Mental Health Medicines Management for Nurses

(Third Edition)

[英] 斯坦 · 穆萨萨　著
（Stan Mutsatsa）
王志强　张照莉　主译

重庆大学出版社

译者名单

主　译：王志强　张照莉

副主译：陈月梅　张海梅　黄金贵　邹　洁

参　译（排名不分先后）

刘　艳　李　荣　王海梅　鲁　鑫　谭如意

译者序

感谢重庆大学出版社牵头引进 SAGE 出版社旗下的系列护理教材，本书为该系列丛书之一——《心理健康与药物管理》（原著名：*Mental health medicines management for nurses*）。SAGE 出版社作为全球领先的独立学术出版集团，在医学与生命科学领域享有盛誉，旗下汇集逾百种护理学及相关学科权威教材和学术专著，同时运营多家经严格同行评审的顶级专业期刊，持续为全球护理教育与实践提供前沿的学术支撑。

在全球心理健康问题日益凸显的背景下，心理健康与药物管理的科学性和人文性已成为护理与医学领域的重要议题。本书的编译出版，旨在为国内护理从业者、医学生及心理健康工作者提供一部理论与实践紧密结合的专业书籍，助力提升精神卫生护理服务的专业化水平。其内容突破传统教材框架，有机整合法律伦理、药理学、临床实践及患者管理等多元维度，形成完整的理论 - 实践闭环。

在内容架构上，本书贯彻临床导向原则。内容覆盖法律与伦理、脑科学基础、药物作用机制、依从性策略及各类精神障碍的临床管理，结构严谨、逻辑清晰。全书贯穿情境化教学理念，如第 2 章通过“汤姆私自调整药物剂量”的案例，生动呈现护士的问责制与患者安全之间的动态平衡。同时，每章设置的“活动”板块鼓励读者结合临床实际进行反思，强化了理论与实践的联系。这种以问题为导向的编写方式，契合现代护理教育中“能力培养”的核心目标。此外，本书始终强调证据支持的重要性，以学术态度为读者提供了可靠的知识基础。例如，在讨论抗抑郁药副作用与依从性关系时，不仅列举临床数据，还引入系统性综述与随机对照试验结论。

就知识体系而言，本书采用“理论奠基 - 临床转化”的双轨结构，共分为 12 章。第 1 章以立法框架为基石，以英国《精神卫生法》《人权法案》为切入点，探讨药物管理中的责任边界与伦理困境，分析了医护人员在精神药物使用中的法律责任与道德义务，为读者提供了伦理决策的框架。第 2 章深入探讨了精神药物的联合治疗和依从性的促进，分析了多药联合治疗的疗效与风险，并提供了提升患者依从性的实用策略。第 3 章则聚焦于与精神药理学有关的基本脑解剖学和生理学，详细介绍了大脑结构与功能，为理解精神药物的作用机制奠定了科学基础。第 4 章介绍了药理学原理和药物相互作用，探讨了药物代谢动力学与药效动力学的基本概念，并分析了常见药物相互作用的机制及其临床意义。第 5 章明确了处方和用药原则，强调了精准用药的重要性，包括个体化治疗方案的设计与实施，以及如何避免用药错误。第 6 章深入探讨了重度抑郁症的管理和治疗，分析了抗抑郁药物的选择与使用，为患者提供了系统性解决方案。第 7 章介绍了双相情感障碍的管理、治疗与抗精神病药物的应用，并探讨了长期治疗中的监测与调整。第 8 章关注精神障碍的管理和治疗，分析了抗精神病药物的作用机制与临床应用，并探讨了非药物治疗的辅助作用。第 9 章则探讨了痴呆症的管理和治疗，并分析了如何改善患者的生活质量。第 10 章系统阐述了焦虑症的管理和治疗，探讨了抗焦虑药物的选择与使用。第 11 章介绍了药物滥用的管理和治疗，分析了成瘾性药物的戒断与替代治疗策略，并探讨了预防复发的关键措施。第 12 章深入剖析了药物不良反应及药物副作用的管理，并探讨了如何通过监测与调整用药方案减少副作用的发生。

《心理健康与药物管理》不仅是一部专业教材，更是一份关于如何以科学、伦理与共情之心对待精神障碍患者的宣言。在心理健康日益成为全球公共卫生挑战的今天，愿这部译著成为一座桥梁，连接国际前沿理念与本土实践智慧，助力更多从业者在精神卫生服务的复杂场域中，以专业与温度照亮患者的心理康复之路。

本书的跨文化转译得以圆满呈现，实赖多方勠力同心之功。感谢重庆大学出版社在版权洽谈与专业审校中的倾力支持，亦致敬每一位在精神卫生一线默默耕耘的工作者——你们在科学与人文之间的坚守，是本书试图传递的核心精神。翻译团队虽精益求精，但深知医学领域博大精深，若译文有偏差或生硬之处，恳请各位专家、同行和读者不吝赐教，共同推动精神卫生护理事业的进步。

张照莉

2025 年 3 月

目　录

前　言

译者：刘艳

关于本书

本书旨在帮助预注册心理健康护理学生达到护理和助产委员会（the Nursing and Midwifery Council，NMC）规定的药物管理能力要求，以《注册护士能力标准》（NMC，2018a）为核心，为学生进入护理注册行列提供了形成性和终结性评估。尽管本书主要针对处于注册前培训阶段的心理健康护理学生，但对其他领域的护理学生来说，了解心理健康也非常重要，因此本书也将作为其他领域的护理学生和注册后护士的参考指南，以及为注册护士的整个职业生涯提供有用的参考。本书明确建立了理论与实践之间的联系，写作风格通俗易懂，既具有学术挑战性，又不失学术完整性。

为什么精神卫生药物管理对护士很重要？

药品管理是《注册护士能力标准》（NMC，2018a）的重点内容。尽管精神药物的重要性显而易见，但现有证据显示注册护士在药物管理方面的知识和技能仍存在不足。有些护士认为缺乏适当的教育准备是实践受阻的重要原因。他们特别指出，缺乏精神药理学知识是他们对自己的角色缺乏信心的主要原因之一。

药品管理是一项强制性要求——要求所有实习护士在注册前证明有能力进行药物优化、管理和计算及一些药物处方的知识。本书符合精神卫生药物管理中特定能力应用的要求。在第 3 版中，更加强调了处方管理，以支持实习护士为注册后获得处方资格做好准备。

本书简介

全书共有 12 章。第 1 章涵盖精神卫生药物管理的法律和伦理方面，详细介绍了生物伦理学的关键原则，如知情同意和患者自主权，还详细介绍了诸如意思能力等法律问题。第 2 章涵盖了与治疗联盟相关的问题，包括健康信念模型、自我调节模型（self-regulatory model，SRM）、服药依从性问题、影响服药依从性的因素、坚持服药依从性的障碍、决策能力，以及使用协调技能来增强服药依从性。

第 3 章提供了必要的大脑解剖学和生理学基础知识，并为理解精神药物作用机制建立科学框架作原理奠定了基础。第 4 章在此基础上更仔细地探讨了药理学和药物相互作用的原理。

第 5 章介绍了多学科联合会诊（multidisciplinary team，MDT）在药物管理中的作用，包括药品的处方、储存和分配，以及管理和记录保存。

第 6 章至第 11 章涵盖了各种心理健康问题的管理和治疗，包括抑郁症、双相情感障碍、精神病、痴呆、焦虑状态和药物使用障碍。在这些章节中，在讨论具体的治疗和管理方案之前，都会介绍每种疾病的主要临床特征和鉴别诊断。每章都概述了在治疗和管理过程中应避免的常见误区，并总结患者教育要点。

第 12 章讨论药物不良反应（adverse drug reaction，ADR）、精神药物的分类和常见副作用，以及如何与患者一起管理这些副作用。

学习特色

活动

在本书中，你会发现有一些活动可以帮助你理解和学习所介绍的材料。所有的活动都需要你在阅读正文之余，仔细思考所提出的问题，并进行一些独立的研究探索，可能会需要使用互联网。在适当的情况下，每章末尾都会提供参考提纲，这将帮助你更充分地了解自己的思考和独立学习。记住，学术研究始终需要独立工作；你要想在课程上取得成功，只听讲座是远远不够的。而此类活动将助您：深度掌握核心知识，提升批判性思维能力；锻炼独立学习习惯，为专业发展夯实基础。

案例研究和场景分析

每章都有案例研究，描述了实践环境中的现实情况。如果有机会，你可以与高年资护士讨论和反思案例研究，因为他们可能经历过类似的情况，并可以通过他们的经验提供有价值的见解。

场景分析是为了找到一个虚构但真实的视角讨论问题。有利于培养读者从多个不同的角度思考问题的技能。因而，有些场景需要你设身处地地为别人着想，考虑自己在给定的情况下的反应方式和原因。

第1章
精神卫生药品管理的法律和伦理问题

译者：李荣

章节目标

通过本章学习，你将能够：

1. 理解问责制的概念和四个不同的问责制领域；

2. 了解影响处方和药品管理的国家法规或标准；

3. 明确治疗中的伦理考虑。

一、引言

1919年之前，英国既没有护士注册，也没有护士培训方面的国家法规或标准。当时，护士培训通常为期一年，人们普遍认为在这么短的时间内就可以学到大部分必要的知识。但很明显，要培养“专业”护士，需要更长时间的培训。

1919年《护士注册法案》结束了护理行业内多年的冲突，并制定了培训、考试和注册的标准。这为护理引入了法律问责的概念，旨在保护公众免受医疗不当行为的伤害。在讨论具体立法之前，本章将概述护理责任的概念。然后，讨论《人权法案》（1998）、《意思能力法》（2005）和《精神卫生法》（1983），并回顾直接涉及药物的立法，如《药品法》（1968）、《药物滥用法》（1971）和《护士处方法》（1992）等。此外，本章还将讨论与药品管理和处方实践相关的主要伦理问题。

二、问责制

在日常用语中，问责制可能仅仅指的是对某人或某项活动的责任归属。在道德和管理领域，该术语通常与责任、可问责性和可责备性等概念紧密相连。2002

年，美国护理学家罗素·C. 斯旺斯堡（Russell C. Swansburg）和理查德·J. 斯旺斯堡（Richard J. Swansburg）将问责制定义为：履行向相关参照方披露其所负责事项的正式义务，包括目标宗旨、基本原则、运作程序、关联关系、实施成果、收支状况等事项。

护理和助产委员会（the Nursing and Midwifery Council，NMC）指出，护士应该"对你将任务和职责委派给其他人的决定负责"（NMC，2018b）。虽然"问责制（accountability）"一词经常与"责任（responsibility）"互换使用，但明确二者不同是非常重要的。责任意味着对某人或某事拥有控制权或权威。你可以选择承担责任，但你无权决定你应该对谁负责。

场景

汤姆（Tom）是一名没有处方权的注册护士，他在没有咨询处方者的情况下，将患者处方表上的药物剂量从每天 15 mg 改为每天 20 mg。患者按照这个剂量服用了一个星期后，汤姆的带教老师才注意到了这件事。汤姆为自己的行为辩护说，他很了解患者，这个患者总是服用维持剂量的 20 mg 才能安定。他坚持认为自己的做法对"纠正"剂量是正确的。他受到了医疗机构的惩罚，并被开除了。

在上述场景中，汤姆要为私自调整患者药物剂量的这一行为负责，这是他自己的选择。然而，他要因为自己的行为对雇主负责，因为决定终止他的工作的是他的雇主——而不是他。

（一）问责制的目的

英国护理行业要求护士对自己的行为负责，因为解释自身作为和疏忽是护士的职责所在。这是为了确保公众和患者免受护士的行为和疏忽造成的伤害，并为那些受到伤害的人提供赔偿。包括护士在内的医护人员在道德、专业、伦理和法律上有义务提供最高标准的护理，因为无论谁提供护理，患者都有权获得这种品质的护理。因此，即使是实习护士也要对自己的行为和疏忽负责。

为了实现这一点，问责制有以下宗旨：

• 必须保护公众免受由于护士的行为和疏忽所造成的伤害。如果认为护士的行为和能力不能达到护士行业所要求的标准，则可以要求护士对其行为和能力负责。

• 护士有责任禁止经专业机构（如 NMC）认定为不当或非法的行为来保护公众和患者。无论在公共场合还是私人场合，注册护士都必须以护士应有的方式行事。

• 法律规定了护士的行为规范，以确保其向各级管理机构负责。监管框架明确规定了注册护士应该遵守的行为标准和能力要求。

• 护士必须承担如下责任：（1）具备执行任务的能力；（2）承担完成任务的责任；（3）有权在工作说明以及组织政策和协议范围内执行任务。

在英国，注册护士可能被要求就其行为作出解释和正当性说明。公众可以旁听案件，以期向患者保证专业机构只会允许最高标准的护理。对护士行为的公众监督使该行业的其他成员能够从他人的错误和不当行为中吸取教训（Richard Griffith and Cassam Tengnah，2017）。

场景

2010 年，一名注册护士被发现在值班时睡觉，并没有给疗养院的患者服药，因此被吊销注册护士资格。他最初否认了这些指控，但在两个月内被其他员工三次目击于岗位上睡觉后，最终承认了相关行为。护理和助产委员会认为他不配当一名注册护士。

由于注册护士有正式义务向上级当局报告其行为，因此他们必须向当局证明其行为是正当的。如果未能履行此义务，他们将面临制裁。例如，在培训期间，大学或国家医疗服务体系可以对护士或实习护士采取纪律处分，在极端情况下，这可能导致个人被解雇。在这方面，护士需对其行为向以下人员负责：

- 患者；
- 专业机构；
- 社会；
- 雇主。

（二）对患者负责

注册护士对受其照顾的患者负责，因此，如果患者认为自己因护士的行为而受到伤害，法律允许患者索赔。多年来，由于临床医护人员的疏忽，英国国家医疗服务系统（NHS）支付的赔付金额越来越大，每年超过 5 亿英镑。医疗保健的一个基本行为准则是，不应该对自己的患者造成伤害。如果由于护士的疏忽而造成伤害，患者可以通过法院向护士和护士的雇主寻求赔偿。护士基于与患者的护理关系，承担着对患者的护理责任。

尽管护士普遍认为，他们可以对自己的行为负责，且社会认知也倾向于相信由于自身行为伤害了患者的护士会产生自发性的负罪感。但如果从现代问责制理论框架进行解析，我们就会发现，护士不能对自己施加制裁。

（三）对专业机构负责

根据《1997 年护士、助产士和健康访问员法》（*the Nurses*，*Midwives and Health Visitors Act 1997*），注册护士应对其所在的专业机构负责。这项立法的目的是通过建立教学、培训和行为的标准来保护公众。护士及助产士委员会作用的基础是将那些打算执业的人列入护士注册名单。本书未详细说明护理和助产委员会的作用，因此建议您在这方面查阅更合适的教科书或访问护理和助产委员会的网站。

（四）对社会负责

与其他人一样，注册护士受其工作所在国家 / 地区的法律约束。如果护士被指控在工作中或工作以外犯罪，他们居住的国家可以根据其法律追究他们的责任。这可能会影响护士的执业效力，如以下场景所示。

场景

布丽姬特（Bridget）曾是一名在监狱工作的注册护士，但后来她因向一名囚犯提供 A 类毒品而被逮捕定罪，被判处三年监禁，并被取消执业资格。

（五）对雇主负责

注册护士通过其雇佣合同的条款和条件对其雇佣组织负责。雇主对其雇员的行为负有替代责任。例如，如果护士犯了民事错误，雇主应对护士的行为负责。以下场景举例说明了其在实践中的含义。

场景

哈米德（Hamid）是一名服用苯巴比妥的患者，在护士雪莱

（Shelley）给他三倍于处方剂量的苯巴比妥后，哈米德陷入昏迷。哈米德不得不住进医院重症监护病房，4 天后完全康复。之所以出现这个错误，是因为护士雪莱没有遵循正确的药物管理程序。虽然哈米德活了下来，但他的家人说服他通过法院采取法律行动，他获得了一笔来自医院的实质性和解金。同时，雪莱受到了纪律处分，并被送去接受药物管理的再培训。

在上面的场景中，我们看到哈米德由于雪莱的疏忽而受到了伤害。然而，被起诉并向患者支付赔偿金的是医院，不是护士。医院承担了替代责任。“替代责任”是一个法律术语，要求一个人在从事某种形式的合资或集体企业时对另一个人的行为承担责任。医院和护士都从事于一家集体企业，但医院承担替代责任。随着具有处方权的护士数量增加，问责制的概念将更加重要，我们将在后文讨论这个问题。

三、《人权法案》（1998）

权利可以被定义为值得尊重的主张或资格。第二次世界大战后，世界各国决心采取措施来保障国家法和国际法中对人权的保护。第一个具体的成果是 1948 年的《美洲人的权利和义务宣言》。同年，联合国起草了《世界人权宣言》。这些文件的重点是保护公民权利和政治权利，如言论自由、宗教自由和结社自由。

在英国，人权被庄严载入《人权法案》（1998）（*the Human Rights Act*），其基础是《欧洲人权公约》（*the European Convention on Human Rights*）。所有缔约国的公共当局都有法律义务按照《欧洲人权公约》以及《人权法案》（1998）行事。因此，英国国家医疗服务体系（NHS）作为公共当局，必须遵守《人权法案》

（1998）。英国国内法院有义务根据该法解释所有法律。在精神卫生方面，法院和精神卫生法庭有义务根据《人权法案》（1998）对《精神卫生法》（1983）（2007年修订）进行解释。因此，《人权法案》（1998）具有将人权置于法律和卫生系统中心的作用。《欧洲人权公约》通过“条款”列明受保护的权利。对于精神卫生中的药物管理和处方，只有第2、3和8条是相关的，因此我们接下来将讨论这些内容。

（一）第2条

本条规定：

1. 每个人的生命权都应受法律保护。任何人不得被故意剥夺生命，除非在被判犯有法律规定的罪行后执行法院的判决。

2. 如果剥夺生命是因为在绝对必要的情况下使用武力所致，则不得视为违反本条。例如以下情况。

（a）保护任何人免遭非法暴力；

（b）实施合法逮捕或防止被合法拘留的人逃跑；

（c）为平息暴动或叛乱而合法采取的行动。

该条规定，国家有义务保护其公民的生命，这一责任也延伸到了医疗保健系统。在继续阅读之前，请完成活动1.1。

活动1.1 反思

你所在的病房中，一名根据《精神卫生法》（1983）第3条被拘留的患者袭击了另外一名患者，造成了严重伤害。医护人员对袭击者实施身体约束后将其隔离，以便让他有时间“冷静下来”。随后给他注射了10 mg奥氮平，并联合使用2 mg劳拉西泮作为增效剂。注射两小时后（时间为19：00），患者进入睡眠状态。尽管医院政策规定，肌内注射奥氮平的患者必须在注射后的24小时内检测其生命体征，但医护人员由于害怕吵醒患者而没有按照规定进行检测。

同时，夜间值班人员配置不足，难以应对可能发生的暴力事件。

5 个小时后，医护人员发现这名患者处于无法唤醒的状态，立即将他送往当地综合医院的重症监护室。经入院治疗后，患者完全康复了，但随后以医疗机构侵犯了《人权法案》（1998）赋予其的法定权利为由提起诉讼。

- 该医院是否违反了《人权法案》（1998）第 2 条？

参考提纲见本章末。

第 2 条的典型适用情景是工作人员故意杀害患者的情况，如哈罗德·希普曼（Harold Shipman）案，但第 2 条的适用情景远不止于此，例如斯图尔特起诉英国案［1984 年］。此外，即使受害人并未死亡，违反第 2 条的行为也可能成立，因为将他人置于“重大风险”之中就已足够构成违法。显然，护理人员有责任在肌内注射奥氮平和劳拉西泮后监测患者的生命体征，但事实并非如此。因此，护理人员的疏忽使患者处于重大风险之中，因此违反了第 2 条。

第 2 条进一步规定，当被拘留者（在本例中是在医院接受治疗的被拘留者）的生命受到威胁时，提供护理和保护的责任增加。在英国，这一规定是由另一个判例（奥斯曼起诉英国案［2000 年］）所确立的。在该案中，一名被拘留者死亡后，其家人起诉警方未能充分保护他，即使有明显的警告信号表明该人面临死亡风险。该案的法官评论说，如果当局知道一个人的生命受到“真实和直接的威胁”，就有义务采取预防性行动措施以保护此人生命。

但是，保护生命的责任是有限的。具体而言，只有在有证据证明当局知道或应知该人存在现实生命危险的情况下，未采取合理保护措施才构成违反第 2 条的情况。如果当局能够证明他们在被认为存在生命危险后采取了合理的保护措施，或者没有迹象表明该人存在生命危险，则被拘留人的死亡不会违反第 2 条。

总之，第 2 条明确界定了保护生命的积极责任和消极责任。具体而言，消极责任规定了不得使用过度或不必要的武力来剥夺个人生命，这是消极责任的体现。违反消极责任的另一个例子是，当系统内出现故障时，可能导致不能提供足够的程序和经过培训或合格的工作人员来确保安全。一旦当局知道或应知一个人或一群人的生命面临真实且直接的危险时，就产生了保护其生命的积极责任。在活动1.1中，在给患者肌内注射奥氮平后，医护人员本应该监测他的生命体征，但没有这样做。这违反了第2条规定的保护生命的积极责任。

（二）第3条

作为公约中唯一的绝对权利，《欧洲人权公约》第3条规定："任何人不得遭受酷刑或非人道或侮辱性待遇或处罚"。在英国，法院对"侮辱性待遇"的定义如下：

如果某种治疗方式羞辱或贬低个人，表现出对其人格尊严的漠视或贬低，或引发足以摧毁个体身心承受力的恐惧、痛苦或自卑感，则该治疗行为可能被定性为"侮辱性待遇"，属于第3条的禁止范围。自然罹患的生理或心理疾病本身引发的痛苦，若因当局须担责的治疗行为（源于拘留条件、驱逐或其他措施）而实际加剧或存在加剧风险时，此类痛苦亦可能受第3条管辖。

在你继续阅读之前，请先完成活动1.2。

活动1.2　反思

在阅读了侮辱性待遇的定义后，您能否列出精神卫生护理中可能构成侮辱性待遇、进而违反《欧洲人权公约》第3条的情况？

请继续阅读，了解此主题的讨论。

虽然第3条是以非常简单的术语表述的绝对权利，但问题在于其解释可能有所不同。某项行为是否构成非人道的或是侮辱性待遇，将取决于多个因素和个案具体情况。在精神卫生实践中，第3条最有可能与因拘留、隔离、强迫服药、控制及约束条件而引起的投诉有关。

案例研究：赫尔泽格法尔维先生
（Mr Herczegfalvy）

在赫尔泽格法尔维诉奥地利案（1992）中，赫尔泽格法尔维是居住在奥地利的匈牙利公民，曾因袭击妻子、政府管理人员和电视维修公司的客户而连续两次入狱服刑。在监狱里，他持续攻击其他囚犯和监狱工作人员。经过评估后，他被认为患有偏执性精神障碍，且无刑事责任能力，因此被送往精神病院。

在精神病院接受评估后，他被送回监狱，但他绝食抗议对他的拘留。他绝食抗议四周后出现虚脱，被送到了综合医院接受重症监护治疗。回到精神病院后，他仍在绝食且身体极度虚弱。因此，医院根据奥地利医院法对其强制喂食。他拒绝接受所有治疗，医院在违背他的意愿的情况下对他进行了肌内注射镇静剂。此时，他被绑在一张精神科保护床上，但他设法切开了防护网和绑带。持续的绝食导致其身心状况进一步恶化，再次被转移到重症监护室。

两周后，他被送回精神病院，因为持续存在攻击的风险他被戴上手铐和踝部束带进行约束。此前在强制注射抗精神病药物时，他曾因剧烈反抗导致自身受伤，包括牙齿脱落、肋骨骨折和多处瘀伤。尽管被持续约束 15 天，他仍坚持绝食并被强制喂食。经医生解释绝食危及生命后，其身心状况逐渐改善并停止绝食。

随后，赫尔泽格法尔维先生将奥地利政府告上欧洲人权法院，指控院方采取暴力且过度延长的治疗措施，违反了《欧洲人权公约》第 3 条。他还辩称，这些措施导致他的病情恶化。法官裁定，此类案件虽应以既定医学原则为关键判定依据，但原则上，若某项措施具有治疗必要性，则不应被视为不人道或有辱人格，且法院需确信该医疗必要性已得到充分证实。法院最终采纳了当时精神病学界公认的医学原则，认定涉案治疗措施具有医疗必要性，因此不构成对《欧洲人权公约》第3条的违反。

上述案例表明，法院可以根据每个案件的具体情况，以多种方式解释非人道或侮辱性待遇。在很多方面，院方对赫尔泽格法尔维的处理可以被视为有辱人格的。然而，医院唯一的目的和重点是治疗。换言之，医院的目的总是尽可能以最好的方式对待赫尔泽格法尔维，从来没有虐待他的意图。因此，法官裁定第3条不适用于他的案件。此判决对英国及欧洲司法辖区在精神障碍者监护与无意思能力者自由剥夺领域具有重要指导价值。

在精神病学临床实践中，第3条最有可能与由拘留、隔离、控制和约束条件引起的申诉有关，如以下案例研究所示。

案例研究：朱迪思·麦格林奇（Judith McGlinchey）

在朱迪思·麦格林奇等人起诉英国［2003年］一案中，作为被定罪的囚犯，朱迪思·麦格林奇在西约克郡的一家医院去世，事发时她正以被定罪囚犯身份接受英国内政部监管。她患有哮喘，并有静脉注射海洛因成瘾史。入狱后不久，她出现了严重的阿片类药物戒断症状：反复呕吐，导致脱水和体重骤降。尽管她的身体状况恶化，但周末期间存在监护空白，当局未能采取更有效的措施将她转移到医院接受专家评估。她在使用生命支持设备两周后在医院死亡。由于朱迪思在治疗过程中存在的这些缺陷，欧洲人权法院认定英国政府违反了第3条。

在本案中，法院认为，朱迪思·麦格林奇在监狱中得不到充分的医疗构成了不人道和有辱人格的行为。原因在于该监狱没有提供必要的医疗保健服务，因此违反了第 3 条。虽然这是在刑事监禁环境中发生的，但朱迪思·麦格林奇的案件同样适用于包括精神病院在内的所有拘留场所。

总之，第 3 条的适用原则是当局有义务提供充分且必要的医疗服务。然而，令人信服地证明有治疗或医疗必要性的治疗或干预通常不会被视为非人道或侮辱性待遇，如赫尔泽格法尔维先生的情况，延迟提供护理可能违反第 3 条，如朱迪思·麦格林奇的情况。此外，临床干预需要平衡干预的潜在效果与当前临床问题的严重程度。换言之，您应该对临床情况做出相应的反应，以避免违反第 3 条。

（三）第 8 条

本条规定：

1. 人人享有私人和家庭生活、住宅和通信受到尊重的权利。

2. 当局不得干涉这一权利，除非该干涉符合法律规定且为民主社会所必需，以保障国家安全、公共安全、国家经济福祉、防止混乱或犯罪、为保护健康或道德、或为保护他人的权利和自由。

第 8 条的关键领域是保护个人的隐私权，防止公共当局不必要地干涉个人的私生活。例如，在某些情况下，当人们受到不当监视，或截获他们的电话，或在报纸上刊登有关其私生活的报道时，有可能违反第 8 条。第 8 条还保护家庭生活权，这意味着有关监护权或收养权的决策必须考虑所有有关人员的家庭生活权。它还保护个人的人身完整权和尊重其家园的权利。

第 8 条是《欧洲人权公约》中应用最活跃的条款之一。它的适用范围极其广泛（例如，在法庭上使用医疗记录、个人行使性取向方面的权利等）。在继续阅读之前，请完成活动 1.3。

活动 1.3　循证实践和研究

根据《精神卫生法》（1983）第 3 条被拘留的一名患者向欧洲人权法院申诉说，他根据《欧洲人权公约》第 8 条和第 3 条享有的人权受到侵犯，因为他被迫服用具有令人不快的副作用的抗精神病药物，干扰了他的私生活。

- 你能解释一下为什么第 8 条和第 3 条都与这种情况相关吗？
- 你认为这个案件的结果如何？

参考提纲见本章末。

第 8 条被应用于一些日常场景，诸如同性工作人员提供个人护理、协助搬到适当的住所、适当使用便盆和复杂的临终决定。由于第 8 条的性质，它将继续在许多不同的临床情景和相关研究中被测试的情景。现在我们可以把注意力转向其在伦理学的关键原则中的应用。

四、关键伦理理论

一般来说，伦理和道德考量会深刻影响我们的生活方式和与他人互动的方式。反过来，我们的思维、态度、价值观和信念也会影响我们的行为。因此，当我们护理患者时，不仅是因为我们的专业和法律责任，还因为我们的道德观、伦理价值观和信仰。因此，我们是谁，我们持有什么价值观，在一定程度上影响着我们的专业判断和推理。

护理和助产委员会强调，护理实践需以尊重自主权、保密、同理心、个体权利与自由等伦理原则为指导。为护理实践提供信息的其他原则包括尊重多样性、文化差异和不同的价值观。在这方面，护士必须意识到他们的价值体系如何影响他们所照顾的患者（Wheeler，2013）。最重要的是，护理和助产委员会提醒护士要意识到护理有时可能是一项非常艰巨的任务，涉及做出艰难的决策，这反过来又要求护士对自己的道德和伦理立场进行持续评估。2013 年，惠勒(Wheeler)指出，护士有责任对患者“做正确的事”，包括与他们合作并遵循合理的道德、伦理和职业行为准则。在此过程中，护士应该尊重患者的道德价值观和信仰体系，因为这些有助于患者达成他们的健康目标。护士和医疗保健专业人员都不能将自己的自主权和信仰置于患者之上。此外，如果他们过度地专注于自己的价值观，这可能会造成与患者的潜在冲突，以及将患者贬低为一个没有信仰体系和价值观的个体。总之，伦理和道德价值观构成了我们护理的基础。以下部分涵盖了指导和发展我们作为专业人士的基本道德理论。

（一）功利主义

这一理论的基础是从“常识”角度出发，通过评估行动的可能结果进行决策。在功利主义认为，道德上正确的决策是能为人带来更有利结果的决策即最大化患者福祉与幸福。约翰·斯图尔特·密尔（John Stuart Mill）主张在两种相反的行为之间做出选择时，最重要的结果是选择能使人们快乐的那一种。这一理念也倡导“为最多的人谋取最大的利益”。此外，功利主义者认为，对患者说真话取决于说真话的后果。如果说真话会给患者带来过度的悲伤或伤害，那么说真话就不是道德上正确的事情。然而，在药物管理和处方中，显然存在许多情况，这种方法可能与既定价值观相冲突。例如，道义论的伦理学挑战了功利主义，我们接下来会讨论这个问题。

（二）道义论

道义论的基础是相信我们应该遵循一些基本规则：无论后果如何，在决策和采取行动时，道义和责任都应该是压倒一切的问题。与功利主义者不同，道义论者强调，对患者说真话很重要，因为这是正确的事情，而不是因为它会带来幸福。

对于道义论者来说，有些行为本身是错的或对的。这是因为它们的行为类型，而不是因为它们产生的后果。例如，护士可以从道义论的角度证明为患者保密的合理性，道义论驱动的护士可能会尊重患者的基本自主权，而不管后果如何。然而，像所有理论一样，在某些情况下，道义论在实践中的应用可能会有问题。例如，如果患者向护士透露了自杀意图，但道义论强调护士应对此保密，那么道义论的应用可能会给护士带来两难境地。同样重要的是要注意，道义论的某些方面可能与结果主义（功利主义）截然相反，尽管道义论和美德伦理学之间存在重叠。

（三）美德伦理学

美德伦理学的起源在于古希腊哲学。亚里士多德、苏格拉底和柏拉图主张美德伦理学并定义了好人的特征。例如，一个好护士或一个好医生的特征包括善良、诚实、关心、 自律、同情心、勇气和忠诚等美德（Nuttall and Rutt-Howard，2015）。

这些美德允许护士在与患者的所有互动中都表现出同情心和理解力。此外，如果护士没有此类美德，就很难安全有效地管理药物或开具处方。然而，部分作者指出，仅仅基于宗教的道德特征会引发争论，需结合社会的动态本质进行评估。例如，一些宗教可能只支持异性恋关系，但目前的社会发展倡导并尊重多样性（Wheeler，2013 年）。总之，任何形式伦理方法的应用都应更全面、更敏感、更广泛、更深入地考虑和反思患者的需求。

五、生物伦理学 / 原则主义

比彻姆（Beauchamp）和切尔德里斯（Childress）提出了生物伦理学（或原则主义）的最大进步，即医疗保健服务的主要伦理方法（Beauchamp and

Childress，2001）。生物伦理学的四个原则分别为：尊重原则、不伤害原则、有利原则和公正原则。

（一）尊重原则

自主权是指个体在没有外部不当影响的情况下做出自己决策的能力。尊重原则是医疗保健伦理中至高无上的最基本的道德原则之一，因为它对个体的健康和福祉具有重要影响（Beauchamp and Walters，1999）。在医疗保健领域，违反患者自主权的行为通常是家长式的，并且是不受欢迎的。

因此，护士必须尊重患者的自主权。换言之，患者有权在同意治疗或拒绝治疗之间做出选择。然而，在药物管理和处方中，自主权的概念可能很难被理解，因为每个患者都是独特的，文化也是多样化的。此外，还有相当一部分人可能缺乏自主权，或自主权受到损害，或自主权未得到开发。

场景

P 太太身着移民社区传统服饰，由丈夫陪同于诊所就诊。当他们进入咨询室时，P 太太的丈夫向医生打招呼，而 P 太太则谦卑地低头。咨询结果显示，P 太太患有抑郁症且有自杀倾向，日常生活能力严重受损，需住院治疗。当医生建议住院时，她的丈夫回答说他们（“我们”）不想住院；相反，他们更愿意拿到处方然后回家。当 P 太太被问及她自己想要什么时，她只是指了指丈夫的方向。

例如，患者可能会对护士说，“我知道你已经向我解释了每种药物的优缺点，但我还是不能确定。你比我更了解治疗方法，所以你能为我选择吗？”这是否意味着患者是在放弃自主权？”纳托尔和鲁特·霍华德（Nuttall and Rutt-Howard，

2015)认为，护士基于专业知识为患者选择最好的药物，并不是一种家长式的行为。相反，患者对护士的知识和技能表现出尊重和信任，并愿意接受他们的专业判断来决定什么是最好的治疗方法。患者很可能意识到他们拥有自主权，但出于对护士的尊重，他们把这个责任交给了护士。

在理论上，不侵犯自主权值得推崇，但在实践中往往很难实现。此外，在许多情况下，医疗保健专业人员可能最适合做出治疗决策（Fallowfield et al., 1994）。在该理论框架下，药品管理能力和处方权技能可视为支撑该学派思想的核心依据。然而，反对者提出，医护人员的专业知识和技能毋庸置疑，但其伦理认知资质仍存短板，难以具备为他人做出医疗决策的正当性（Kottow，2004）。总的来说，护士的基本职责和伦理立场在于尊重患者的自主权，但也承认自主权的复杂性。由于这种复杂性，评估患者是否具备充分自主决策能力，即需判定其同意能力是否完备，这是我们在后面的章节中将会关注的主题。

2014 年，迪蒙德（Dimond）确定了不同形式的同意，他指出：“同意”是心智健全者在自愿、无欺骗或欺诈情况下对某行为的认可，若无此同意，该行为将构成人身侵害。

获得同意是护士或开处方者的一个基本考虑因素。对于开处方者而言，不仅需要记录详细的患者病史（见第 5 章），而且可能需要对患者进行检查并开具临床检查的医嘱以确认诊断。为了能够执行这一过程的所有方面，获得患者适当的同意是很重要的。然而，同意只有在患者有能力给予的情况下才有效。因此，获得患者的同意是护理和开具处方的重要组成部分。

第一，为了使同意有效，患者需要自愿给予同意。第二，患者必须有意思能力或有能力表示同意。前一点在精神健康方面提出了特殊的问题，后面的章节将更详细地讨论这一问题。第三，获得同意的人不得以一种可以被理解为欺骗性的方式行事。如果这些因素缺失，那么获得同意的人可能因侵犯患者的权利而受到指控。仔细观察这三个组成部分可能会让护士感到不确定，因为每一个组成部分都是复杂的，充满了歧义、不准确和可能的误解。因此，护士记录获得同意的过程是很好的做法，即使这可能是费力的。由于同意的复杂性质，它值得进一步讨论。

默示同意

默示或非语言同意的最好例证是患者表现出接受的行为。例如，如果患者在皮下注射期间将手臂交给护士，这可能意味着患者已同意护士进行注射。这是因为尽管没有口头同意，但患者仍在合作行事。在精神健康领域，这种情况并不少见，因为精神疾病的某些症状可能会破坏有效的沟通。然而，一些专业机构，如综合医学委员会（the General Medical Council，GMC），警告不要依赖患者的依从性作为同意的一种形式（GMC，1998）。仅仅因为患者正在配合注射程序本身并不表示患者了解您打算做什么以及为什么。此外，在处方实践中，对默示同意的依赖具有局限性并且是不安全的，因为在理想的处方过程中，开处方者和患者之间通常会进行讨论。但是，如果默示同意有效，我们可能会在实践中在某些情况下使用默示同意。如果护士不确定在特定情况下该怎么做，他们应该向雇主、专业赔偿保险提供者、工会或护理和助产委员会寻求建议，甚至寻求独立的法律建议。在许多情况下，获得患者的明确同意比默示同意更可取。

明确同意

明确同意，也称为明示或直接同意，是指患者给予医疗保健专业人员做某事的特定许可。换言之，护士为患者提供了明确的选择，患者可以同意或拒绝计划内的治疗。这种类型的同意在医疗保健中很常见。明确同意依赖于患者表达他们的同意，并回答护士可能提出的问题。患者明确的“是”或“否”即可直接确认或否定对既定对计划治疗的同意。然而，该模式的局限性在于：若双方对“是否已履行知情程序”产生争议，若无证人在场，将形成医护人员与患者各执一词的局面（Dimond，2014）。因此，在实践中，护士必须采取更严谨的同意获取流程，以保护自己和患者。在这方面，明确的书面同意对双方都有保护作用。

顾名思义，明确的书面同意是最透明的同意形式。这是一个患者书面同意的协议。书面同意是患者通过提供签名来同意治疗的有利证据（Dimond，2014）。此外，在涉及高风险治疗的病例中，如电休克治疗，获得患者的书面同意是很重要的（NMC，1998）。以便有关各方理解解释和同意的内容。书面同意书应包括治疗细节、治疗程序，而这些信息构成了同意或拒绝治疗的基础。补充处方中的临床管理方案即为典型范例，其详细程度通常足以支持患者作出知情决策。尽管书面同意在补充处方场景中具有理想性和可操作性，但在独立处方实践中常因时间限制而面临实施挑战。执行书面同意时，医护人员除了获得患者的签名外，还应向患者书面列明与治疗相关的重大风险。尽管法律未强制要求书面同意形式，但在特定场景中仍具高度适用性（英国医师协会，2018）。理想情况下，护士应该寻求明确的知情同意，这是临床实践的关键环节，也是下文将深入探讨的核心议题。

知情同意

知情同意是一个在医疗保健法律和伦理中广泛使用的术语。皇家护理学院（the Royal College of Nursing，RCN）将知情同意定义为“个体在充分知晓相关风险、益处和替代方案后，对接受治疗、实时操作或参与研究所形成的持续性协议”（RCN，2011）。

知情同意是一项复杂的原则，许多医疗保健专业人员在理解上存在困难。研究表明，护士和其他医疗保健专业人员对“知情同意”内涵的掌握程度普遍不足（Nuttall and Rutt-Howard，2015），这主要源于护理人员在诊疗不同阶段应提供的信息量缺乏统一规范。因此，有时，临床实践中常出现知情同意获取不规范现象，患者并没有真正了解治疗的益处或风险。例如，许多接受精神药物治疗的患者，对治疗方案的风险和益处缺乏基本认知（Grey et al.，2005）。显然，这不是令人满意的做法，因此，下一节将更详细地探讨知情同意的概念，以促进更好地理解。

知情同意已成为护士执业方式的核心，它体现了对个人作出自由决定权利的尊重，是一项源于尊重他人的道德原则的义务（Tsai，2008）。此外，《职业操守守则》标准 4.2 规定，“在采取任何行动之前，请确保您获得适当的知情同意并记录在案”（NMC，2018b）。然而，许多护士可能无法识别患者提供知情同意的能力可能存在受到损害的情况。因此，以患者理解的方式向患者提供信息非常重要。这使患者能够行使自己的权利，并就他们所接受的护理做出明智的决策。无论是在药物还是处方中，都需要评估是否足够。在某些情况下，信息的性质使得患者的理解能力和决策能力不堪重负。在这种情况下，患者可能缺乏做出明智决策的必要能力（Bester et al.，2016）。更复杂的是，在实践中可能很难确定患者是否正确理解了信息及其含义。以下案例研究说明了知情同意问题的本质。

案例研究：蒙哥马利诉拉纳克郡卫生委员会案［2015 年］

纳丁·蒙哥马利（Nadine Montgomery）是一位身材矮小（5 英尺高），患有糖尿病的女性。她生下了一个比一般婴儿体型更大的婴儿，并因肩难产而留下严重残疾。在分娩之前，蒙哥马利女士向她的医生表达了对她是否能够顺产的担忧。但是，医生没有告知蒙哥马利女士肩难产可能造成的严重伤害的风险。此外，医生没有提出蒙哥马利女士可以选择剖宫产的建议。拉纳克郡卫生委员会主张，只有在存在严重不良后果风险的情况下，才有义务警告此类风险。他们进一步争辩说，由于出现这种结果的风险概率非常低，而蒙哥马利女士只是表示关切，这与提出需要回答的直接问题不同。他们认为，此种情况不需要发出警告。下级法院驳回了蒙哥马利女士的主张，并坚定地坚持原观点，即没有警告风险和替代程序，只有在没有得到负责任的医疗意见机构的支持的情况下，才构成疏忽（**博拉姆原则** [the Bolam principle]）。

然而，蒙哥马利女士在向英国最高法院提出的上诉中胜诉。英国最高法院裁定，如果被告知肩难产的风险，蒙哥马利女士显然会选择剖宫产。法院指出：重要性的检验标准是，在特定个案的情况下，患者是否会重视风险，或者医生是否能合理地意识到特定患者可能会重视风险。法院强调，风险是否重大不能局限于百分比衡量，而是综合考虑多种因素，例如：（1）风险的性质；（2）对患者生活的影响；（3）治疗益处对患者的重要性；（4）任何可能的替代方案；（5）这些替代方案的风险。

从上述案例研究中可以看出，知情同意的过程可能充满困难。本案的裁决明确指出，“知情同意”的必要性现在是英国法律（英格兰、北爱尔兰、苏格兰和威尔士）的一部分。在此之前，为了获取有效同意，医疗保健专业人员只需用宽泛的术语解释治疗已然足够。而现在，护士和其他医疗保健专业人员有明确的义务采取合理的谨慎措施，以确保患者了解治疗的所有重大风险。在药物管理和处方实践中，现在必须充分告知患者药物的潜在风险、相互作用、禁忌证和副作用。法律可能会将未能提供足够信息视为疏忽。因此，英国的护士和处方医生若未履行此告知义务，可能会面临在法庭上对其医疗实践进行辩护的情境。

一般来说，在不尊重个人意愿和自主权的情况下，对其施加护理或治疗不仅是不道德的，而且是非法的。这也违反了《职业操守守则》，它规定，必须“尊重、支持和记录一个人接受或拒绝护理和治疗的权利”（NMC，2018b）。但是，存在一个例外情况，即当医疗保健专业人员合理地认为如果不进行护理或治疗，将“严重损害患者的健康”，或在某些必要的情况下，则可以采取与患者个人意愿相悖的护理或治疗。同时，立法者警告不要滥用这一例外情况。

在开具处方时，要遵循的规则是向患者解释各种治疗方案，列出每种方案的潜在益处、风险、负担和副作用，包括患者不接受治疗的方案。开处方者可以推荐一个他们认为对患者最好的选择，但他们不能强迫患者接受他们的建议。患者可以权衡各种方案的潜在益处、风险和后果，以及与之相关的任何非临床问题。然后患者决定是否接受任何方案，如果是，则确定接受哪一个方案。然而，决定前所接受的信息是否充足，仍然是一个有争议的问题。

医疗保健专业人员，包括护士，应该就传达哪些信息以及传达到何种程度做出自己的专业判断。但是，信息应在患者理解的范围内。这使得护士能够据此为其判断进行辩护，证明该判断确实符合“真正知情”的标准。此外，通过尊重患者的自主权，使患者能够有尊严地控制自己的生活和掌握自己的幸福（Hendrick，2000）。在处方实践中，正如不同的医疗保健专业机构所归因的那样，患者参与是议程上的重中之重。《职业操守守则》4.2 规定，在注册时，注册护士将能够……与人们合作，鼓励共同决策，以支持个人及其家人和照护者在适当的时候管理自己的护理（NMC，2018a）。如前所述，个人必须以不受胁迫和非威胁的方式自愿授予同意，这样的同意才有效。最重要的是，该个人必须在精神上有能力给予这种同意。

患者可能没有足够的自主能力来做出合格的医疗保健决策，在这种情况下，护士最好遵循《意思能力法》（2005）的指导。接下来，我们现在要把注意力转向有利原则，这是生物伦理学的另一个关键领域。

（二）有利原则

有利原则是护理伦理中关于确保患者从照护关系中受益的道德准则。该原则要求护士为患者利益采取行动，这一职责由《职业操守守则》（NMC，2018b）规定。该原则还要求护士权衡收益与风险和成本，从而确保患者得到最好的护理。有利原则的效果应该包括生理和心理层面的照护益处。监管机构（如 NMC）为专业人士设定的标准可能高于法律要求。因此，在过失案件中，适用的标准通常是相关法定机构为其成员设定的标准。然而，值得注意的是，“最佳护理”可能是相对于护士在临床实践中可能遇到的整体情况而言的。这是因为在医疗保健领域，护士在一定的限制（如预算限制）下工作，这些限制在决策过程中可能起到决定性作用。

（三）不伤害原则

不伤害原则的核心是避免故意对患者造成伤害。在希波克拉底誓言中表达了这一原则。不伤害患者的责任与帮助患者的责任是分开的。尽管各种卫生专业的行为准则概述了不伤害患者的义务，但许多干预措施对患者造成了一些伤害，哪怕是暂时性的伤害。在药物治疗中，我们可以将许多干预措施描述为具有“双重效应”（即一种有利影响——预期的药理作用和一种有害影响——意外的不良副作用）。如果总体而言，有利影响高于不利影响，我们可以允许不利影响的发生。

因此，在药物管理和处方实践中，重要的是要审查治疗的潜在有利影响（如症状控制）和有害影响（如不良副作用）。

（四）公正原则

公正原则的概念超越了狭义的法律范畴。这一原则确保每个人都能获得治疗的机会，并能从治疗中受益。为了践行这一原则，我们需要接受并重视患者的差异性和多样性：患者来自不同的文化、种族，并拥有不同的宗教背景。因此，在这方面的公平和正义包括尊重和承认他们的差异，而不是以不利于患者的方式行事。在这方面，我们在对待他人时需要考虑他人的文化差异。值得强调的是，公正是代表所有患者进行发声，无论他们是持西方哲学观点还是其他哲学观点。公正不是对所有患者都一视同仁，因为每个患者的疾病不同，主诉不同，所以不可能对所有患者一视同仁。我们现在要回过头来谈谈意思能力及其法律含义。

六、意思能力和同意

意思能力的定义是个体运用和理解信息以做出决策，并能够表达该决策的能力。在药品管理或开处方方面，确定一个人是否有意思能力至关重要。某些特定人群（如精神疾病患者、意识丧失者及受酒精或药物影响者）的意思能力可能受限。然而，如以下案例所示，判定个人是否有意思能力可能是一个有争议的问题。

案例研究：B 女士

B 女士是一位 43 岁的患者，因完全丧失行为能力而饱受折磨，她要求关闭她的生命支持设备。她明确表示不愿靠呼吸机生活，并立下了生前遗嘱。最初，医院的两名精神科医生确定她没有能力拒绝呼吸机。但几年后，一项独立的精神病学重新评估得出结论，她有能力授予同意。此后，该医院虽承认 B 女士有能力拒绝，但她的医生还是拒绝为她撤去呼吸机。

B 女士向高等法院寻求帮助来拒绝延长生命的医疗，并证明医院一直在非法治疗她。高等法院法官认为，核心问题是 B 女士是否有能力拒绝辅助通气。换言之，B 女士是否能够理解和记忆对作出决策很重要的信息，以及接受治疗或不接受治疗的可能后果？此外，作为作出决策过程的一部分，她是否能够权衡这些信息？

法官裁定，B 女士完全具备就其医疗处置作出所有相关决策的能力，包括放弃人工呼吸的决策。她具备的意思能力足以让她作出决策。

虽然 B 女士的病例发生在身体健康的医疗环境中，但是同意治疗的意思能力的关键原则同样适用于任何环境中的药物管理和处方。如果不顾他们的反对而对一个精神正常的人进行治疗，这可以被视为对个人人身权利的侵害，甚至构成人身攻击。《意思能力法》（2005）反映了 B 女士案件的判决原则，并于 2007 年 10 月生效。在英国法律中，具备完整意思能力的个体享有拒绝治疗的法定权利，即使医学意见支持拒绝治疗会导致死亡的事实。在《精神卫生法》（1983）之外，不能强迫精神正常的人接受治疗。这是法官在 B 女士的案件中采用的原则。但是，当个人被认为没有决策能力时，这种情况就会改变。《意思能力法》（2005）对缺乏意思能力的情形作了具体规定。

（一）《意思能力法》（2005）

案例研究：艾伦（Alan）

艾伦是一名68岁患有偏执型精神分裂症的男性，被拘留在精神病院。他的一只脚出现坏疽，但是他拒绝截肢以挽救他的生命。他相信上帝会帮助他渡过难关。他同意承担医生告知的关于拒绝截肢的后果。此外，他还申请了法院禁令来禁止医院在未经他同意的情况下截肢。最终，他在这场官司中胜诉，因为医院无法证明艾伦对自己的问题和所提议的治疗方案缺乏充分的了解。法院认为他具有意思能力：（1）他能够理解并记住相关治疗信息；（2）他相信这些信息；（3）结果好坏，他得出了一个明确的结论。

《意思能力法》（2005）适用于所有涉及暂时或永久欠缺意思能力者的个人福利决策。该法案将“欠缺意思能力”定义为：当某人因心智功能或脑功能损害，或功能运行紊乱，导致其在特定时间无法自主做出有效的意思表示。

尽管名字叫作《意思能力法》（2005），但它适用于任何缺乏决策能力的人，以及那些希望在未来失去自主决策的能力时，让他人代表他们作出决策的人。任何向居住在英格兰或威尔士的16岁及以上缺乏意思能力的人提供护理或治疗的人都应该考虑该法案。例如，非正式护理人员、卫生和社会护理专业人员以及紧急服务部门可以依赖该法案。

“决策者”一词用于指那些代表缺乏意思能力的人作出决策的人。

《意思能力法》（2005）的五项原则

该法案的第1条概述了五项原则，旨在保护那些缺乏自主决策能力的人，并尽可能最大化人们做出自己决定的能力。以下五项原则如下：

1. 除非经过法定程序认定无意思能力，否则必须假定个人有意思能力。

2. 除非采取了一切可行步骤来帮助个人作出决策，否则不得视为个人无法作出决策。

3. 一个人不能仅仅因为他或她作出了一个不明智的决策而被认为无法作出决策。

4. 为缺乏意思能力的人或代表其所作的行为，或根据该法案作出的决策，必须符合他们的最佳利益。

5. 在采取行动或作出决策之前，必须评估这些行为或决策是否能够以较少限制个人权利和行动自由的方式有效地实现。

该法案将涉及缺乏意思能力者及其决策者的最佳实践与普通法原则纳入法律框架，同时规范了意思能力评估程序及代理决策机制。法律规定必须通过法定评估标准来判断某人在特定时刻是否缺乏意思能力，明确禁止仅因医学诊断或病症标签化认定“无能力”状态。

根据该法案第 2 条中，不能仅仅根据一个人的年龄、外貌或任何可能导致他人对其意思能力做出不合理假设的情况或行为方面来确定其缺乏意思能力。换句话说，若精神疾病的成年患者在做决策时具备完整意思能力，就可以拒绝治疗，如前述艾伦案。患有精神疾病本身并不会自动剥夺这个人的意思能力。该法案第 2 条要求决策者确立两个事实：（1）当前是否有需要作出具体决策？（2）这个人是否由于精神或大脑功能的损害或紊乱（无论是暂时的还是永久性的）而无法作出该决策？若对任一问题答案为“否”，那么该法案将不适用于这个人。在艾伦的案例中，他必须做出是否截肢的决策，他知悉他自己的状况以及拒绝治疗可能造成的后果。因此，尽管他患有偏执型精神分裂症，该法案并不适用于他的案件。法官裁定艾伦有意思能力作出决策。

与同意有关的另一个重要考虑因素是，当患者拒绝治疗时，必须确认其决策出于自主意愿且未受他人不当影响。下面的案例研究清楚地证明了这一点。

案例研究：Re T 女士

Re T 女士是一名在道路交通事故中受伤的孕妇，为了挽救生命，在剖宫产后她需要输血来挽救生命。在手术前，她告知医务人员，她不会接受输血，并为此签署了一份文件。她的母亲出于宗教信仰，影响她拒绝输血。该患者的伴侣向法院申请允许医务人员给她输血。法院最终裁定可以进行输血治疗。这是因为有证据表明，在作出决策时，她的思想受到了她母亲的不当影响，她不具备作出有效的决策的能力。

本案的关键不在于法院代精神健全的成年人做出同意，而在于 Re T 女士在决策时因母亲的影响已处于非自主的意思能力状态。为了她孩子和她自己的最佳利益，Re T 女士接受了输血以挽救她的生命。这一裁决可能会让许多护士和医疗专业人员感到不舒服。但是，在可行范围内必须尊重具备意思能力者的真实意愿。

该法案的第 3 条规定了一项法律测试，以确定个人是否有能力做出自己的决策。如前所述，仅仅因为某人患有精神疾病或精神功能障碍紊乱，并不一定意味着他们没有能力自己作出决策。该法案第 3 条规定，如果个人无法做到以下任一一点，则被视为“无法作出决策”：

（a）了解与决策相关的信息；

（b）保留信息；

（c）在决策过程中使用或权衡这些信息；

（d）表达他的决策（无论是通过说话，使用手语或其他任何方式）。

决策者必须决定哪些信息是相关的，并以人们能够理解的方式传递这些信息。

如果决策者确信此人满足了上述四项要求（a~d），则可认为此人具备作出决策的能力。然而，如果决策者认为此人无法证明这 4 项要求中的一项或多项，那么此人就被认为缺乏作出决策的能力。然后，决策者就能够代表个人作出决策，以符合个人的“最佳利益”行事。

该法案的第 4 条并没有定义“最佳利益”，但列出了一系列决策者必须考虑的因素。该清单的目的是确保所作出的任何决策或所采取的行动都符合无意思能力者的最佳利益。所列举的需要考虑的方面很广泛，可适用于所有的决策和行动。当确定什么是符合患者的最佳利益时，对实践准则的快速总结为决策者提供了指导。

实践指导规范

1. 参与能力建设。应尽可能鼓励当事人参与决策过程，或提高他们参与决策过程的能力。需全面识别相关情境，并尽力还原无意思能力者若自主决策时会考量的所有因素。

2. 参与能力建设。试着找出意思能力缺乏者的观点，包括：

• 他们过去和现在的欲望（这些欲望可能通过口头、书面或行为或习惯表达）；

• 任何可信的理想（例如宗教、文化、道德、政治）可能对有关决策产生影响；

• 他们在自主决策时可能考量的相关维度。

3. 反歧视原则不能仅仅根据当事人的年龄、外表、状况或行为来假设当事人的最大利益。

4. 评估当事人是否能恢复工作能力。考虑当事人是否有可能重新获得意思能力（如在接受了药物治疗后）。如果能，应评估决策是否可延迟至其恢复意思能力后实施。

如果该决策涉及维持生命的治疗，则不应以任何方式希望或意图造成当事人的死亡。此外，决策者不能对个人的生活质量做出假设。

5. 咨询他人。在切实可行且合乎情理的情况下，可以咨询其他人关于他们对当事人的最佳利益的看法，并收集关于当事人意愿、情感、信仰和价值观的信息。具体来说，尽量咨询以下对象：

• 当事人预先指定的咨询对象（针对当前决策或同类事务）；

• 日常照护人员；

• 近亲属、朋友或者其他可能关心个人福利的人；

• 根据持久授权书或持久授权书委派的律师；

• 由保护法院指定为当事人作出决策的代表者。

对于有关重大医疗或该人应居住在哪里的决策，以及如果没有人属于上述任何一个类别，决策者必须咨询精神能力独立的倡导者（independent mental capacity advocate，IMCA）。在进行咨询时，决策者应该记住，意思能力缺乏者有权对他们的事务保密。因此，与他人分享每一条信息都是不合适的。

6. 避免限制个人的权利。为确定当事人的最佳利益，法定代理人须全面考量前述所有要素。

为了确定一个人的最佳利益，法定代理人应该考虑到上述所有因素。尽管法律未规定统一的最佳利益核查表或意思能力测试文件，但强烈建议决策者书面记录决策过程。这不仅能增强决策的正当性依据，亦可作为免责证据。除了最佳利益核查表外，还应重点参考《意思能力法》（2005）的检查清单，这是巴伯（Barber）等人于 2016 年提出的。接下来我们将会讨论这个问题。

案例研究：《意思能力法》（2005）检查清单

决策者是否：

应用了五项原则？

确认当事人年龄为 16 岁或以上？

确定需要做出具体的决策吗？

确认当事人因大脑或心智功能受损 / 紊乱而缺乏意思能力？

确认当事人在特定时间对特定事项缺乏意思能力？

确保决策未基于当事人年龄、外貌、行为等主观假设？

通过以下问题确认当事人无法自主决策？

• 他们了解相关的信息吗？

- 他们能记住这些信息吗？
- 他们能权衡一下这些信息吗？
- 他们能表达决策吗？

采取所有切实可行的措施来协助当事人进行自主决策吗？
确认当事人确实缺乏意思能力，而非仅做出不明智决策？
是否应用了最佳利益核对清单？
考虑是否存在限制更少的替代方案？
确保照顾或治疗仅限制行动自由，而非剥夺自由？

在进一步阅读之前，请完成活动 1.4。

活动 1.4　批判性思维

梅（May）是一名 25 岁的化学专业毕业生，因她患有精神分裂症，曾多次根据《意思能力法》（2005）的条令入院治疗。在她最后一次出院时，精神科医生开了长效注射剂而不是通常的药片。医生希望通过确保服药依从性来打破梅频繁入院的循环。梅对接受长效注射不满意，并认为她在长效注射时遭受的副作用比服用口服药物时更严重。精神科医生拒绝了梅的要求，认为她过去也曾做出过类似的承诺，但没有兑现。在他看来，她缺乏做出决策的能力。

- 梅是否缺乏自主决策能力？
- 还有哪些其他因素可能导致梅拒绝服药？

参考提纲见本章末。
大纲答案在本章末尾提供。

该法第 5 条允许决策者在遵守该法案要求的情况下采取与护理或治疗相关的行动。然而，存在一些限制，这实际上意味着第 5 条禁止某些行为。超出这些限制将构成非法行为。该法第 5 条允许个人代表无意思能力者作出决策并采取行动，前提是：

• 在采取行动之前，决策者采取合理步骤来确定当事人是否缺乏就特定事项作出决策的能力；

• 在采取该行为时，决策者必须相信当事人缺乏就特定事项作出决策的能力；

• 该行为符合当事人的最佳利益（根据该法第 4 条确定）。

如果满足这些标准，且决策者不超过下文详述的限制且不疏忽行事，则应受到免责保护。

限制条款第 5 条

该法第 6 条规定了确保该法第 5 条合法必须满足的若干条件。如果决策者遵循上述程序且不超出下文详述的限制，则其护理或治疗行为将属于该法第 5 条规定的范围。

该法第 6 条将限制行为定义为“在对无行为能力者实施抵抗时使用武力或以武力相威胁，以及无论当事人是否抵抗而对其自由或行动施加限制”。若需通过限制行为防止他人受到伤害，决策者需判断《意思能力法》（2005）或普通法是否能提供更适当的方式来满足当事人需求或保障他人安全。

如果满足以下条件，则可以进行限制：

• 决策者认为，限制对于防止人身伤害是必要的，并且该限制是对人员遭受伤害的可能性和严重性的相应反应。

虽然在某些情况下允许限制，但只有在限制个人行动而不是剥夺个人自由的情况下才允许限制。这使得决策者面临一个复杂的问题：何种程度构成剥夺自由？后续各节通过判例法的实例部分讨论了这个问题。

该法案第 5 条的另一个限制是，若决策者的行为与以下情况冲突，则禁止其执行：

• 与当事人预先作出的治疗拒绝声明相冲突；

• 违背当事人委托代理人的授权；

• 违反保护法院指定代理人的权限。

（二）剥夺自由的保障措施（DoLS）

剥夺自由的保障措施（the deprivation of liberty safeguard，DoLS）是对 2009 年引入的《意思能力法》（2005）的一项修正案。剥夺自由的保障措施的设立旨在保护可能缺乏自主决策能力的成年人的自由不被剥夺。DoLS 的目的是确保该法案符合《欧洲人权公约》第 5 条的规定。下面的案例研究旨在强调与剥夺自由的概念有关的重大而复杂的问题。

案例研究：E 诉地方当局案（2010 年）

19 岁的 E 有身体健康问题和学习障碍，其语言能力相当于 18~25 个月大的儿童。地方当局将其从长期照顾者处转移至寄宿护理机构。在寄宿护理期间，他表现出了一些行为问题，而且随着时间的推移，这些问题似乎越来越严重。法官判定地方当局的照顾安排剥夺了 E 的自由。法官的结论是基于观察到寄宿护理机构对 E 的护理和行动拥有完全控制权，包括对其评估、治疗、联系方式和居住地点的完全控制。此外，法官还受到 E 被高度限制于寄宿机构这一事实的影响：尽管 E 可接受探视，但探视需在监护下进行，且他无私人空间或个人物品。其社交接触极为有限。更关键的是，为管理其行为，E 被强制服用精神类药物，而他对用药毫无自主权。

关于 " 剥夺自由 " 或 " 限制行动 " 并无统一界定标准。必须要认识到，提供护理和治疗而导致的行动限制并不一定违反《欧洲人权公约》第 5 条。但如 E 案所示，当对个人的自由剥夺达到一定程度时，若不符合第 5 条规定的条件则属违法。但问题是，《欧洲人权公约》没有对剥夺自由下定义，第 5 条也没有提供构成剥夺自由的判例。有观点认为，E 案可能存在争议，原因在于他的行为受到限制，但未被剥夺自由。然而，所施加的限制的程度和强度足以影响法官的意见，并使这些限制成为剥夺自由的行为。重要的是，任何为人们提供护理和治疗的决策都应该区分这两者。护士需决定对个人施加何种限制，并决定这些限制行为是否等于剥夺自由。如果一个人被剥夺自由，或面临被剥夺自由的风险，那么这种剥夺必须符合《欧洲人权公约》第 5 条，才是合法的。

关于限制行动与剥夺自由的界定问题，已有若干案件进入司法程序。这些判例已经制定了标准，并为决策者在临床实践中区分两者提供了一些方向。在某些情况下，使用武力、约束（身体或药物）、隔离、“暂时”、过度侵入性观察、使用电子监控设备、锁门的病房以及限制与机构外其他人互动的自由等行为可能构成剥夺自由。但需注意，每个案件的具体情况均具有独特性，全面考量这些因素至关重要。

剥夺自由的评估程序

当缺乏自主决策能力的成年人在居住地或医院环境中被剥夺自由或存在被剥夺自由的风险时，管理机构应通过提交一份规定格式的申请来启动剥夺自由保障程序。申请表格的内容根据位于英格兰境内还是在威尔士境内而有所不同。

提出申请后，监督机构审查申请并委托进行六项评估。如果评估结果符合标准，监督机构将批准剥夺自由保障程序。

申请程序启动后，相关人员有义务获知申请事宜。如果监督机构认为该申请是适当的，并且提供了所有相关信息，则应委托评估员进行六项评估（年龄评估、无拒绝权评估、意思能力评估、资格评估、最佳利益评估、授权评估）。评估员须在 21 日内完成剥夺自由的标准授权评估。如果在过去 12 个月内没有进行过等同类评估，则需要进行新的评估。

场景

琼斯（Jones）先生现年 73 岁，独自住在社区里，没有已知的在世亲戚。他在 66 岁时曾订立预先决定，就若其丧失行为能力时事务管理方式作出安排。他现在已表现出阿尔茨海默病的早期迹象。护理人员每天都会上门探访，以确保他的需求得到满足。最近，护理人员注意到琼斯先生应对日常生活能力的水平有所下降，并安排了一次护理会议，向法院申请任命一个人代表他作出决策并照顾他的福利事宜。

根据《意思能力法》（2005）个人可在具备行为能力时预先指定代理人，以便在丧失行为能力后由其代为处理事务（如琼斯先生案例）。在将来丧失决定能力时代表。此外，该法案还规定了一个由法院任命的代理人系统，由其根据保护法院的授权，就福利、医疗和财务事项作出决定，但被任命者将无法代表患者拒绝维持生命的治疗。

除上述内容外，该法案还设立了独立意思能力倡导者（IMCA）制度。当一个人缺乏自主决策能力但又没有家人或朋友能为其发声时，独立意思能力倡导者将被指派来支持该人。琼斯先生可能需要一名倡导者。倡导者只会在面对由国家医疗系统提供的重大医疗服务或改变个人住宿的决策下介入。倡导者对委托者的愿望、感受、信仰和价值观做出陈述，同时提醒决策者注意与决策相关的所有因素。如有必要，倡导者可以代表缺乏自主决策能力的人向决策者提出质疑。

（三）伦理冲突

毫无疑问，正义原则与精神健康实践中的伦理考虑相冲突。特别是，以个人的需要和权利为重点的自主原则，在精神健康方面比其他护理领域更容易引发伦理困境。这可能是因为在精神健康领域更倾向于采取高度以患者为中心的方法（Berghmans et al.，2004；Szasz et al.，2009）。以患者为中心的方法强调在治疗决策中考虑个体的价值观和偏好。例如，2005 年庞德（Pound）等人进行了一项荟萃分析，研究了患者不遵守医嘱服药的问题。他们发现，对服药的“抗拒”概念与患者的自我意识或自主意识有关。持续服用精神药物可能会破坏自主感，因此可能导致依从性不佳，尽管患者可能从服用此类药物中获得明显的好处，第 2 章将更详细地讨论这个主题。显然，这种情况会在护理工作中产生冲突。一方面，护士需要尊重患者的自主权和决策权；另一方面，护士的职责也是通过敦促患者遵守治疗以获得良好的精神健康。除了精神健康方面的伦理考量外，你还需要了解专门管理药物使用的具体立法。

七、《精神卫生法》（1983）（2007 年修订）

我们已经了解到，一个精神能力健全的成年人在治疗前必须同意治疗。然而，《精神卫生法》（1983）（2007 年修订）对这一规则有一个法律例外。《精神卫生法》（1983）（以下简称《精神卫生法》）为将有“精神障碍”的患者拘留在医院接受治疗和护理提供了影响深远的法律框架，其核心宗旨在于保护英格兰和威尔士地区精神障碍患者的合法权益。以下部分简要探讨了推动《精神卫生法》修订的政治动因，以及修正案着力化解的核心矛盾。

《精神卫生法》的关键原则之一是国家亲权（parens patriae）。这是指在必要时，国家承担治疗患者的权利和责任。换言之，国家扮演着公民的父母角色，必须保护那些患有精神疾病并需要治疗的公民。国家可限制精神病人的自由权，既为防止患者自伤，也为保护他人免受其有害行为影响。除了国家亲权原则外，2007 年修订案的加速推进主要源于两起恶性社会事件。第一起事件是英国的克里斯托弗·克卢尼斯（Christopher Clunis）谋杀乔纳森·齐托（Jonathan Zito）的案件。克里斯托弗·克鲁尼斯是一位偏执型精神分裂症患者，在社区精神健康服务机构的治疗期间，他停止了服药。第二起事件是 1996 年林（Lin）和梅根·拉塞尔（Megan Russell）被患有“人格障碍”的迈克尔·斯通（Michael Stone）谋杀。

斯通在行凶前几天刚因“无法治愈的病症”被医院拒绝收治。这两起案件直接推动了《精神卫生法》的修订。。

在保护患者免受不当拘禁或未经同意治疗的程序中，立法设定了明确规范。概括而言，该立法保障患有严重精神障碍、威胁其健康和安全或公众安全的人，如有必要，可以在未经他们同意的情况下接受治疗。这是为了防止他们伤害自己或他人。在药品管理和处方实践方面，主要涉及该法案的第 2 条、第 3 条及第 37 条的相关规定。

（一）第 2 条

案例研究：优素福（Yosuf）

优素福是一名 36 岁的男性，没有精神病史。他母亲 9 个月前去世后，他变得孤僻，食欲和睡眠模式恶化。他否认有任何精神健康问题，但承认在晚上听到了他母亲的声音。最近，他因服用了混合酒精和安眠药而失去知觉，随后被紧急送往医院。在医院恢复意识后，他要求出院，但被转诊至值班的精神科医生处就诊。值班精神科医生认为优素福患有精神障碍，对其自身安全构成风险。优素福不同意医生的评估结果，坚持要出院。医生建议根据《精神卫生法》第 2 条将优素福送往精神科进行评估。

《精神卫生法》第 2 条规定了强制入院评估或评估后治疗的程序。注册精神卫生专业人员或患者的近亲可以在医生最后一次诊查患者后的 14 天内提出申请。申请须附两份医疗建议，且申请者必须在 5 天内见过患者。其中一项医疗建议应根据《精神卫生法》第 12 条获得批准的具有适当资格和经验丰富的医生（通常称为责任医生）。在实践中，获批准的医生通常是精神科医生或在精神障碍的诊断和治疗方面具有特殊经验的高级注册医生。在可能的情况下，先前了解患者的医生应提供其他建议。在实践中，第 2 位医生通常是患者的全科医生。如果全科医生无法提供，那么需由独立核准的第 12 条名单中的医师完成第 2 项医疗建议。

两项医疗建议必须同意拘留符合患者的最佳利益，并且是为了患者自身及他人的安全。在上述案例研究中，优素福有伤害自己的风险，因此为了其自身人身安全需要被拘留。医疗报告还应说明患者患有某种性质或程度的精神障碍，需要拘留进行评估，或经评估后进行治疗。患者必须在最后一次诊察后 14 天内入院。拘留时间最长可达 28 天，患者可以在入院后 14 天内向精神健康审查法庭（the Mental Health Review Tribunal，MHRT）提出上诉。根据第 2 条，患者不能拒绝治疗，但除非满足某些标准，例如《欧洲人权公约》，否则未经患者同意，不能进行某些治疗，如电休克治疗。

在多数情况下，责任医生有权解除患者依据《精神卫生法》第 2 条的强制治疗措施。解除强制治疗的情形包括：经评估患者无需继续拘留、患者自愿留院接受非强制治疗或可在社区支持下回归社会。此时，责任医生可撤销第 2 条规定的强制措施。另一解除依据是责任医生认定患者不再需要治疗。此外，若医院管理者或精神健康审查法庭认为拘留条件已不成立，亦可解除患者的强制治疗状态。

（二）第 3 条

场景

简（Jane）有抑郁症、自杀未遂和酗酒的病史，曾因吸毒过量多次入院。被非正式入院后，她想在入院后数小时内出院。由于简对自身安全构成了高风险，她的精神科顾问建议根据《精神卫生法》第 3 条将她拘留在医院。

第 3 条与第 2 条类似，仅拘留期限不同。除非这样做不切实际，或者协商会导致“不合理的拖延”，否则经批准的精神卫生专家在根据第 3 条拘留某人之前必须咨询其近亲。如果经批准的精神卫生专家无法与其近亲协商，则应证明其原因合理性并记录在案。如果近亲反对，则不能根据第 3 条对其进行拘留，除非采取法律行动取消反对者的近亲的头衔（以及该头衔所附带的权利）。然而，同意和反对申请之间存在细微的差别。在某些情况下，亲属可能并不完全同意该决策，但并不反对，因此申请可以继续进行。经批准的精神卫生专家需要两项医疗建议才能提出申请。其中一项医疗建议应来自具有适当资格且经验丰富的精神科医生（通常是负责的临床医生），并根据《精神卫生法》第 12 条获得批准。另一项医疗建议应尽可能来自患者的全科医生。如果他们的全科医生不能出具，那么来自独立批准的第 12 条获批准名单中的医生可以完成第二项医疗建议。根据第 3 条拘留患者的理由是：

• 患者患有或正在患有 2007 年修订的《精神卫生法》中精神障碍定义的精神障碍；

• 为了患者的自身健康和安全，以及为了保护其他人，有必要对患者进行治疗，而除非根据本节规定将其拘留，否则不能提供此类治疗。

在上述简的案例中，她有自杀未遂史，为了保护她的安全，有必要根据第 3 条拘留她。根据第 3 条，当局最多可以对患者持续 6 个月的拘留，并且患者无权拒绝治疗。如果他们拒绝治疗，则在前 3 个月内可以违背其意愿接受治疗，但此后必须由第二意见指定医生（second opinion appointed doctor，SOAD）为其诊治。第二意见指定医生将对其进行评估，以确定患者是否需要治疗。也就是说，3 个月后，患者只有在第二意见指定医生批准的情况下，才强制接受治疗。患者有权在第 3 条启动后的前 6 个月内向精神健康审查法庭提出上诉，而后每年可以上诉一次。如果患者不上诉，则会自动转介至精神健康审查法庭。一旦患者不再符合拘留标准，第 3 条就可以撤销。

如果需要重启第 3 条，则负责的临床医生必须申请重启，并且必须有第二名专业人员支持。这位专业人士必须：

- 来自与负责的临床医生不同的专业学科；
- 参与患者的护理工作；
- 能够做出独立的决策；
- 有足够的专业知识和经验来判断患者是否符合继续拘留的标准。

在某些情况下，负责的临床医生可能不同意第二位专业人员的观点，在这种情况下，第 3 条的拘留延期无法继续进行。在非常特殊的情况下，例如，专业人员之间存在意见分歧，他们应该提请医院管理人员审核，医院管理人员将考虑并批准延长拘留。

（三）第 37 条

根据《精神卫生法》（1983）（2007 年修订）第 37 条的规定，其适用情形与第 3 条类似，但专门针对经法庭审理的违法者。对该条款的上诉权仅在治疗周期的第 2 个六个月内行使。值得注意的是，法院可援引该法第 41 条对依据第 37 条收治入院的患者设定出院限制。若依据第 41 条施加限制措施，未经英国内政部批准，医疗机构不得擅自批准患者出院、准假或转院。

（四）社区治疗命令

根据第 3 条或第 37 条的规定，医院可以使用社区治疗令让拘留者出院。主管医生可以决定给某人下达社区治疗令，并提供经批准的精神卫生专家的支持建议。通常情况下，社区治疗令会附带一些条件，其中可能包括住在特定地址、在特定时间或地点接受治疗或服用药物。不遵守这些条件或精神健康状况显著恶化可能会导致患者被召回医院。患者入院后（最长可能持续 72 小时），医生将会对其进行评估。评估结束后，患者可以返回社区、作为自愿患者入院、解除社区治疗令资格或撤销社区治疗令资格。撤销社区治疗令意味着该患者将重新入院，且最初拘留他们的条款将重新生效。因为强制治疗的原则会引起道德和伦理方面的争论，我们接下来将简要讨论这些问题。

（五）强制性治疗的伦理考虑

案例研究：崔西（Trish）

崔西是一名 30 岁的教师，最近由于工作压力大去看医生。她因为工作中一些分歧，尤其是与她的直属领导之间的接近冲突的分歧，让她觉得自己被领导和一些同事所轻视。她想要用药物来帮助她安稳入睡。在进一步的评估中，崔西表现出重度抑郁症的迹象和症状，并有自杀倾向。她的医生建议转诊精神科，但崔西拒绝了，她说她想要药物治疗，并认为这是解决她在工作中遇到的问题的关键。因为医生认为崔西对其自身有风险，医生建议根据《精神卫生法》将她强制入院。

除了法律方面的考虑外，对精神疾病患者使用强制治疗还涉及伦理问题。为了理解强制治疗的起源，以及围绕它的道德和伦理问题，我们需要简要回顾一些反精神病学家早期的研究，最著名的是托马斯·萨斯（Thomas Szasz），稍后我们将讨论这个问题。

在上面的案例研究中，如果你考虑到崔西的羞辱感和她的抑郁情绪，就有可能得出结论，崔西由于工作中的情况而患有重度抑郁症。然而，一些权威人士认为，抑郁症并不是一种精神疾病，而只是正常情绪的一种变化。该说法源于这样一种观点，即一些事件是如此可怕，以至于抑郁似乎是一种合理的反应，而“抑郁现实主义”的概念也是如此（Alloy and Abramson，1988）。因此，抑郁症患者会更真实地评价他们的情况。有人认为，“抑郁症对真理有更敏锐的眼光”（Freud，

1957），“抑郁者”的想法是痛苦的真实，而非抑郁者的想法是不切实际的积极的（Alloy and Abramson，1988）。如果我们接受抑郁现实主义的概念，那么实施药物治疗，也许是强制性的治疗，在伦理上正确吗？

在《强制治疗》（*Coercion as Cure*）一书中，托马斯·萨兹（Thomas Szasz）叙述了在整个精神病学中使用胁迫的广泛历史，包括早期使用各种机械约束，例如“镇静椅”、道德疗法、“静息疗法”、胰岛素休克疗法、电休克治疗、脑叶切除术，当然还有药物治疗（Szasz，2009）。他认为，精神医学中的每一个突破性“发现”都只是对旧观念的改造，它们都有一个共同点，即强制，从而剥夺了人们的自由。他进一步指出，在20世纪50年代，通过氯丙嗪等药物将患者从精神病院中“解放”出来，只不过是一种药物化强制，患者仍然在社区中接受社区治疗。他完全拒绝在精神病学中使用药物化强制，并呼吁废除精神强制化手段，将其视为“危害人类罪”。

萨兹还指出，在评估任何治疗干预结果时，我们应该考虑的不是其有效性，而是它是自愿的还是强制性的。在某种程度上，萨兹的观点为绝对主义的公民自由方法提供了参考，即违背一个人的意愿将其送进精神病院接受住院治疗是对个人自由的危险侵犯。换言之，在上面的案例研究中，如果崔西没有同意，她的强制入院治疗是完全不可接受的，并且侵犯了她的人权——因为她的自由权是至高无上的。

目前另一个——也许更有影响力的公民自由立场是，是在某些情况下接受强制治疗，但前提是要格外谨慎。医疗需求被视为使用强制权力的充分理由。只有在一个人有伤害自己或他人的身体风险的情况下，才能实施强制治疗。

医学界提出的第三种观点对非自愿住院的必要性虽表遗憾，但将其视为不可或缺的最后手段。该观点认为，对于极少数因严重精神疾病而完全丧失自愿接受治疗能力的患者而言，非自愿住院能够确保他们获得必要的照护与干预。这正是上述案例研究中崔西的主治医生所持立场。

可以想象，这些对立的观点引发了激烈而两极分化的辩论，而上述案例研究中的崔西就是最好的例证。医生和崔西采取了同样有效的不同观点，这一事实就是一个很好的例子。护士可能会陷入患者需求与患者权利的道德困境，但重要的是要意识到我们主要处理的是价值观问题，而不是事实问题。一个人对情况的看法可能与多学科团队的其他成员不同，因此很难与同事达成共识。显然，有必要意识到护士在治疗患者期间可能会面临的道德困境。护士应该让法律协助他们作出决策，下文讨论的《药品法》（1968）是药品管理的一个重要因素。

八、《药品法》（1968）

护士必须遵守的这一重要法案，该法案涉及药物的处方、供应、储存和管理，并定义了三类药物：

- 处方药物，只有由适当的医生开处方，才能从药剂师处获得；
- 药房药品，只能从药剂师处获得，但无须处方即可获得；
- 一般销售清单药品，可以从任何商店购买，无须处方。

根据该法案，无论有没有处方，持有抗生素等处方药，都不属于特定的犯罪行为。如果某处方药也受到《药物滥用法》（1971）的管制，那么在没有处方的情况下持有该处方药才是一种犯罪行为。

九、《药物滥用法》（1971）

该法案的主要目的是防止某些药物或其他药物的非医疗使用。它通过全面禁止拥有、供应、制造、进出口受管制药物来实现这一目的，除非有规定或获得英国内阁的许可。除了禁止持有非法毒品外，该法案还禁止其进口、出口、生产和供应。它还规定，煽动他人做上述任何一件事都是违法的。明知使用或允许使用滥用场所也是犯罪行为。根据该法，禁止种植大麻、拥有鸦片和拥有非法注射药物的皮下注射器。最初，该法案将药物分为 A、B 和 C 三类：

• A 类药物包括海洛因、可卡因、快克、迷幻药、摇头丸、“迷幻蘑菇”、吗啡和注射用安非他明。持有这些药物的罚款可以是无限制的罚款和（或）最高 7 年的监禁。对交易这些药物的处罚可以是无限制的罚款和（或）最高的终身监禁。

• B 类包括大麻、二氢可待因、盐酸哌甲酯（利他林片）、福尔可定和安非他明。持有这些药物的罚款可以是无限制的罚款和（或）最高 5 年的监禁。对交易这些药物的处罚可以是无限制的罚款和（或）最高 14 年的监禁。

• C 类包括**合成代谢类固醇**、苯二氮䓬类药物、γ-羟基丁酸酯和氯胺酮。持有这些药物的罚款可以是无限制的罚款和（或）最高 2 年的监禁。对交易这些药物的处罚可以是无限制的罚款和（或）最高 14 年的监禁。

由于大多数受管控药物都有医疗用途或具有科学价值，该法案允许政府授权拥有、供应、生产和进口或出口药品以满足医疗或科学的需要。这些豁免以根据该法案制定的“条例”的形式表示。管制药物分类如下：

• 附表 1 的药物是最严格控制的。它们没有被授权用于医疗用途，只能在特殊情况下根据内政部的特别许可证提供、拥有或管理，通常只能用于研究目的。例如大麻、古柯叶、摇头丸、迷幻药、生鸦片和二甲-4-羟色胺。

• 附表 2 和附表 3 可用于医疗用途，可由医生开出处方。没有医生的处方就拥有这些药物是违法的。附表 2 药物包括安非他明、可卡因、二氢可待因、地匹哌酮、海洛因、美沙酮、吗啡、药用鸦片、哌替啶和盐酸哌甲酯（利他林片），这些药物必须在药房严格记录和存放。附表 3 中药物包括巴比妥类药物、氟硝西泮（罗眠乐）和替硝西泮镇静剂，这些药物在开处方时受到限制。

• 附表 4 分为两部分。第一部分包括大多数小型镇静剂（除氟硝西泮和替马西泮外）和其他 8 种物质。无处方持有这些小型镇静剂是非法的。第二部分包括合成代谢类固醇，此类药物能够无处方持有，但是向他人提供此类药物是非法行为。

• 附表 5 的药物被认为滥用风险最小。其中一些是稀释的、小剂量的、非注射的制剂，药剂师可以无须处方在柜台出售，任何人都可以持有此类药物。但购买此类药物后提供给别人是违法的。比如一些著名的咳嗽药、止泻药和温和的止痛药。

了解《药物滥用法》（1971）在药物管理和处方管理等方面都很重要。

十、《药品：护士处方等法案》（1992）

非医疗处方是指除获得处方权的医生或牙医以外的专业团体开具的处方。这些专业人员包括护士、药剂师、验光师、助产士和健康观察员。1992 年，英国的《药品：护士处方等法案》获得通过，导致对《药品法》（1968）和《国家医疗系统法》（1977）的修订。该法案的出台是由于医疗保健的变化以及拥有处方权的护士具有重大潜在益处的认识。处方权现在延伸到社区护士。有两种类型的开处方者：独立处方者，负责评估患有未确诊疾病的患者并就这些患者的临床管理作出决策；补充处方者，负责对临床上经过独立处方者临床评估的患者进行持续护理。

本章小结

护士在人们的生活中发挥着极其关键的作用，尤其是在他们最脆弱的时候。护士做出的决策会对人们的身心健康产生长期影响。出于这个原因，护士应该对自己的行为和疏忽负责。有大量的立法规范护士的执业方式，例如基于《欧洲人权公约》的立法，该立法规定每个人都有权享有生命，任何人都不应受到非人道和侮辱性待遇，每个人都享有隐私权。《意思能力法》（2005）主张，除非另有证明，否则每个人都应被视为具有为自己做决策的意思能力。此外，如果某人缺乏决策能力，则应遵循指定某人代表该个人行事的程序。该法与《精神卫生法》（1983）（2007 年修订）的条款密切相关，该法规定，如果满足标准，可以违背个人意愿给予治疗。关于涉及药品供应和管理的立法，《药品法》（1968）根据一个人是否需要处方才能获得药品对药品进行分类。根据该法，持有仅处方药不构成犯罪。但是，根据《药物滥用法》（1971），在没有处方的情况下持有受管制药物是犯罪行为。

参考提纲

活动 1.1　反思

答案是“是”。并不一定要发生死亡才是违背第 2 条。医院政策和规范规定，如果某人进行肌内注射或静脉注射抗精神病药物，应定期记录生命体征。因工作人员没有做到这点，导致患者面临重大风险。仅这一点就足以违反《人权法案》（1998）第 2 节。

活动 1.3　循证实践与研究

由于患者无法选择药物，违反了第 8 条。由于强制患者使用抗精神病药物并造成了令患者不愉快的副作用，已违反了第 3 条。

该判例的结果是，案件被驳回，因为即使有关医疗和申请人缺乏选择治疗师违反了第 8 条第 1 节，根据第 8 条第 2 节是合理的，因为需要维护公共秩序和保护申请人的自身健康。对于遭受令人不快的副作用的患者，患者不受第 3 节的保护，因为给患者服用抗精神病药物的目的不是造成副作用，而是治疗患者所遭受的精神疾病。

活动 1.4　批判性思维

梅不太可能缺乏决策能力。她明白自己需要药物治疗，但她似乎没有参与决策过程，因此梅找到避免药物治疗的方法就不足为奇了。副作用的问题，以及如何解决它们，可能会影响到她服药的意愿。

拓展阅读

Griffith R，Tengnah C.（2017）*Law and Professional Issues in Nursing*. 4th ed. Exeter：Learning Matters.

这是一本非常有用的书，涵盖了护理实践法的大部分方面。

Szasz T.（2009）*Coercion as Cure：A Critical History of Psychiatry*. Piscataway，NJ：Transaction Publishers.

这是一本有趣的书，从反精神病学的角度来看待伦理学。

第 2 章
精神药物的联合治疗和依从性的促进

译者：刘艳

章节目标

通过本章的学习，你将能够：

1. 理解依从性和影响依从性的因素；

2. 了解健康信念和疾病感知的概念及其对求医行为的影响；

3. 了解联合治疗和提高依从性的策略。

一、引言

对心理问题的治疗可以追溯到公元前 5 世纪，当时人们认为精神障碍，尤其是精神病的起源是超自然。人们对精神障碍患者的态度普遍不够开明，常常给这些患者贴上女巫的标签，并认为他们是被恶魔附身。这种观点在古希腊和古罗马时期都很盛行，但公元前 4 世纪的早期著作表明，即使在当时，生物学在精神障碍中的作用也得到了认可，尤其是希波克拉底（Hippocrates）。古希腊医生认为精神障碍是一种疾病，应该从生理学的角度来理解，而不是反映神的不满或是恶魔附身的证据。

然而，当时的宗教领袖和其他有权势的人继续使用驱魔的方式来治疗精神障碍，这些方法通常是野蛮的。直到中世纪，对精神病患者的关怀才发生了显著变化。

在中世纪的欧洲，从 13 世纪开始，人们建造了精神病院，用于收容精神疾病患者。但精神病院只是作为监管机构，不提供任何类型的治疗。与当时盛行的依赖于对精神疾病的魔鬼学解释的基督教方法完全相反，中世纪穆斯林的方法主要基于临床观察。

记录还显示，早在公元前 8 世纪，穆斯林就率先为精神病患者提供心理治疗和道德治疗。其他形式的治疗包括沐浴、药物治疗、音乐疗法和职业疗法。在西方世界，直到 20 世纪 50 年代初，对精神病患者的治疗和护理才发生了巨大变化，特别是对精神病患者的治疗和护理。这种改变主要是由于抗精神病药物的发现。

精神病药物的引入改变了精神健康专业人员和患者之间的关系。这种转变被解释为对患者缺乏关心，这在一定程度上催生了20世纪后期的“反精神病学”运动。这也归因于广为宣传的观点，即“精神疾病是一个神话”，精神病学是一种社会控制形式。这场运动要求废除制度化的精神病院治疗。尽管反精神病学运动的受欢迎程度有所下降，但它产生了积极的结果，帮助精神卫生专业人员更加关注那些有精神健康问题的人的需求。

现在我们来谈谈护士在照顾精神疾病患者护理中的角色。

二、心理健康护士的起源

随着现代认知科学的发展，精神病学在 19 世纪早期得到了正式的认可，但心理健康护理作为一种专业直到本世纪后期才得到认可。与一般的精神病学一样，心理健康护理受到许多关于认知和精神疾病的错误理论的影响，导致了现在被认为适得其反甚至有害的做法。随着认知和心理学领域的进步，一种更平衡的疗法应运而生，该疗法将医疗程序、药物和认知疗法结合起来，以改善个人的心理健康。心理健康护理在心理健康职业环境的变化中遇到了困难，经常陷入相互竞争的观点之中，这反映在关于“医疗模式”和“社会心理模式”护理的争论中。

在可行的情况下，护理往往变得更加亲密和全面，采取各种方法，并在适用的情况下将它们应用于完整的人。这就产生了药物依从性和**治疗联盟**（**therapeutic alliance**）的概念。

本章将首先探讨药物依从性的概念，然后再讨论与形成有效治疗联盟相关的问题。在讨论提高患者对药物依从性的策略之前，将讨论治疗联盟在促进治疗和康复中的重要性。最后部分将涵盖患者需要知道的内容，以及在形成治疗联盟期间发生的常见错误。

三、药物依从性

讨论服药行为时使用的术语虽相当复杂，但它可以帮助我们理解药物治疗的概念和方法。根据霍恩（Horne）等人引用的英国国家卫生与服务优化研究院（National Institute for Health and Care Excellence，NICE）指南，至少有三个常用的定义：遵从性（compliance）、依从性（adherence）和一致性（concordance）（Horne et al.，2005）。

遵从性：患者的行为与开处方者的建议相匹配的程度。

依从性：患者的行为与开处方者的建议相匹配的程度。依从性强调需要达成一致，患者可以自由决定是否遵循医生的建议。在当代文献中，人们更倾向于使用“依从性”而不是“遵从性”，因为我们认为依从性是非评判性的，而“依从性”则带有负面含义，暗示着对患者的指责（Julius et al.，2009）。

一致性：这是一个新近出现的术语，其含义已经发生了变化。它最初应用于咨询过程，在这个过程中，医生和患者同意包含各自观点的治疗决策，但现在它包括患者在服药和开处方沟通中的支持。

一致性反映了规范的价值观，但它不一定解决服药行为，也可能不会导致依从性的改善。NHS 服务提供和组织国家协调中心（the National Co-ordinating Centre for NHS Service Delivery and Organisation，NCCSDO）建议使用“依从性”一词来描述患者的服药行为（Horne et al.，2005）。

（一）服药依从性的定义

服药依从性的早期概念源于权威主义的传统医学模式，将遵从性等同于依从性。最近的一个概念是将服药依从性作为一个**协作过程**，将患者作为自己治疗的积极参与者（Inder et al.，2019）。这种依从性的概念将治疗联盟置于治疗过程的核心，同时利用护士和患者之间的关系作为交换信息和展开讨论的载体，旨在在治疗方面达成**一致性**。

从实践的角度来看，依从性包括获得治疗、获得药物、理解并遵循服药说明以及坚持服药等行为。当患者故意不坚持治疗时，这种不依从是自愿的，如果不依从是无意的，则是非自愿的。非自愿不依从的一个例子是患者忘记服药。

护士可能会观察到一些患者改变了治疗方法，而不是完全接受或放弃治疗。这种行为被称为部分依从。例如，患者可能只服用全部剂量的一部分，或者可能在不同的时间间隔内偶尔停药和重新开始治疗。

另一种不依从的形式是由于滥用处方药物而导致的过度依从。举个例子，要求患者服用一片药片，但他们却服用了三片。这在服用抗焦虑或止痛药的人身上尤其常见。依从行为的另一种形式是选择性依从。这是指患者可以选择完全坚持一种药物而不坚持另一种药物。选择性依从的一个很好的例子是一个患有抑郁症和糖尿病的人，他坚持服用糖尿病药物，但对抗抑郁药物没有依从性。从这些例子中我们可以看出，坚持服药是一个动态的、不断变化的过程，它在几个方面有所不同。

这是一个深刻的问题，但我们不应将其概念化为患者的问题。相反，它反映了医疗保健服务的局限性，通常是由于患者未能在一开始完全认可处方，或医疗保健人员未能确定并提供患者以后所需的支持。因此，作为护士或开处方者，在整个治疗过程中反复与患者讨论依从性是很重要的。

然而，确定依从的程度是一项困难的任务，这将在后面的部分讨论。尽管衡量依从性的程度是一种挑战，但它在存在精神健康问题的患者的治疗和康复中的重要性是显而易见的，这正是我们接下来要讨论的。

（二）坚持服药的重要性

有足够的研究证据表明，药物在决定各种疾病患者的治疗结果和康复过程中发挥着至关重要的作用，这对精神健康问题患者而言同样成立。因此，尽管其他形式的治疗取得了进展，但**精神药物**治疗仍起着关键作用。也有证据表明，不依从药物治疗是所有类型疾病中的普遍问题，包括精神疾病（Haynes et al.，2008）。由于不坚持服药导致的疾病复发，不仅给个人造成影响，还会对社会带来经济上的多重后果，对精神健康问题患者的影响尤为显著。

复发伴随着使患者痛苦的症状，可能导致住院治疗。反过来，住院通常导致患者生活中断，进而可能影响家庭收入，尤其是对于那些负责养家糊口的患者来说。在这方面，不成功的药物依从性管理与临床反应差有关，可能是疾病复发的最常见原因。因此，许多本可受益于药物治疗的患者未能获益，这削弱了医疗保健方面的大部分投资和研究价值（Nieuwlaat et al.，2014）。此外，不坚持服药还会带来高昂的经济成本（Cutler et al.，2018）。根据 NICE（2009a）的数据，英格兰的 NHS 在药品上的支出达 106 亿英镑，其中大约 3/4 用于初级保健。据估计，在治疗长期疾病（包括精神健康疾病）的所有处方药物中，有 1/3~1/2 的患者没有按照建议服用药物（Horne et al.，2005），这可能导致患者复发和住院。

在精神分裂症患者中，因不依从服药而住院的患者每年大约总费用至少为 5000 英镑 / 人（Knapp et al.，2004）。还有证据表明，与不依从相关的间歇性服药会增加**迟发性运动障碍**的发生率（见第 8 章）。此外，长期未接受治疗的精神病可能会削弱药物治疗的有效性，而且一些研究人员指出，药物治疗依从性差与住院时间和自杀行为的增加有关（Qurashi et al.，2006），在初级保健患者中也观察到这一现象（Saini et al.，2018）。这些发现也与最近的一项研究相吻合，后者指出抗精神病药物的部分依从性和不依从性患者的自杀风险高达正常依从性患者的 12 倍（Forsman et al.，2019）。

从社会的角度来看，精神病患者不依从性导致的复发可能比患者依从性服药时发生的复发更具挑战性、严重性和破坏性（Torrey，1994）。NICE 的指导方针主张"改善药物服用依从性对临床结果的影响可能远远大于改善治疗策略"（*improving medicines taking may have a far greater impact on clinical outcomes than an improvement in treatments*. NICE，2009a）。尽管药物依从性很重要，但服药行为本身是有争议的，因为它往往表明服务提供者的治疗建议与患者的实际疾病行为之间存在根本的不匹配（Horne et al.，2005）。此外，到目前为止，还不可能引入一种准确的测量依从性的方法。现在我们来看看这个问题的可能解决方案。

（三）依从性的测量

现在我们知道，对药物治疗的依从性并不是“全有或全无”，可能是部分的、不规律的或有选择性的。这对需要准确估计依从性的护士提出了挑战，但目前还没有普遍同意的依从性方法。目前评估这一概念的方法包括：

- 患者自我报告；
- 家庭成员或重要他人的报告；
- 生物测试；
- 药片计数；
- 药房续药记录；
- 电子方法。

以上所有方法都有局限性。例如，有人认为患者的自我报告可能并不是可靠的，因为患者可能高估或过度报告他们的治疗依从性。使用血浆中的药物浓度来衡量依从性，这种方法可能会高估长**半衰期**药物的依从性，如抗精神病药物或氟西汀。此外，对一些个体间血清水平差异很大的药物（如抗抑郁药）的评估可能会造成混淆。虽然电子药物包可以提供更可靠的依从性信息，但在临床实践中，相关费用往往令人望而却步。药片计数评估的信息可能不可靠，因为患者在将药片从包装中取出后不一定会将其摄入体内。

显然，对依从性的评估是困难的，而个人的健康信念系统塑造了依从性的概念。在继续之前，您可能希望先处理活动 2.1。

活动 2.1　反思

通过小组讨论或自我思考，列出患者部分依从服药的原因。

参考提纲见本章末。

四、健康信念和寻求健康的行为

我们可以将寻求健康行为定义为，任何被感知为有健康问题的个人为寻求适当补救措施而采取的行动。这种行为始于一个决策过程，该决策过程取决于个人的家庭、社区价值观和期望。个人特征和卫生保健提供者的行为也决定了求医行为。这些因素相互作用，最终产生求医选择，通常包括识别症状和感知疾病的性质，然后是适当的护理和监测。

有几种理论试图解释寻求健康的行为。最常见的是生物医学模型和健康信念模型。

（一）生物医学模型

早期的生物医学理论将医患关系界定为制度化的“权威者”（医生）和“求助者”（患者）的角色。在这种情况下，医生负责开处方，患者则需遵循用药方案。这种权威主义观点认为，不依从是患者缺乏知识、动机和意志的结果。偶尔还可以看到这种方法的遗迹，特别是当人们使用诸如“患者治疗失败”之类的表述时，但是通常很少有研究证据支持这些偏见，因为——正如后文所见——没有特定的患者特征始终与不依从行为相关。

尽管生物医学模型有明显的缺陷，但它仍包含若干可取之处。它通过指定影响药物依从性的几个因素，对依从性的概念作出了关键贡献。其中包括规定的治疗方案是我们评估依从性行为的标准。生物医学模型还关注药物副作用作为影响药物依从性和疗效的不良结果。值得注意的是，尽管存在更具解释力的其他模型（如健康信念模型），生物医学模型仍展现出持久影响力。

（二）健康信念模型

健康信念模型最早是在 20 世纪 50 年代由社会心理学家戈弗雷・霍克巴姆

（Godfrey Hochbaum）、伊尔温·罗森斯托克（Irwin Rosenstock）和史蒂芬·凯格尔（Stephen Kegel）在美国卫生与公众服务部工作期间共同提出的。它是针对一项免费结核病健康检查方案未能达到预期效果而制定的。自那时起，人们对健康信念模式进行了多次调整，以探索各种长期和短期健康行为，包括性风险行为和艾滋病毒 / 艾滋病的传播。该模型试图通过分析个人的态度和信念来解释并预测人们的健康行为。它探讨了可能影响人们寻求医疗服务的 5 个主要领域。简而言之，从患者的角度来看，有以下几点：

- 感知易感性：我会得这种病吗?
- 感知严重性：会有多严重?
- 感知的益处和障碍：解决这个问题有多容易？我要花多少钱?
- 自我效能感：我能做出改变吗?
- 行动提示：好了，现在我要做点什么了！

感知易感性

对于某种特定的疾病，患者会有一种他们是多么容易患上这种疾病的感知。他们的这种看法可能是基于经验：他们可能有父母或兄弟姐妹患有这种疾病，因而相信自己也会患上这种疾病。相反，他们可能会觉得自己不容易受到某些疾病的影响。例如，你可能遇到一个吸烟者拒绝戒烟，因为他认识一个终身吸烟者，而此人从未有过任何健康问题。另一个影响易感性感知的重要因素是对疾病的认知，这与精神病患者尤其相关。当有人认为自己没有患病时，尽管出现了症状，但他不太可能感到容易患病，并可能为这些症状提供另一种解释。

感知严重性

患者对不同病情的严重程度有不同的看法，这与他们对易感性的感知相互作用。例如，一个患者可能患肠癌的风险很低，但由于这个人认为这是一种非常严重的疾病，他们可能会因为持续的稀便而去看医生。另一个患者可能认为头痛是小事，觉得看医生是浪费医生的时间，因此可能无法诊断出严重的疾病。

对疾病严重性的感知不仅会影响患者是否就诊，还会影响他们就诊的地点。如果患者觉得咳出绿痰很严重，可向医生咨询；但如果患者认为这是无关紧要的，他们可能会把问题带到药剂师那里。最后一点很重要，因为它也与文化因素相互作用。在继续之前，完成活动 2.2。

活动 2.2　辩证思考

胡里奥（Julio）是一个 33 岁的男人，尽管他患有一种未确诊的精神疾病，但他长期以来一直不愿向精神科服务机构寻求帮助。胡里奥承认自己身体不适，但他认为这是由于他小时候在南美时，一个嫉妒他的亲戚对他下了一个邪恶的咒语。为此，他曾多次前往南美，去求助一位“驱魔”的传统治疗师。

- 胡里奥对自己病情的看法是合理的吗？

参考提纲见本章末。

感知的益处和障碍

患者在选择应对健康问题的方式时，往往面临不同的选择。他们通常会权衡每项行动方案的潜在利弊，并考虑到任何可能妨碍他们寻求健康活动的因素。患者如何决定选择何种途径，以及他们对个人益处、弊端和障碍的重视程度，往往因人而异。这些主观感知的益处和障碍通常与自我效能感的概念相互作用。

自我效能感

自我效能感描述了人们如何看待自己执行特定行动的能力。我们将自我效能感定义为人们相信自己有能力对影响自己生活的事件进行控制，以及相信自己有能力调动动机、认知资源和行动方针来对任务需求进行控制（Bandura，1977）。因此，自我效能感的产生与一个人所拥有的技能无关，而是与一个人用他所拥有的技能能做什么的判断有关。这包括患者对自己改变行为的可能性的看法。例如，患者可能会意识到，如果他停止服用治疗心脏病的药物，他很可能会复发并死于心脏病。虽然他曾多次和他的全科医生交谈，并得到了继续服药的帮助，但他认为他永远无法在他的余生继续服药，所以他认为不值得为了继续服药而寻求帮助。在这种情况下，低自我效能感是采取行动的障碍。

行动提示

即使患者对自己的健康有了认知，通常也会有触发因素将其转化为行动。从沟通的角度来看，护士或开处方者将希望发现促使患者寻求医疗保健的原因。触发因素可能是多种多样的（例如，媒体、亲戚、无意中听到的对话、一封提醒信）。这样的提示有助于提升患者对疾病易感性或疾病严重性的认知。这可能会促使他们意识到寻求医疗保健的益处。这个提示可能会增加患者改变的动机，或者让他们相信他们实际上可以自己做出任何必要的改变。与所有理论模型一样，健康信念模型也有一定的局限性。因此，随着时间的推移，由于文化、社会和媒体等外部因素以及人口因素的影响，健康信念模型不断被修正。此外，还发展出了其他基于疾病认知的求医模式。

（三）自我调节模型

心理健康疾病感知模型的基础是自我调节模型（self-regulatory model, SRM），该模型由莱文塔尔（Leventhal）和伊恩（Ian）于 2012 年提出。SRM 至少由以下四部分组成：

• 人们是积极的问题解决者，他们努力理解他们的世界，因为他们在寻找合适的、有效地控制和适应他们的世界的方式。

• 多层次的信息处理，包括情感和智力层面，驱动人们对健康威胁的概念化。

• 同时产生情感反应和对疾病及其治疗的智力概念。

• 环境因素，包括文化、环境和社会关系以及个性倾向，都会影响个体理解健康威胁的方式以及他们如何应对这些健康威胁。

SRM 在探索一系列身体疾病患者的重要信念方面展现的可靠性和**有效性**，使其目前得到了广泛的应用，从而帮助我们在理解疾病的自我管理和康复方面取得了进展。在精神疾病方面开展的大量研究与该模型是一致的。

如前所述，莱文塔尔和伊恩在 20 世纪 70 年代末首次提出 SRM 的概念，当时他们研究了在相对紧急的情况下，恐惧信息如何引导人们采取促进健康的行动，如系安全带或戒烟。他们发现，为了影响人们对健康和福祉所感知到的威胁所采取的态度和行动，需要提供多样化的信息类型。

SRM 提出，在患病期间，有两个并行的过程：首先，是对健康威胁进行理智或客观的解释；其次，对健康威胁的情感或主观反应。这两个智力和情感的并行过程是相互作用的。例如，精神健康方面的药物依从性包括对信息的智力处理，以理解药物依从性与症状减轻之间的复杂关系。然而，与疾病和服药经历相关的社会文化情感价值可能比智力过程更重要。在这种情况下，人们可能会选择不服药，因为他们觉得不这样做是一种社会义务。在继续进行之前，请完成活动 2.3。

活动 2.3　反思

通过自我思考或小组讨论，探讨当一个人认识到自己生病了，但选择拒绝寻求治疗的情况。或许你也有过这样的经历。

- 哪些因素可能影响患者不寻求治疗？

参考提纲见本章末。

在 SRM 中确定的关键信念是针对特定的疾病发作，而不是关于潜在疾病的智力信念。将 SRM 应用于身体疾病时，可以确定 5 个具体组成部分，作为指导个人对健康威胁做出反应的关键。最初的 4 个组成部分是：

- 对疾病认同的感知（包括疾病标签和体征 / 症状）；
- 对疾病后果的感知（身体、社会和行为上的影响）；
- 疾病的原因；
- 对疾病持续时间的时间线或感知。

此外，模型中还增加了第 5 个信念，即对疾病控制或治愈的潜力的信念。

虽然最初是围绕生理疾病开发的，但 SRM 也适用于心理健康状况。疑病症就是一个很好的例子。当一个人对身体感觉的感知导致形成对疾病的错误信念时，这种情况就开始了。该类患者的观点是，他们有严重的疾病，但医学检查并没有证实这一观点，而医生的观点是，患者正处于焦虑状态。反复的安慰不会长期起作用，因为它无法为个体提供另一种连贯的论据来解释他们为什么会经历身体上的感觉。在提供这种依据之前，当患者重新体验这种身体感觉时将触发对疾病的旧信念和伴随的忧虑。

这种模式得到了相当多的证据支持。例如，个人如何总结和标记这些经历可能会对他们的反应产生重要影响，这与他们对生活质量的感知有关。1994 年梅凯尼克（Mechanic）等人发现，将自己的精神疾病归咎于身体、医学或生物问题而不是心理问题的人，其生活质量的感知得分更高，同时也报告了更少的个人病耻和更高的自尊。此外，健康问题对其日常生活可能造成的影响与应对水平、抑郁和药物依从性的差异有关。这有助于我们理解某些类型的疾病患者在疾病发作期间是如何应对的。

例如，精神分裂症患者可以确定他们用来应对症状的策略。他们对症状可能后果的信念似乎影响了这种关系。例如，1999 年金尼（Kinney）指出，那些认为自己的症状更累人、更严重的患者更有可能报告应对困难。

总的来说，证据表明 SRM 是理解寻求健康行为的一种潜在有用方法，尽管这种方法可能需要修改后才能在精神病患者中有效使用。例如，1997 年金德曼（Kinderman）和本托尔（Bentall）报告称，精神病患者并没有将他们的经历视为单独的"疾病"，也没有"疾病信念"，这使得应用该模型变得困难，需要进行修改。那些处于缓解期的患者将他们的经历与正常行为相区别，并采用与传统健康信念模型截然不同的概念框架来理解自己的情况。

最后，重要的是要认识到，当前使用的疾病模型有助于我们理解患者对精神健康问题的反应，这些模型是理论性的。这些模型是护士在潜在重要干预领域的有力工具。虽然这些概念有局限性，不能取代个人对疾病的感知，但为理解他们的疾病及其对他们的意义提供了更复杂和有用的指导。如果我们将寻求健康的行为理论融入我们对精神药物依从性的理解中，就有可能将与依从性有关的因素分为三大领域：与患者、疾病和治疗有关的因素。

五、影响依从性的因素

当我们把健康信念和疾病感知模型的作用综合起来考量时，我们可以看到，依从性是一个复杂的行为模式，它受到人们生活和工作环境、医疗保健提供者的文化和医疗保健系统提供护理的方式的强烈影响。健康信念和疾病感知模型与人们对自己疾病的认识和信念、管理疾病的动机、对自己参与疾病管理行为能力的信心、对治疗结果的期望以及依从性差的后果有关。

重要的是要认识到一个人可能有多种药物依从性风险因素。此外，影响一个人服药行为的因素可能会随着时间的推移而改变。由于这些因素的动态性质，护士需要在整个治疗过程中评估患者的依从性。此外，由于不坚持服药通常没有单一的原因，因此不可能用“一刀切”的方法来提高坚持服药的程度。在我们讨论增强药物依从性的策略之前，我们需要讨论已经确定的预测依从性的因素。

（一）疾病相关因素

在精神健康领域，有一致的证据支持药物依从性与疾病严重程度之间的联系，称为“状况相关因素”（图 2.1）。例如，在精神病患者中，偏执、敌意和妄想等症状的严重程度与药物依从性差有关。最早确定这种联系的研究之一是范·普滕（Van Putten）等人于 1976 年提出的，他们认为浮夸妄想的严重程度尤其能预测依从性差。此外，根据一些研究，具有更严重的阴性症状（如动机障碍）的患者可能不坚持服药（Subotnik et al.，2014）。

最近的一项前瞻性纵向研究调查了一组精神分裂症患者的依从性和症状之间的关系。研究人员发现，那些不依从药物治疗的患者有更严重的阳性症状（Subotnik et al.，2014）。因此，在广泛的精神疾病治疗过程中，疾病的严重程度与药物依从性差有关。在继续之前，完成活动 2.4。

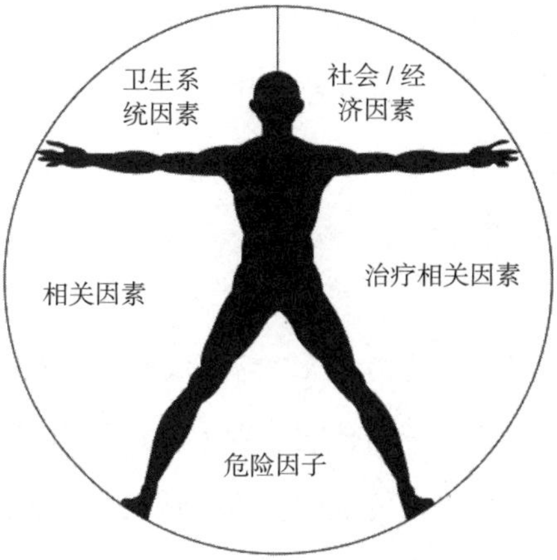

图 2.1　与药物依从性相关的因素（改编自世界卫生组织，2003 年）

活动 2.4　批判性思维

克里斯（Chris）是一个 41 岁的男人，他相信自己有心灵感应的能力。他不喜欢看电视，因为他能听到电视上有人在讨论他的名字。他说，他不时听到"上帝的声音"让他离开公寓，睡在街上。他不相信自己患有精神疾病，因此他不愿意服药。

- 你能指出一些可能导致人们认为自己没有精神健康问题的因素吗?

参考提纲见本章末。

（二）疾病意识（自知力）和依从性之间的关系

已经在各种各样的环境中研究了疾病意识（自知力）和依从性之间的关系，例如在住院、出院、出院后和门诊诊所。在精神病患者中，疾病意识（自知力）始终预测依从性行为（Garcia et al.，2016；Sendt et al.，2015）。最近的一项研究进一步支持了这一点，该研究结合了临床抗精神病药物干预有效性试验（the clinical antipsychotics trials of intervention effectiveness，CATIE）和欧洲首发精神分裂症试验（the European first episode schizophrenia trial，EFUEST）的样本。研究发现，精神药物依从性差与自知力受损有关（Czobor et al.，2015）。

（三）副作用与依从性

许多治疗心理健康问题的药物，虽然能有效控制症状，但伴随的不良副作用，使许多患者不愿服用。尤其是在精神病患者中，这种由于不良副作用所致的不遵医嘱问题可能更为严重。旧的或传统的抗精神病药物，如氯丙嗪、氟哌啶醇和珠氯噻醇，往往会引起各种各样的不良副作用。在对 13 项服用抗精神病药物的观察性研究的系统回顾中，研究人员发现不良副作用与药物依从性的相关性不大，且不一致（Sendt et al.，2015）。在患有抑郁症的人群中，抗抑郁药的副作用，如镇静、性功能障碍和口干，会影响人们是否服用药物（Hung，2014）。此外，服用抗抑郁药的人往往会在治疗的前 12 周内停止服用。在某些情况下，患者可能因为他们对药物固有的态度而不愿意服药。

（四）对药物治疗的态度和依从性

案例学习：马克（Mark）

马克是一名 23 岁的大学生，因感到难以应对学业压力而被送进了病房。他在大学里变得越来越孤立，并表达了自杀的想法。医生给他开了抗抑郁药，但由于害怕对药物产生依赖，他拒绝服药。他准备去看心理医生，谈谈他的问题。

马克的案例展现了大众对待药物的一种普遍态度。他不愿意服用处方药，但他承认自己需要治疗。因此，他准备去看心理医生。一个人是否服药在很大程度上取决于他对药物的态度。

患者对治疗的态度是药物依从性的一个重要因素，有几个因素影响态度（见前文关于健康信念和求医行为的部分）。有充分的证据支持依从性和对药物的态度之间的关系。在精神病领域，最早发现这种关系的研究者之一是范·普滕（Van Putten）等人（1976），他们对比了 29 名习惯性拒绝服药的患者和 30 名乐意服药的患者的反应。他们发现，那些拒绝服药的患者在停药后会出现**自我同步型**夸大性妄想的精神病症状。相反，那些坚持服药的人会出现**代偿性失调**症状，表现为抑郁和焦虑。至少有 20 项研究证实了这一发现，这些研究调查了依从性和对药物的态度之间的联系。此外，一项对 14 项调查态度和依从性的研究进行了系统回顾和荟萃分析，发现对药物的积极态度与抗精神病药物的更好依从性有关（Richardson et al.，2013）。此外，其他研究还发现了治疗联盟在药物依从性中的作用。

六、治疗联盟和依从性

人们普遍认为，心理健康护士与患者之间的高质量沟通有助于提升患者在各个方面的福祉。患者认为护士和医生是值得尊敬和值得信赖的健康信息来源，这表明护士和医生提供的健康建议可能比其他来源的建议有更大的影响。此外，护士和医生的态度会影响有精神健康问题的患者，这可能会影响他们是否服用药物。此外，患者和医护人员之间的有益治疗联盟是改善治疗保留，依从性和后续结果的许多有效策略之一。积极主动的患者，作为被尊重的治疗伙伴，能感到自己的自主性和个体性，对自己的医疗环境充满信心，因此在治疗过程中往往比那些缺乏发言权的患者表现得更好（Zeber et al.，2008）。

关于提高药物依从性，间接证据表明，与护士或开处方者的积极关系是至关重要的（Chakrabarti，2018）。患者认为护士或开处方者对他们感兴趣，以及他们如何解释服药的原因及其副作用，似乎都是建立积极治疗关系的关键。1993年多雷维奇（Dorevitch）等人的研究结果表明，建立在信任基础上、提供明确信息并通过教育项目对咖啡组患者进行强化的强有力的治疗关系改善了患者的服药依从性。另一项研究探讨了患者对协作护理模式的态度，以及双相情感障碍患者如何看待治疗依从性，支持了这一发现。该研究认为，理想的合作模式是患者有特定的责任，如预约和提供信息；而医疗保健人员也同样有特定的责任，如追踪学习最新的处方实践和做一个好的倾听者。治疗依从性在协作模式的大背景下被确定为一种自我管理的责任。该研究强调了患者与医护人员关系中的互动的重要性，特别是在个人可能出现更严重症状和更严重受损的情况下（Sajatovic et al.，2005）。在精神分裂症患者中，一项研究发现更好的治疗关系与更好的药物依从性之间存在正相关（Tessier et al.，2017）。总之，医生和患者之间的治疗联盟是药物依从性的必要因素，后面的章节将继续这个讨论。此外，社会经济因素也是一个影响服药依从性的重要的因素。有足够的证据表明，社会环境因素会影响药物依从性。

（一）社会环境因素

人们从家人、朋友或重要的人那里得到的支持越多，任何健康干预的结果都会更好。有证据表明，与家人住在一起的患者更有可能坚持服药，这一点对于那些患有精神疾病的人来说尤其如此。早在1984年，卡顿（Caton）及其同事就指出，让家属参与患者的出院计划可以提高患者的依从性和治疗结果（Caton et al.，1984）。多项研究也支持这一发现，包括2000年奥尔夫森（Olfson）等人的一项研究，他们发现家人拒绝参与护理的患者不坚持服用抗精神病药物的风险很高。此外，最近对13项观察性研究进行的系统回顾和荟萃分析发现，年轻患者的社会支持与良好的抗精神病药物依从性有关（Sendt et al.，2015）。在艾滋病等其他长期疾病中，良好的社会支持与更好地坚持抗逆转录病毒药物有直接联系（Cox，2002）。同样，患者家庭的情感环境似乎在药物依从性中也发挥着作用（Scott et al.，2012；Wang et al.，2017b）。

在精神分裂症和相关疾病中，来自重要他人的批评评论与多于早期复发有关。一项关于双相情感障碍患者研究发现，那些受批评程度高的且家庭成员对其缺乏了解和理解的患者，服药依从性较低（Scott et al.，2012）。在后来的一项研究中，有高情感表达（high expressed emotion，HEE）照护者的患者再住院率高于有低情感表达（low expressed emotion，LEE）照护者（Wang et al.，2017b）。这些发现支持了早期关于**情感表达（express emotion）**在药物依从性中发挥重要作用的研究结果（Sellwood et al.，2003）。更重要的是，有证据支持使用家庭干预技术来提高精神分裂症患者的药物依从性并减少复发（Pharoah et al.，2010；Zhao et al.，2015）。综上所述，有大量证据表明，消极的社会环境因素对药物依从性有负面影响。同样，使用大麻等**精神活性物质**会阻碍康复，因为它会使患者更不遵守药物治疗。在讨论精神活性物质的作用之前，请完成活动 2.5。

活动 2.5　批判性思维

简（Jane）是一位 35 岁的单身女性，她和两个年幼的孩子住在市议会所有的一栋高层建筑的六楼。自从她的第一个孩子出生后，她一直患有抑郁症，医生给她开了抗抑郁药。由于她晚上不能经常外出，她的社交生活受到限制，附近也没有家人住。她承认药物有帮助，但她发现很难完全坚持治疗。

- 是什么因素阻碍了简完全坚持服药？

参考提纲见本章末。

（二）药物滥用与药物依从性

大多数心理健康护士或处方医生都会遇到一些有精神健康问题的患者，他们也使用违禁药品或酒精。这些患者通常被视为患有**双重诊断**或**合并症药物滥用**。先前的研究一直表明，双重诊断的患者不太可能坚持服药（Jonsdottir et al.,

2013；Kashner et al.，1991）。1991 年卡什纳（Kashner）等人的一项相对较早的研究发现，滥用药物的患者不依从药物治疗的可能性是那些没有滥用药物的患者的 13 倍。最近，一项对 13 项观察性研究的系统综述得出结论，精神分裂症患者药物滥用率较低与抗精神病药物依从性较高有关（Sendt et al.，2015）。总的来说，越来越多的证据支持精神活性物质对药物依从性的负面作用。

然而，即使与依从性相关的因素有所改善，由于药物疗效有限，一些患者也因各种原因致使药物的疗效不能完全显现。

七、药物的益处和局限性

尽管药物治疗对有精神健康问题的患者是有效的，但是也存在患者对药物治疗无反应的情况。可能是因为尽管有证据表明精神药物有效，但大多数患者对精神药物表现出**个体差异**。换言之，虽然一种药物可能对一个人有效，但同样的药物和剂量可能对第二个人完全无效，也可能对第三个人造成严重的不良反应。考虑到这种差异，那么什么时候讨论服药依从性不佳才是一个问题？早在 1997 年，威登（Weiden）等人就提出，只有在治疗有效的情况下，依从性不佳才是一个问题。因此，探究药物不依从性原因的必要步骤是首先明确药物的有效性。

例如，如果我们考虑抗精神病药物的疗效，我们可能会发现大多数患者尽管在服药，但症状仍持续存在，而许多其他患者即使在服药也会复发。此外，众所周知，一些精神药物存在不良副作用，如帕金森病、静坐不能和肌张力障碍（见第 7 章）。由于药物副作用致使患者服药依从性下降，从而影响治疗效果。新一代的抗精神病药物，如奥氮平，对神经系统的副作用要小得多，却会引起其他问题，如体重增加和性功能障碍。关于抗抑郁药，较老的或经典的抗抑郁药，如三**环类抗抑郁药**，存在**镇静**和**心脏毒性**等不良副作用，并可能诱发运动障碍。较新的抗抑郁药，如选择性 5- 羟色胺再摄取抑制药（selective serotonin reuptake inhibitor，

SSRI），可导致睡眠障碍和性功能障碍。服用抗抑郁药和抗焦虑药的患者也会出现药物效果不佳的问题。因此，即使患者坚持服药，也有部分患者因药物缺乏疗效感到失望，所以当他们只从药物中获得一定益处时，称其为不依从者可能是不合适的。在患者发现药物有帮助的情况下，护士和开处方者需要采取提高依从性的策略。为了使护士能够有效地与患者合作，护士和开处方者需要与患者建立治疗联盟。

（一）治疗联盟

在传统的医疗关系中，接受帮助的人是患者，做决策的人是医生。人们期望患者作为被动的受助者遵从医嘱。此外，医生通过提供生病证明来决定谁生病了。反过来，人们期望患者扮演一个生病的角色。不幸的是，这种大家长式的做法充满了问题。此外，消费主义的增长意味着患者越来越多地积极参与他们的治疗。更重要的是，有研究证据表明，在治疗中扮演积极角色的人比那些扮演被动角色的人更有可能更快地康复（Zeber et al.，2008）。作为一名心理健康护士，与患者建立治疗关系或治疗联盟是你执业的基本原则。它是促进有效护理的基本工具。那么，什么是治疗联盟呢？

在心理治疗文献中，治疗联盟已经被讨论了近一个世纪。从历史上看，它是首个被提出来用以阐述患者与心理治疗师之间特殊关系和作用的概念。治疗联盟通常被描述为患者与护士或开处方者之间有效合作的能力，这种合作基于一种共同信念，即双方都以良好的意愿和目的相互协作。换言之，治疗的目标以及完成这些目标所需的任务，通常涉及患者与护士和开处方者之间的协议。此外，护士或开处方医生和患者之间应该有一种个人的情感联结。1912 年，西格蒙德·弗洛伊德（Sigmund Freud）首次提到了治疗联盟，强调治疗联盟作为精神分析成功载体的重要性（Levy，1982）。在这方面，心理治疗研究中最一致的发现之一是，治疗联盟的质量是一系列不同治疗结果的可靠预测因素。与其对应的是，治疗联盟薄弱或破裂与治疗的中断有关。在某些情况下，可以假设治疗联盟的质量比心理治疗的类型更能预测积极的治疗结果方面（Safran et al.，2011）。

在一项具有里程碑意义的**实证研究**中，研究发现无论治疗方式是心理治疗还是**药物治疗**，治疗联盟对结果具有相同的影响。在另一项研究中，1996 年克鲁普尼克（Krupnick）等人调查了 225 名接受门诊治疗的抑郁症患者，他们分别接受人际关系心理治疗、认知行为疗法（cognitive behavioral therapy，CBT）、药物联合临床管理治疗或接受安慰剂联合临床管理。研究发现，研究发现，无论治疗的类型如何，治疗联盟的质量是治疗结果差异的主要影响因素。这一结果与最近一项回顾了 17 项研究的系统综述结果一致，这些研究评估了临床医生 - 患者联盟和沟通对治疗依从性的影响之间的关系。系统综述显示，良好的治疗关系与所有类型的治疗依从性之间存在一致的关联（Thompson and McCabe，2012）。因此，良好的治疗联盟是所有治疗方式的先决条件。

关于药物依从性，有证据表明，在治疗开始阶段相对较强的治疗联盟可能是良好结果的最佳预测因素。另一项强调治疗联盟作用的重要研究发现，坚持服用处方药的精神分裂症患者更有可能对他们的医生感到满意，觉得他们的医生理解他们，并且觉得他们的治疗医生把他们的最大利益放在心上（Marder et al.，1983）。

（二）形成治疗联盟

心理健康护士可以通过认同患者的治疗目标，并认同患者在追求其健康目标过程中付出的努力，来帮助增强与患者的积极联盟关系。这样，患者就会觉得护士是他们的合作者，愿意与他们协作，而不是与他们作对。要与患者建立良好的联盟关系，护士不仅要有积极的态度和同理心，还要在一个合作的框架内工作——在这个伙伴关系中，患者能感觉到自己是受尊重的参与者。

2005 年贾巴德（Gabbard）为如何培养治疗关系提供了一个很好的典例，并指出“治疗联盟可能是依从性的最基本要素”（therapeutic alliance may be the most essential element of adherence）。因此，护士应与患者合作，确定双方同意的治疗目标和策略（包括药物治疗方案），并将患者视为治疗计划过程中的关键利益相关者。在患者和护士共同决策最合适的治疗方法是提高依从性的重点。护士以同理心倾听患者，与患者建立牢固的关系。这包括识别并应对患者对药物治疗的顾虑，以及护士可能察觉到的任何阻碍依从性的障碍，从而建立强大的护患治疗联盟。同时，护士需要察觉到自己在处理非依从性患者时可能产生的情绪反应。患者和护士对不遵医嘱的原因并不总是意见一致。通过与患者讨论对药物的看法，护士可以消除患者的忧虑，而不必假设他们已经知道可能导致依从性问题的障碍。

对于精神分裂症患者而言，与他们建立融洽的关系可能具有挑战性。然而，强化与患者的治疗联盟能提升患者持续接受治疗、坚持服用处方药物和获得更好临床结局的可能性。2005 年，贾巴德在其关于治疗联盟的讨论中指出，心理健康专业人员应该积极创新，并找到一些与患者的共同点，比如音乐、电影、度假场所和运动项目。这可以让患者和护士分享共同的兴趣，并为治疗关系的发展创造契机。如果患者表现出妄想症状时，护士既不应质疑也不应证实，而应将其视为隐喻，并从中洞察患者的内心冲突。

护士可以通过关注并认可患者的优点，不加评判地接受患者不被他人理解的怪异行为、感受和想法，进一步帮助巩固这种联盟。随着联盟的发展，护士可以与患者一起识别导致复发的特定诱因，以帮助患者预防复发。

如上所述，将精神分裂症患者纳入治疗联盟可能很困难。这个过程可能需要长达 6 个月的时间，所以保持乐观是很重要的，即使几个月后患者不再参与合作治疗关系。有学者认为，如果 6 个月后没有形成联盟，那么就需要重新评估治疗（Frank and Gunderson，1990）。

在与抑郁症患者建立治疗联盟时，护士应该倾听并共情患者的观点，同时尝试更好地了解患者对疾病的理解。重要的是要理解抑郁症患者的痛苦，并为患者寻求帮助，共同寻找潜在的原因。同样重要的是，要避免做出“啦啦队”式的鼓励，比如“你还有很多值得活下去的东西”。这些鼓励通常被理解为缺乏同理心，并可能让患者感觉更糟糕和不被理解。同时，避免解读患者的行为或情绪也很重要。通常情况下，护士应该避免说“你不是真的抑郁——你只是生气”这样的话，因为患者可能会把这理解为护士缺乏同情心。除了与患者建立良好的治疗联盟外，护士还应了解常用的策略，以提高患者的依从性。

八、提高服药依从性的策略

服药是一种复杂的人类行为，患者需要利用现有资源评估药物以及服用药物的风险和益处。如前所述，越来越多的人认为，药物不依从性是影响精神病患者康复和预后的一个重大问题。尽管如此，目前还没有足够的证据表明可以采取针对导致不依从的具体因素的干预措施。部分原因在于依从性这一概念的复杂性和多因素性，以及对依从性的测量是有问题的。然而，值得注意的是，诸如心理治疗之类的干预措施在缓解不良药物依从性方面已经取得了一定程度的成功。

护士可以使用多种干预策略，如建立联盟、动机访谈、心理治疗、心理教育和（或）认知行为疗法。NICE 指南（NICE，2009a）建议遵循一些提高依从性的一般原则，具体内容如下。

概念概述：关于坚持的关键原则（NICE，2009a）

- 医疗保健专业人员应以患者希望的参与药物决策的程度开展工作。
- 与每位患者建立最有效的沟通方式。
- 为所有患者提供参与处方药物决策的机会。确定患者希望参与决策的程度。
- 意识到增加患者参与度可能导致患者决定不服用或停止服药。如果健康保健专业人员认为这可能会对患者产生不利影响，则应记录向患者提供的有关风险和益处的信息，以及患者的决策。

• 接受患者有权决定不服用药物，只要患者有能力做出知情的决策，并已获取做出这样的决策所需的信息，即使护士不同意这一决定。

• 要意识到患者对药物的担忧以及他们是否认为自己需要药物，会影响他们如何以及是否服用处方药。

• 向患者提供与其病情、潜在治疗方法和个人情况相关的信息。信息要通俗易懂，不使用专业术语。

• 认识到不依从是常见的，大多数患者都有时不依从。护士应在所有的处方、配药和药物审查中，以非主观的方式对依从性进行常规评估。

• 意识到虽然患者可以改善依从性，但没有适合所有患者的特定干预措施。任何干预措施都应该针对患者在坚持服药过程中遇到的具体困难进行个体化调整。

• 在患者同意的情况下，定期评估患者对药物的认识、理解和担忧，并了解患者对其药物需求的看法，因为这些因素可能会随着时间的推移而改变。此外，医疗健康人员应持续为患者提供相关知识，尤其是对使用多种药物治疗的慢性疾病患者，进行必要的复查和指导。

（一）心理治疗

心理咨询能改善患者的情绪，进而提高他们改善自我护理的愿望和能力。这一效应对抑郁症患者来说尤为显著，而且有证据表明，心理治疗可以提高患者的服药依从性。据推测，患者可以通过了解他们的治疗权利和责任，进而打破这种恶性循环。自我价值感和独立性的提升，可能会产生一系列积极的行为结果，其中可能包括改善服药依从性。因此，对于某些不依从的患者来说，使用心理治疗来治疗抑郁症似乎是一种合理的方法。

（二）心理教育

心理教育是一种特殊的教育形式，旨在帮助有心理健康问题的人以明确且简洁的方式了解有关各种心理疾病的事实。这也是一种获取和学习应对心理疾病及其影响的有效策略。对于家庭和护理人员来说，它始终是一个受欢迎的工具，不仅能帮助他们了解正在经历心理健康问题的患者身上发生的事情，还能帮助他们更好地照顾这些患者。尽管证据有限，但在提升药物依从性方面，心理教育一直是主要的干预措施。一项对 13 项研究进行的系统性综述通过对患者家属的心理教育干预，患者的反馈显示其治疗知识的增加与抑郁症更佳预后相关，同时与减轻患者家庭的心理社会负担相关（Tursi et al.，2013）。这一结论与最近一项对 16 项研究进行的系统综述的结论一致，这些研究评估了心理教育在双相情感障碍患者群体中坚持药物治疗中的作用。研究发现，心理教育似乎可以有效预防双相情感障碍的复发（Bond and Anderson，2015）。此外，还有多项直接检验依从性和心理教育之间关系的研究支持其有效性（Chen et al.，2019；Rahmani et al.，2016）。

这些心理教育策略涉及个人或团体咨询和（或）使用关于诊断、药物和副作用的书面和视听材料。为了获得最大的效益，我们可以将心理教育与其他疗法结合使用。

（三）认知行为疗法（CBT）

CBT 是一种心理疗法，它强调寻找新的思维方式和行为来处理当前问题。它将依从性概念化为一种应对行为，其基础是个体对疾病的感知和对药物治疗的信念。因此，基于 CBT 的干预措施旨在帮助患者提高对药物的批判性自主思维。CBT 的重点是帮助患者在精神上将服药依从性与减轻症状和个人健康联系起来。护士应该遵循程序手册，并与患者进行几次个人会谈。

然而，支持 CBT 用于改善精神健康问题患者的依从性的证据是有限的。一项对 182 项随机对照试验的 Cochrane 系统综述发现，只有 5 项研究报告了依从性和临床结果的改善，并没有明显的共同干预特征。即使是最有效的干预措施，也未能大幅改善依从性或临床结果。该研究作者认为，跨证据体系的效果在不同研究间是不一致的（Nieuwlaat et al.，2014）。

其他提高依从性的行为方法包括条件反射、奖励、暗示、提醒和技能训练。这些干预措施旨在促进、改变和加强患者（包括精神病患者）与依从性相关的行为。最近，在 CBT 方法中加入了动机性访谈原则，以提高依从性。

九、沟通方式：动机访谈

动机访谈是一种指导性的、以患者为中心的咨询方式，通过帮助患者探索并解决**矛盾心理**，引导他们的行为改变。实际上，这意味着访谈的内容以个人的观点为中心（即以人为本）。此外，心理医生运用动机访谈的精神，通过解决矛盾心理，将讨论引导到行为改变的方向。因此，访谈的焦点集中在解决矛盾心理上，心理医生在遵循这一目标时有意指导。动机访谈在健康领域有许多应用，包括成瘾治疗。在我们进一步讨论之前，我们需要在动机访谈的背景下讨论动机的概念。

案例学习：简（Jane）

简是一名 24 岁的女性，因被诊断为偏执型精神分裂症而入院。她因暴力行为而被警方强制送进医院，她坚称病房工作人员、警察以及她的母亲合谋毒害她。她坚决否认自己患有任何精神疾病，因此拒绝所有食物和药物。自 20 岁起，她已根据《精神卫生法》（1983）（2007 年修订）的相关规定，经历了两次住院治疗，且有着不依从治疗的病史。

（一）动机

人们很容易把缺乏动机和缺乏行动混为一谈，但这两者是不同的。例如，一个人可能有一种内在的欲望（动机）想要服药，但由于各种原因未能实现（缺乏行动）。同样，一个人可能会因为外部因素而服用药物，但自己没有服药的动机。因此，当这些外部因素消失时，这个人可能会再次停止服药。换言之，如果一个人不服药，你可以通过施加外部惩罚性措施来改变他的行为。患者可能会服用药物，但一旦外部惩罚性行动停止，他也可能就此停止服药。在上述案例研究中，简很可能在住院期间因外部因素而服药，但出院后停止服药。一种更持久的方法是激励患者本人，让他们自己决定想要服药。就算面临障碍或其他人的压力要求停止服用他们的药物，这种服用药物的欲望或内在动机将仍然存在。护士应该应用这些原则来支持和鼓励患者完成行为改变的过程，这需要特定的技能。最重要的技能之一是获得患者的信任，并与他们合作。

（二）合作

合作是动机访谈的核心，它强调与患者作为平等伙伴在一种支持且有利于改变的关系中共同努力。在上述案例中，重要的是让简感到她的意见受到重视，她自己在治疗过程中是一个平等的伙伴。在这方面，这种医患关系既不应是强制性的，也不应被视为强制性的。在合作的过程中，护士对自己的动机、价值观和观点的认识是至关重要的，以确保他们不会将这些强加给他人。动机访谈的另一个有用且必要的技巧是引发。

（三）引发

引发是指护士利用自己的技能去倾听、理解和提醒患者他们自己改变的原因。尽管护士可能对患者为什么应该服药有自己的看法，但这里强调的是探索患者自己的知识、努力和动机。这涉及从患者个人那里引出信息，而不是传授知识、洞察力或现实情况。在这种情况下，重要的是从简那里探究和引出关于她不想服药的原因的信息。可能有用的方法包括**苏格拉底式质疑**——在不做出判断的情况下呈现决策平衡的两面——以及避免给出未经征求的意见。护士应注意、反思并提出问题以详细阐述患者的改变谈话。从好奇的角度而不是假设的角度向患者提问是很重要的，因为假设立场可能会给患者留下护士正在提出观点或审问患者的印象。除了引发外，护士还应支持并强调患者的自主权。

（四）自主和支持

动机访谈的一个关键因素是患者承担行为改变的责任。护士应该始终尊重患者的自由意志和自主权。护士的主要目标是理解患者寻求改变的原因，然后支持他们。除了强调自主和支持，指导在动机访谈中也十分重要。

（五）指导

护理在进行动机访谈时应尊重上述所有原则和方法，同时在不引起对立，教育或使用权威的情况下，朝着改变的方向推进有方向性的干预。这应该通过仔细倾听、总结、肯定和反思来实现，即使用患者自己的言辞恰到好处地强调他们改变的意图、理由或需要，以及他们对实现这一改变的希望和乐观态度。提供方向的一部分首先应该包括评估对改变的准备情况。

（六）评估改变的准备程度

在改变的过程中，有几个因素会影响个体的行为：欲望、能力、理性、需求和承诺。缩写“DARNC”通常用于：

- 改变的欲望（Desire to change）

- 改变的能力（Ability to change）
- 改变的原因（Reason for change）
- 改变的需求（Need for change）
- 改变的承诺（Compromise to change）

护士在与患者交谈时应该评估这些方面的动机。评估还应该包括患者的感受和改变他们目前行为的想法。对一些人来说，这可能涉及一场冗长的讨论。对于其他准备采取行动的人来说，在计划行动之前，评估可能只是短暂的。

我们将依次研究这些方面的动机。

改变的欲望

患者是否愿意改变，与其想要改变的程度有关。这是患者想要做的事情，不管逻辑、需求或理由。例如，如果简不想改变（即服药），她可能会继续不服药，无论是否有药物可用。这是因为简可能没有强烈的欲望来改变她目前的行为。这一点很重要，因为有改变的欲望才会改变。除了有改变的欲望外，患者还必须有改变行为的能力。

改变的能力

简可能已经在考虑改变，但评估患者的改变能力以及他们对这种能力的信念仍然很重要。这是因为，尽管大多数人可以改变自己的行为，但在面对现实或想象中的障碍时，这些障碍会削弱他们改变的努力。对于有精神健康问题的人来说，现实障碍可能包括认知障碍，如记忆力差，这可能会阻止他们采取改变行为。在某些情况下，大麻和酒精等物质的滥用可能会损害记忆和思维能力，为改变行为造成障碍。在其他情况下，精神药物可能会引起嗜睡、躁动、便秘等副作用，这些副作用可能会干扰改变的能力。另一个现实障碍是患者所处的社会环境。评估患者的社会环境很重要，因为一些患者可能会受到同侪压力或家庭压力，迫使他们继续目前的行为。例如，简可能会面临来自朋友的压力而不服药。除了现实障碍外，患者在寻求改变的过程中也可能面临信念障碍。

信念障碍是指那些破坏改变计划的信念。例如，简可能认为她不能继续服药，因为她可能没有足够的意志力坚持服药。当以前的经验似乎支持这一观点时，信念障碍就会变得更加根深蒂固。在简的案例中，因为她之前试图坚持服药，但以失败告终，这种信念障碍可能更加牢固。为了帮助患者克服这一障碍，护士应该肯定患者之前改变行为的尝试，并将其行为重新定义为部分成功。这有助于最大限度地削弱患者可能会有的失败信念，还能增强他们对自己能力的信心。此外，评估患者想要改变行为的原因也很重要，以获得对患者更全面的看法。

改变的原因

考虑这样一种情况，像简这样的患者承认自己需要服用药物以维持健康。简可能会觉得有必要继续服药。她虽意识到持续用药的必要性，但同时也觉得缺乏充分的理由，因为她坚信存在诸多其他途径同样能维护健康，药物对此似乎并无额外助益。此外，简认为，在没有药物治疗的情况下她反而能更放松和更好地社交。此外，改变的原因与改变的需求相互作用。

改变的需求

在某些情况下，患者可能不会表达坚持服药的愿望，但可以清楚地认识到不坚持服药行为的后果。例如，简不坚持用药而频繁复发，不得不反复住院治疗。这并不意味着简已经准备好采取行动或即将改变。因此，尽管简可能有不遵守的意愿，但她频繁地复发和反复住院，她需要坚持药物治疗（改变行为）。频繁的复发和反复住院是潜在的改变的需求，患者需要权衡行为改变的利弊。患者可能对改变或考虑改变感到矛盾，因为他们不想要坚持用药。患者的反应可能是否认他们有改变的需求并进入前意向期（参见后面关于行为改变的跨理论模型的部分）。因此，护士需要区分改变的需求和改变的欲望。

改变的承诺

这就是患者想要做出必要的努力来改变和维持这些改变的时候。一般来说，影响承诺的因素是改变的愿望（Desire）、能力（Ability）、理由（Reason）和需要（Need），缩写为“DARN”。

（七）动机访谈所需的治疗技能

在使用动机访谈时，有 4 种主要的干预技巧需要记住（使用首字母缩写

"OARS"）：

• 问开放式问题（Open-ended questions）。

• 肯定患者的自我效能感（Affirm patients' self-efficacy）。

• 通过积极倾听来反思患者的想法（Reflect on patients' thoughts）。

• 总结患者的叙述，以帮助患者化解矛盾心理，促进行为改变（Summarise patients narratives）。

现在让我们逐一了解这些内容。

开放式问题

从一开始，在治疗过程中，患者应大部分时间都在说话，因为这允许护士塑造患者的言语，如通过引发改变的谈话。询问一些开放式问题和封闭式问题。封闭式问题是指一个人可以用一个简短的短语、一个词，或者一个"是"或"否"来回答的问题。比如，"你多大了？"以及"你要去哪里？"都是封闭式问题。封闭式问题往往会给你提供事实；它们很容易回答，而且你可以控制对话。

相反，开放式问题鼓励患者解释或扩展他们的答案。开放式问题往往以"什么""为什么"或"如何"开头。例如："圣诞节那天你做了什么？""你是怎么在一个小时内做完所有工作的？"护士应以一种鼓励态度进一步讨论的方式提出开放式问题。开放式问题有以下几个特点：他们要求患者思考和反思，他们会给出患者的意见和感受，他们会把谈话的主动权交给患者。在这方面，他们鼓励患者"敞开心扉"。护士应该避免连续问 3 个以上的问题，而应在问题中穿插肯定、反思和总结（见以下部分）。

肯定

从最基础的角度来说，肯定是指积极的心理态度和自我效能感。肯定可以包括患者关于改变行为做出的积极陈述。护士需要认识到这些是令人鼓舞的，而无须过度承认它们。有时，有必要回顾一下这些评论对患者个人的影响。

反思性倾听

这是一种沟通方法，包含两个关键阶段。第一阶段是尝试理解患者的观点。第二个阶段是将理解的观点反馈给患者，让患者确认护士已经正确地理解了它。

换言之，护士应该尝试“重构”患者的想法和感受，然后将这种理解传达给患者。为了有效地进行反思性倾听，重要的是从所使用的词语中抽离出来，思考患者想要表达的意思。在反思性倾听中，护士在继续推进谈话之前，要检查推测的含义是否正确。动机访谈的另一个技能要求是总结，我们接下来将转向这一点。

总结

总结的主要目的是将信息联系在一起，回顾并加强与患者关于重要改变的谈话。在总结中，护士可以收集信息，然后以公开鼓励患者为结束。总结可以将不同的信息联系起来，比如**矛盾心理**的两个方面，你可以用强调矛盾心理的“和”或“同时”来链接，而不是使用更容易混淆的“但是”或“然而”。例如，你可能会说，“所以，一方面，你担心药物能帮助你保持健康；另一方面，你担心药物的副作用？”

表达共情

共情是从他人的角度理解他人状况的体验。当护士表达同理心时，应该设身处地地为患者着想，尽你所能想象他们的感受。有证据表明，同理心会增加助人行为（亲社会行为）。在这方面，准确的共情或“情感接纳”是通过熟练的反思性倾听来寻求理解和接受患者的感受和观点的过程。护士不需要同意患者的观点；护士可能持有与患者不同的观点，如果患者提出疑问，护士仍然可以表达自己的观点。但是，护士应该尊重患者的询问，同时尊重患者的不同立场。这种策略可能会帮助护士建立联盟，同时促进患者的自主意识。

建立差异

建立差异的目的是让患者注意到他们现在所处状况和他们希望改变的理想状况之间的差异。例如，如果患者的人生目标是能够找到工作，那么不依从行为和这个目标之间就存在潜在的差异。护士可以通过促使患者考虑他们当前行为的代价（例如，他们与家人的关系紧张）和改变的好处（例如，改善与家人的关系），将这些与实现他们找到工作这一人生目标的机会联系起来，来建立差异。患者对一个人生目标（例如，找到工作）的重视程度越高，这个目标和他们当前行为（例如，不依从）之间的差异越大，患者就越有可能转向改变。需要注意的是，确保这些目标是患者的，而不是护士的。每个患者都有不同的生活经历和技能。与其他人相比，一些患者可能需要做出更多的改变来达到同样的目标。

避免争论

试图强迫或说服患者改变行为是不可接受的，因为这样更有可能让患者要求事情保持原样。护士可能会向患者提供新的信息和新的视角，但这应该在患者同意他们可以接受或放弃的情况下进行。除了避免争论外，应对患者的抵抗也是至关重要的。

应对抵抗

如果护士遇到患者的抵抗，他们不应该把这视作患者的消极表现。相反，这表明与患者的对话可能进展太快。与其与这种可能发展成争论的抵抗做斗争，不如重构阻力并积极让患者参与问题的解决，从而尊重患者的自主权。这样，患者就会认为自己掌握了所有问题的答案，护士也可以专注于提问而不是回答问题。专注于回答患者的问题可能会鼓励患者对这些答案挑毛病。例如，如果护士面对这样的问题，例如“您认为我应该如何服用药物？”不适当的回答可能是，“嗯，我认为如果你继续服用药物，它总是有助于控制你所经历的症状。”患者可能会发现这个错误，可能会回答，“是的，但是服用药物是非常不自然的。”相反，护士应该问出患者为什么要停止服用药物的原因。或者，护士可以给出一个强调患者自己回答问题能力的回答。例如，你可以说，“我认为你比我更了解自己的情况，你更擅长想出该怎么做的想法。”或者，“我只是想知道你有什么想法？”这种类型的回答有利于促进自我效能感，并鼓励患者谈论改变。

自我效能感

自我效能感是一个人相信自己有能力改变或克服困难的信念。护士对患者改变行为能力的信念能够提高患者的自我效能感。护士可以通过强调患者在克服障碍方面可能取得的任何成功来证明这一点。如果缺乏自我效能感，患者改变行为的可能性会降低，因为任何改变都源自个人内在而不是外部他人。如果患者感受到来自护士的支持时，他们的行为就有可能改变。

十、合作解决不依从的危险因素

前文中我们明确了与不依从相关的风险因素。因此，在治疗过程的早期就意识到并识别这些潜在的障碍是非常重要的。遗憾的是，目前改善依从性的干预策略的主要缺点之一是没有针对特定的风险因素进行设计。因此，有必要在这一领域进行进一步的研究。然而，识别不依从用药的危险因素的目的是识别不依从用药的高风险人群，并分配时间与他们一起解决药物问题。

在第一次面谈中，护士可以探索患者的期望，帮助他们接受在某种程度上符合他们期望的治疗。通过直接问患者，“有什么可能阻止你服药的因素吗？”来发起一场关于依从性的讨论。在任何时候，护士都应该避免采取强迫的方法，因为这可能会适得其反，导致患者不依从。护士应该就推荐药物类型的原因向患者提供教育，并讨论潜在的副作用。在建立治疗联盟和促进患者坚持服用精神药物的过程中，应始终询问患者是否乐于接受未经请求而提供的建议，因为有些患者可能会反对。这种方法可能会对治疗联盟产生积极影响，并将患者的抵触情绪降至最低。患者和精神健康专业人员有时会对各种用药选择因素的价值有不同的看法。因此，有必要促进关于药物治疗和决策过程的公开讨论，以增加患者坚持用药的可能性。更重要的是，必须评估患者改变行为的动机水平。

十一、在提高依从性中纳入跨理论模型

为了能够评估患者采纳治疗建议并坚持服药的可能性，评估患者的动机至关重要。护士可以从讨论有关药物的心理教育信息开始，评估患者服药的动机。不幸的是，大多数患者不会站出来说“我想改变我的行为”。特别是，没有动力的患者不太可能开始并坚持推荐的治疗方案。行为改变需要动机，因此护士必须了解改变行为动机的理论基础。普罗恰斯卡（Prochaska）提出的“改变的阶段”或“跨理论模型”，是一个广泛应用于激励人们坚持用药的模型（Prochaska and Diclemente，1984）。在健康心理学中，跨理论模型评估个体是否准备好采取新的、更健康的行为。它提供了在一段时间内引导个人完成从改变到行动和维持各个阶段的过程（图 2.2）。

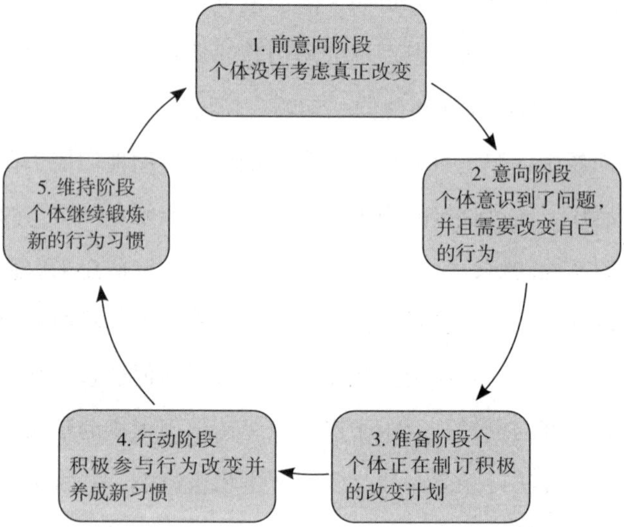

图 2.2　改变的阶段模型

处于前意向阶段的患者可能不认可服药依从性的重要性，也可能没有任何改变的愿望。处于意向阶段的患者正在考虑改变，但尚未完全致力于改变，这些患者更清楚地意识到不依从可能对他们的健康造成问题；处于准备阶段的患者打算定期服药，但可能有一些障碍阻止他们这样做；处于行动阶段的患者正在积极努力定期服药；而处于维持阶段的患者则在持续的基础上这样做。

在决定改变当前行为时，患者必须根据他们的生活方式和健康信念来权衡改变的利弊（决策平衡）。随着患者从对任何问题的一无所知，到考虑改变，再到付诸行动，利增加，弊减少。一旦患者完成了改变，自我效能感——克服困难和保持新行为模式的信心——就变得非常重要（Julius et al.，2009）。

在整个改变过程中，有必要强化任何进展并鼓励患者。在早期阶段，情感和认知因素对于增强意识和增加采取第一步的动机很重要。在后期阶段，更强调承诺、行动和避免复发，定义目标和传授用药技巧和复发预防策略变得更加重要。护士应该根据患者改变准备阶段的动机和提供信息。然而，重要的是避免给患者施加压力，因为这可能会导致患者产生抵抗。

在评估改变的动机和准备情况时，首先与患者达成一个议程，以解决用药依从性和相关问题，包括以下内容（Borrelli et al.，2007）：

- “我想花些时间讨论一下您的服药情况。”
- “过去一周你吃了几次药？”
- “你在日常生活中如何安排服药？”
- “从 1 到 10 分。你服药的动力有多大？”
- “与现在的情况不同，你认为需要什么才能将服药的动力达到满分？”
- “你觉得是什么原因阻碍您遵医嘱服药？”
- “服药有哪些积极或消极的方面？”
- “定期服药会如何改变你的生活？”
- “定期服药对你有什么帮助？”

表 2.1　整合跨理论模型和基本干预策略以改善用药依从性

变化阶段	操作过程 / 解释	患者的特点	可能的干预
第一阶段：前意向阶段	1. 增强意识 2. 社会解放	1. 叛逆的 2. 顺从的 3. 理智的 4. 不情愿的	1. 提供选择 2. 建立希望 3. 鼓励反思 4. 提供信息 5. 加强进步
第二阶段：意向阶段	1. 增强意识 2. 社会解放 3. 情绪唤起 4. 自我评价 5. 承诺	1. 愿意接受信息的 2. 心理矛盾的	1. 提供信息有助于权衡利弊 2. 提高自我效能感，强化进步
第三阶段：准备阶段	1. 社会解放 2. 情绪唤起 3. 自我评价	1. 下定决心的	1. 帮助设定目标 2. 提供变革策略 3. 强化进步

续表

变化阶段	操作过程 / 解释	患者的特点	可能的干预
第四阶段：行动阶段	1. 社会解放 2. 承诺 3. 奖励 4. 环境控制 5. 帮助的关系	1. 主动改变 2. 自我评价	1. 传授技能和自我管理 2. 引导归因过程并强化进步
第五阶段：维持阶段	1. 承诺 2. 奖励 3. 对抗 4. 环境控制 5. 帮助的关系	1. 高危 / 复发 2. 自我评价	1. 传授预防复发策略 2. 鼓励继续 3. 强化进步

我们积极鼓励患者讨论按处方服药后的积极效果和可能存在的顾虑。重要的是，你应该鼓励患者用语言表达他们改变的目的，以增加他们采取改变行为的可能性。在运用反思倾听技巧的过程中，当患者用语言表达他们的想法后，用他们自己的语言总结服用处方药物的优点。护士应该帮助患者将服药的好处和症状的减轻联系起来（Julius et al.，2009）。最后，当患者采取措施改变行为时，护士应该给予积极的反馈来强化这些行为。

十二、照护者参与

如前所述，家庭因素能够影响患者对处方药的依从性。若家庭成员对药物持消极态度，或对亲属的精神疾病性质存在错误认知，可能成为患者遵医嘱用药的障碍（Julius et al., 2009）。有证据表明，如果患者的家庭成员积极参与患者的治疗，并接受心理健康专业人员的某种程度的干预，患者的依从性就会提高，复发率也会降低。在患者允许的情况下，让家庭成员参与治疗计划并解决其对推荐治疗方案的潜在顾虑至关重要。护士还应引导他们参与提供教育信息、诊断和治疗。同样重要的是要确定和讨论家庭的能力和意愿来支持患者，并鼓励患者坚持推荐的治疗。护士应该为家属提供情感支持，使他们能够应对亲人的精神疾病。例如，护士可以鼓励家庭成员参加当地的支持团体，例如由志愿组织赞助的团体（Julius et al.，2009）。

本章小结

目前治疗和帮助精神健康问题患者康复的方法特别强调建立一种共同决策的方法，使患者积极参与治疗，这就需要形成一个治疗联盟。

尽管服用药物能为患有精神健康问题的人带来潜在益处，但他们有时仍选择不服药，这一行为可能引发深远的个人、社会及经济层面的不良后果。导致依从性差的原因有很多，但包括不良副作用、对治疗的态度和疾病的严重程度。由于药物依从性的重要性，已经设计了几种策略来改善它。一种比较流行的策略是 CBT 和心理教育的结合。在所有这些干预措施中，运用动机访谈原则来帮助沟通是很重要的。此外，患者参与和建立良好的治疗联盟是康复护理模式的核心。

参考提纲

活动 2.1　反思

患者部分依从服药的原因包括：他们可能不认为自己生病了，缺乏家庭支持，担心药物副作用，或者他们认为他们的疾病有其他非药物的治疗方法。此外，与心理健康专家的不良关系也会影响他们的依从性。

活动 2.2　辩证思考

如果我们考虑到胡里奥的文化背景，他对自己疾病的看法是合理的。人们的健康信仰体系在一定程度上受到其文化的影响。更重要的是，胡里奥接受了他身体不适的事实，但他对自己处境的解释是基于自身文化的。出于这个原因，他寻求一种文化上合适的治疗策略，因为这对他来说是有合理的。这与自我调节和健康信念模式是一致的。

活动 2.3　反思

寻求治疗有许多障碍。最常见的原因往往是对疾病缺乏了解、经济拮据、语言障碍、患者和医疗服务提供者在解释症状方面存在的文化差异，以及医疗服务不恰当，不能满足所服务对象的需求。

活动 2.4　辩证思考

尽管有相反的证据，但仍有一些因素可能会导致某些人认为自己没有心理健康问题，其中包括疾病的严重程度、社会隔离和文化信仰。

活动 2.5　辩证思考

阻碍简充分受益于药物治疗的原因包括环境因素——她住在一栋高层公寓的六楼，这对于有两个年幼孩子的家庭来说，几乎不是理想的居住环境。此外，她似乎缺乏来自家人和朋友的支持，这导致她的依从性不佳。

拓展阅读

Amador X F，David A.（2004）*Insight and psychosis*：*Awareness of illness in schizophrenia and related disorders*. Oxford：Oxford University Press.

这是一本很有价值的书，详细介绍了对疾病的认识，以及疾病如何成为寻求健康的障碍。

Blackwell B.（1998）*From compliance to alliance*：*A quarter century of research. In B. Blackwell*（*ed.*），*Treatment Compliance and the Therapeutic Alliance*. Amsterdam：Harwood Academic.

这是一本非常有用的书，全面涵盖了严重精神疾病中影响药物依从性的因素。在关于精神分裂症的治疗依从性章节中从公共卫生的角度解释了依从性。

Leahy R.（2006）*Roadblocks in cognitive-behavioral therapy*：*Transforming challenges into opportunities for change*. London：Guilford Press.

这本书解决了认知行为疗法中的难题或"路障"。它探讨了这些"路障"是如何以及为什么出现的，并提出了有效、实用的解决方案。主题包括克服治疗特定疾病的障碍。

Miller W R，Rollick S.（2012）*Motivational interviewing*：*Preparing people to change*. 3rd ed. London：Guilford Press.

这是一本非常有用的关于动机访谈的书。

第3章
与精神药理学有关的基本脑解剖学和生理学

译者：刘艳

章节目标

通过本章学习，你将能够：

1. 熟悉与精神药理学相关的大脑区域的解剖学和生理学；
2. 了解离子通道和经典神经传递的作用；
3. 理解神经连接和突触的重要性。

一、引言

人类的大脑是至少 40 亿年进化的产物，是已知的最复杂的物体。作为电化学动力枢纽，它能够以完美精准的方式将信息发送到身体各部分或需要处理信息的区域。大脑呈灰白色，质地柔软，重约 1.5 kg。它不仅是我们感知与认知世界的地方，而且还负责控制我们的呼吸、体温、血压和激素分泌等生理功能。

与心脏或肺不同，大脑没有活动部件；与肾、肝或脾不同，它不产生任何东西。与皮肤或骨骼等直观展现其功能的器官不同，大脑的功能更为隐晦而深远，它掌管着我们的思想、情感以及自由意志。简而言之，大脑是所有器官中最基本的这一简单观点似乎相当明显，但我们是如何得出这样的结论的？为了回答这个问题，我们需要回到过去，找出我们之前的人对大脑的看法。

在古埃及，大脑被视为无用的“颅骨填充物”。古埃及人认为心脏是智力的所在地。古埃及人准备木乃伊的方式最能说明这一观点，他们非常小心地保存了心脏、肺、肝和胃等器官，而大脑只是从头骨中挖出来。尽管我们现在知道大脑是智力的所在地，但诸如“用心学习”或“心痛”之类的口语表达至今仍在常用。

大约公元前 450 年，希腊医生阿尔克米翁（Alcmaeon）是最早认识到大脑重要性的人之一，但他的观点并没有获得广泛认可。一百年后，亚里士多德（Aristotle）再度强调了心脏的重要性，并认为大脑只不过是心脏的冷却系统。

公元前 2 世纪，希腊医生盖伦（Galen）发现了大脑和记忆、情感和感官处理之间的联系。但直到 19 世纪，关于大脑生理学的研究才取得进展。

托马斯・威利斯（Thomas Willis，1621—1675）是一位英国神经学家。他极大地推动了人类对大脑的理解，是第一个用真正科学的严谨方法检查大脑的科学家。经过多年的研究，他撰写并出版了《大脑解剖学》（*Cerebri Anatome*），这一开创性著作首次全面描述了大脑区域的各个区域。威利斯不仅精准地将记忆与高级认知功能关联至大脑半球，还奠定了脑科学术语体系的基础。威利斯的另一个突破是正确地提出了大脑深处充满液体的空间——脑室——没有重要的作用，并不如前人所想般是大脑高级功能的核心。同时代及后世的科学家们也为大脑科学的发展贡献卓越，包括伊曼纽・斯威登堡（Emanuel Swedenborg，1688—1772）、弗朗茨・约瑟夫・高尔（Franz Joseph Gall，1758—1828）、皮埃尔・保尔・布罗卡（Pierre Paul Broca，1824—1880）和卡尔・韦尼克（Carl Wernicke，1848—1905）。最重要的是，圣地亚哥・拉蒙・卡哈尔（Santiago Ramón y Cajal，1852—1934）出版了一本教科书，被许多人认为是最伟大的科学文本之一的《正常组织学和显微摄影技术手册》（*Manual of Normal Histology and Micrographic Technique*）。他是第一个提出大脑和神经系统由称为神经元的离散细胞组成的人。他凭借对神经系统与大脑无与伦比的精细描述，荣获 1906 年的诺贝尔生理学或医学奖。这些突破激发了许多治疗脑功能障碍的外科技术和药物的发现。但现代脑科学最大的飞跃，莫过于通过大脑扫描来观察活体大脑的活动。

二、大脑扫描

扫描技术大大提高了我们对大脑的认识。1924 年，汉斯・伯杰（Hans Berger）首次进行了扫描人脑的重大尝试。他使用脑电图（electroencephalogram，EEG）来测量人类的脑电波，这为未来计算机轴向断层扫描（computerised axial tomography，CAT/CT）和正电子发射断层扫描（positron emission tomography，

PET）的研究奠定了基础。CAT 扫描使用功能强大的计算机将二维 X 射线图像转换为三维图像以供进一步研究。PET 扫描使用一种放射性“示踪”物质，直接注射到人体内。这种物质在主要器官内逐渐积累，同时释放出正电子辐射，被传感器检测后显像。一种较新的无创技术是功能性磁共振成像（functional magnetic resonance imaging，fMRI）。fMRI 技术依赖一块重达数吨的强磁铁，通过检测人体内金属离子（如铁离子）的磁性变化，这些变化受氧浓度影响，进而反映大脑活动。氧气浓度的变化反映大脑活动，功能强大的计算机处理这些信息，构建大脑活动的二维或三维图像。这项技术使我们能够在不同类型的活动中观察大脑的整体行为，比如心算、读书或看电影。

总之，我们花了几个世纪才理解人类大脑的基本功能。尽管我们对大脑还有很多不了解的地方，但我们现在对大脑每个区域的基本解剖学和生理学都有了很好的了解。

三、大脑区域

在神经科学中，大脑被认为至少有六个主要区域：端脑、间脑（丘脑和下丘脑）、中脑、小脑、脑桥和延髓。每个大脑区域都有复杂的内部结构。

（一）脑干

脑干是大脑的茎状部分，连接脊髓和前脑，由脑桥、延髓和中脑组成（见图 3.1）。脑干作为一个重要的中继站，传递大脑和脊髓之间的每一个电脉冲信号，使身体正常运作。

延髓控制身体功能的无意识或自主部分，如血压、心率和肌肉张力。它还在调节其他反射功能方面发挥作用，比如打喷嚏、咳嗽和呕吐等。

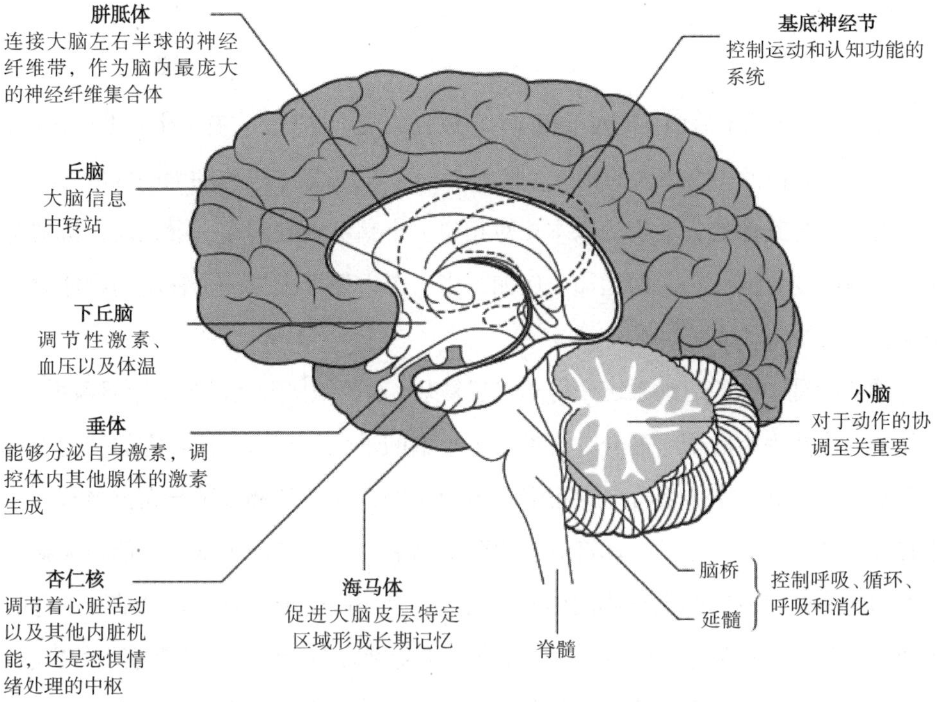

图 3.1　大脑主要区域及其功能的横切面

脑桥位于中脑和延髓之间。脑桥的功能是传递来自大脑皮层的信号，帮助控制运动，它还参与控制睡眠和觉醒。当运动信息从大脑皮层的运动区传递到小脑时，脑桥在微调运动信息方面也起着重要作用。中脑位于后脑和前脑之间，实际上是脑干的一部分，连接脑干和前脑，主要负责控制感觉过程。在你继续阅读之前，请进行活动 3.1。

活动 3.1　辩证思考

如果一个人被宣布“临床死亡”，大脑的哪个部分在得出这个结论时起重要作用，为什么？

参考提纲见本章末。

（二）小脑

小脑，位于脑干后面，与脑干相连。它被分成两个半球，它有一个卷曲的表面，使它看起来有点像一个巨大的核桃（见图 3.1）。它是最早进化的大脑区域之一，人类的版本与其他哺乳动物的版本相对相似。小脑负责微调和平滑运动，特别是那些快速改变方向所必需的运动。例如，当一个人伸手去抓一个移动的物体时，小脑会参与控制动作的时机。

随着哺乳动物的运动系统变得越来越复杂，对精细协调运动的需求日益增长，如眼睛、手及手指的精密配合，这推动了小脑的进化与扩张。这在它的结构中是显而易见的，其中中心部分是最古老和最原始的，而外部部分则与人类独有的功能有关。它与大脑皮层的运动部分有很强的联系。小脑有两个脑叶，但与大脑皮层不同的是，它控制的是身体同侧的运动。一旦小脑受损，将引发笨拙、不稳的运动表现及共济失调等协调障碍。职业拳击手特别容易受到小脑轻微损伤的影响，进而可能罹患“拳击手脑病综合征”。而暂时性共济失调最常见的原因是饮酒。现在我们需要把注意力转向大脑的另一部分——间脑。

（三）间脑

间脑，是前脑的一部分，位于左右大脑半球之间，中脑上方。间脑包括丘脑、下丘脑、上丘脑、后丘脑、底丘脑，以及松果体、脑垂体和其他结构（见图 3.1）。

形似鸡蛋的丘脑位于下丘脑上方，由两个并排的椭圆形脑叶构成，分别位于大脑的两侧。这一结构在控制和处理进入大脑的感觉信息中起着至关重要的作用。唯一的例外是它不处理来自鼻子的嗅觉信息。丘脑处理信息，并决定是否需要将其发送到大脑皮层进行有意识的考虑。此外，来自小脑和其他与运动有关的区域的信息被发送到丘脑进行处理。在丘脑的下方，是功能多样的下丘脑。

下丘脑大小如珍珠或葡萄，尽管体积微小，但它是许多自主神经功能的控制中心，它几乎连接到大脑的其他所有部分。它是中枢和外周神经系统许多自主神经功能的控制中心。下丘脑通过对脑垂体、骨骼肌系统和自主神经系统的影响来影响各种情绪反应。下丘脑指挥着身体的许多重要功能。它对激励机制至关重要，包括寻求愉快的奖励。它与内分泌和神经系统结构的联系使其在维持**内平衡**中发挥重要作用。下丘脑和脑垂体之间的血管连接，使得下丘脑能够分泌激素来控制垂体激素的分泌（见图 3.1）。此外，下丘脑调节的一些生理过程包括血压、体温、心血管系统功能、体液平衡和电解质平衡。

表 3.1　下丘脑产生的激素及其功能

激素名称	功能
抗利尿激素	调节水的重吸收与利用，影响血容量和血压
促肾上腺皮质激素释放激素（corticotropin releasing hormone，CRH）	其核心作用是调节压力。引起垂体释放促肾上腺皮质激素。CRH 也作用于大脑的许多其他区域，它能抑制食欲，增加焦虑，改善记忆和选择性注意力。在整个妊娠过程中，胎儿和胎盘也会产生越来越多的 CRH，其作用是增加皮质醇。最终，高水平的 CRH 和其他激素被认为是分娩开始的原因
催产素	调控性行为与社会联结；分娩时由宫颈扩张触发释放，促进子宫收缩和乳汁排出
促性腺激素释放激素	产生并释放到脑垂体的微小血管中，在那里它刺激促卵泡激素和黄体生成的产生
生长激素抑制素	下丘脑分泌的生长抑素抑制垂体分泌生长激素和促甲状腺激素
生长激素释放激素	刺激垂体产生生长激素并释放到血液中。生长激素作用于全身组织调控代谢、生长和细胞修复等生理过程
促甲状腺素释放激素	刺激垂体释放促甲状腺激素，调节新陈代谢、生长、心率和体温

（四）边缘系统

除了组成间脑的结构外，还有一些深埋在皮质半球褶皱下的主要大脑结构：基底神经节、杏仁核和海马体（图 3.1），以及扣带回、穹窿、丘脑、嗅皮层。这些结构和其他一些结构组成了边缘系统。

边缘系统是一个复杂的结构，横跨大脑半球的部分区域，形成类似“C”形的构造，包含灰质和白质。它主要位于大脑皮层下方，部分结构也可延伸至脑干的顶部。作为大脑中较为古老的部分，边缘系统与情感表达、动机以及生存相关的基本行为密切相关，特别是恐惧、愤怒以及与性行为和社交互动有关的情感。该系统影响外周神经系统和内分泌系统。因此，对边缘系统内的部位的损伤或刺激可能会显著影响情绪反应，引起对情境的过度反应或者过度抑制情绪反应。涉及边缘系统的临床疾病包括癫痫、先天性综合征、痴呆以及各种精神疾病，这些疾病将在后面的章节中详细讨论。在此，我们将介绍对精神健康病理和治疗很重要的关键神经结构。

基底神经节

连接到皮层和丘脑的结构，称为基底神经节（图 3.1）。基底神经节由亚结构组成，包括尾状核、壳核、伏隔核、嗅结节、**苍白球**、腹侧苍白球、黑质和丘脑底核。一般来说，基底神经节结构接收大部分信息来自皮层的输入，并负责协调精细运动。帕金森病就是基底神经节受损的典型例证——多巴胺能神经元逐渐退化，导致基底神经节内其他结构活性降低。长期使用抗精神病药物可能导致相关的运动障碍，如迟发性运动障碍（见第 11 章）。

伏隔核

基底神经节中值得特别注意的结构是伏隔核。它是一个成对的结构（每个半球一个），位于杏仁核附近，是形成起源于脑干（上脑桥）的多巴胺回路的一组结构的一部分，终止于前额皮层。伏隔核本身被分成两个解剖组件：壳和核。这两个连接区域有重叠的连接，但对其功能做出不同的贡献。伏隔核最广泛接受的作用是在大脑的“奖赏回路”。当我们进行任何自认为有奖励性的行为（如进食、性行为、药物使用）时，大脑腹侧被盖区（ventral tegmental area，VTA）的多巴胺神经元（以及其他类型的神经元）被激活，增加伏隔核的多巴胺水平（见第 10 章）。然而，这一理论正面临挑战，因为新的研究似乎表明，当我们经历不愉快的事件时，多巴胺水平也会增加（Volman et al.，2013）。

杏仁核

“杏仁核”一词来自希腊语“杏仁”，形象地描述了其大小和形状特征。杏仁核位于下丘脑下方，在颞叶深处（图 3.1）。尽管杏仁核的体积相对较小，但它在产生恐惧、愤怒和欲望等情绪反应方面发挥着重要作用，它负责我们与世界和周围人的关系。杏仁核还负责决定储存什么记忆以及在大脑的哪个位置储存这些记忆。储存什么记忆的决定被认为是基于一个事件在我们心中引起多大的情绪反应。科学研究已揭示，杏仁核内存在特定神经元，负责恐惧条件反射的形成，这是通过反复体验形成的联想学习过程（见第 10 章）。

我们的经历能够重塑大脑回路，改变并形成新的记忆。例如，当我们听到一个不愉快的声音时，杏仁核会增强我们对声音的感知。然后，我们认为这种增强的感知是痛苦的，我们会形成与不愉快的声音相关的记忆。如果某种噪声让我们感到惊恐，我们会自动地做出战斗或逃跑的反应。这种反应包括外周神经系统的交感神经的激活。反过来，交感神经的激活会导致心率加快、瞳孔扩大、代谢率增加，以及流向肌肉的血液增加。正是杏仁核协调这一系列反应，确保我们对危险做出适当的反应。

海马体

海马体，因其形状类似海马而得名，毗邻杏仁核（图 3.1）。它是一个成对的结构，每个大脑半球都有一个海马体。它在创造新的记忆以及将情感和感官（如嗅觉和听觉）与记忆联系起来方面尤为重要。它充当记忆索引器，将记忆发送到大脑半球的相关部分进行长期存储，并在必要时检索。经验也在这里转化为神经通路，然后存储以供未来参考。这个结构受到损害的人在存储新信息方面有困难，阿尔茨海默病就是一个典型的例子。

阿尔茨海默病首先严重影响海马体，然后是大脑皮层的其他部分，因此记忆通常是第一个衰退的（即形成新记忆的能力）。海马体还与某些严重精神疾病相关联，如精神分裂症和重度抑郁症。在这些疾病中，常观察到海马体的萎缩现象。越来越多的证据表明，海马体由于压力或创伤后应激障碍（post-traumatic stress disorder，PTSD）而发生显著变化。在你继续阅读之前，请完成活动 3.2。

活动 3.2 辩证思考

下丘脑是被称为间脑的脑组织集合的一部分，它与大脑的每个部分相连。什么可能导致下丘脑功能障碍？

参考提纲见本章末。

（五）大脑皮层

在许多方面，大脑进化的最高成就一定是大脑皮层（图 3.2）。这是一层波纹状的外层，赋予了人类大脑绝大多数独特的能力。大脑皮层在相对较短的进化时期内生长了很多，为了适应它的生长，它变得越来越多地折叠。据估计，人类大脑皮层的面积约为 1.5 m^2，厚度为 4 mm。大脑皮层的灰色表面是由庞大的神经元网络构成的，其中有六层神经元向下延伸至底层白质。在白质区域，相同的神经元与其他神经元形成大量连接。这个庞大的矩阵信息允许信息快速地相互交流，促进我们的思维能力。

大脑皮层不是一个均匀的区域，因为它被分为许多区域（Gibb，2012）。首先，它被分为左右两个半球，它们本身又被脑沟分为四个主要区域，称为“脑叶”：额叶、顶叶、枕叶和颞叶（图 3.2）。

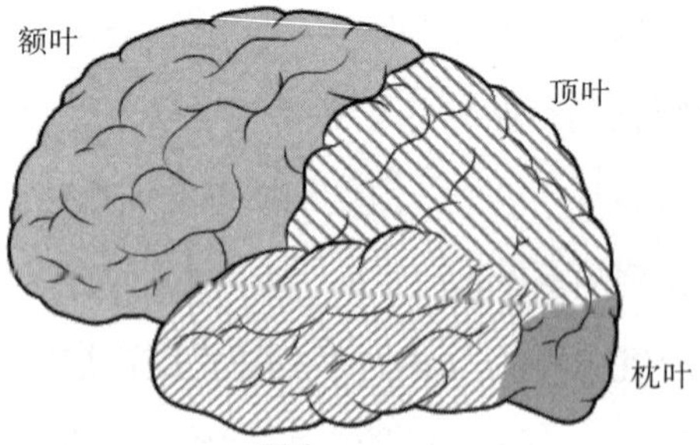

图 3.2　大脑皮层的四个脑叶

额叶位于前额的正下方，参与多种统称为“高级功能”的功能。这些高级功能包括注意力、计划、语言和运动。它就像一个主控制单元，帮助整合信息，并控制大脑的其他部分的活动。在额叶后面和头顶位置的是顶叶，它处理感官信息，让我们感知世界和我们所在的位置。在脑后部，枕叶主要处理视觉，在这里，来自眼睛的信号被转化为有用的视觉图像。最后，颞叶位于大脑的两侧，它们主要处理声音和语言。因为它们连接到海马体，它们也与记忆的形成和恢复有关。

（六）胼胝体

胼胝体是连接大脑左右半球的宽神经纤维带，作为脑内最庞大的神经纤维集合体，它承担着半球间信息传递的核心通道功能。如果胼胝体受到损伤，可能会导致癫痫等疾病。现在请完成活动 3.3。

活动 3.3　研究

大脑皮层是大脑中高度进化的部分。列举大脑皮层的亚区域及其功能。

参考提纲见本章末。

表 3.2　大脑各部分及其功能概述

分区	功能
额叶	记忆，意识，运动活动，判断，控制情绪反应和语言
顶叶	视觉注意，触觉感知，目标导向的自主运动，对物体的操纵，不同感官的整合
枕叶	视觉
颞叶	听觉，记忆力，视觉感知，物体分类
中脑	连接脑干和前脑，控制感觉过程
脑桥	传递来自大脑皮层的信号，参与唤醒睡眠
丘脑	处理进入大脑的感觉信息
下丘脑	与大脑的每个部分相连，对激励和寻求奖赏很重要
小脑	控制运动

四、神经网络

神经系统由周围神经系统（peripheral nevous system，PNS）和中枢神经系统（central nervous system，CNS）组成。它由特异的细胞组成，这些细胞彼此交流，并与体内的其他细胞交流。这些特异的细胞被称为神经元，或者通俗的说法是神经细胞。人类的大脑由大约 2000 亿个神经元组成。

神经元主要有 3 大类：感觉神经元、运动神经元和中间神经元。每个神经元通过称为突触的小空间与成千上万的其他神经元连接。大脑有数万亿个这样的特殊连接。感觉或传入神经元负责将从皮肤、眼睛、鼻子等感官器官，以及肌肉和关节中的感觉受体接收到的信息传递给中枢神经系统。大脑和脊髓有时会解释这些信息，并通过运动或传出神经元发出适当的反应，从而引起感觉器官（肌肉、腺体等）的反应。例如，来自耳朵的感觉神经元探测到一声巨响，并向大脑发送信息。大脑会分析这些信息，然后将信息发送给颈部肌肉和眼睛的运动神经元，让它们采取行动。中间神经元位于中枢神经系统内，起着连接感觉神经元和运动神经元的作用。

当神经元功能障碍时，这可能导致行为症状（Stahl，2013）。我们可以通过对这些神经元起作用的药物来纠正神经元的功能失调，从而缓解行为症状。接下来，我们将深入探讨正常神经元的功能。这不仅是理解精神健康障碍的基础，也将为后续章节中探讨精神药物如何发挥作用提供重要线索。

神经元的结构

许多教科书用一种通用的结构来描述神经元，但现实是许多神经元具有独特的结构。它们的形状各不相同，因此不可能描述一个“典型”神经元，但它们有三个共同的主要特征。所有神经元都有一个细胞体，称为胞体，它包含一个细胞核，并连接着一个称为轴突的延伸部分。胞体从其他细胞接收信息，轴突向其他细胞传输电冲动。它还通过根据**脱氧核糖核酸（DNA）**发出的指令产生蛋白质来决定神经元的整体形状和行为。神经元的第三个主要特征是一个或多个树状分支延伸，称为树突，它们与其他神经元建立连接（图 3.3）。

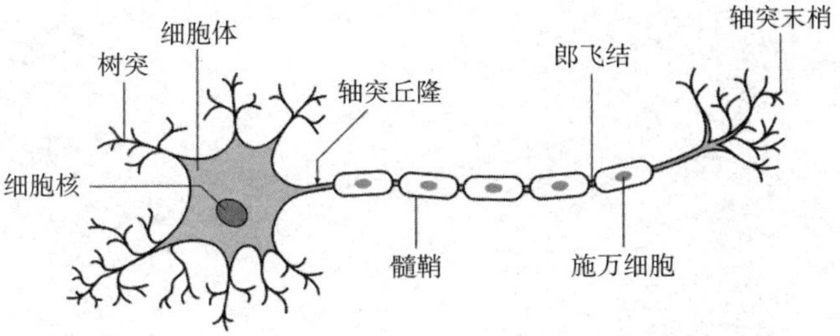

图 3.3　神经元的结构：树突、胞体、轴突和髓鞘

当神经元被激活时，它会传递一种称为脉冲的电化学信号。脉冲的起点可以是感觉器官，如皮肤、眼睛或耳朵。如前文所述，也可以是已经接收到来自其他神经元信息的树突。

树突收集信息并将其发送到神经元的控制中心，即胞体（图 3.3）。胞体汇集来自树突各分支的数据，形成一个整体信号。然后，信号传递到一个称为轴丘的区域（图 3.3）。在这里，轴丘决定是否对传入的电信息发射电冲动。如果来自树突的总电荷达到一个阈值，神经元就会发射信号。轴突在内部细胞基质中传播化学信号，但它也沿着细胞膜传播这些电信号到突触前区。

沿着轴突传递电冲动的过程比电子在铜线中的流动要复杂得多（Gibb，2012）。然而，就像铜线通常用塑料绝缘一样，许多轴突被一种叫作脂质的物质所绝缘，这可以降低附近轴突引起短路的风险。**髓鞘**还有助于加速从一个朗飞结（Ranvier node）跳到下一个节点的电脉冲（图 3.3），这个过程叫作跳跃式传导。

当电冲动到达神经元的末端时，它会引起突触囊泡的激活，突触囊泡中含有被称为神经递质的化学物质。这些神经递质会放大或调节传递到邻近神经元的电信号。我们将在后面的章节中更详细地讨论神经传递。在人类大脑中，每个神经元与其他神经元产生数千个突触，从而产生大约 1 万亿个化学神经传递突触。所有这些神经元之间的突触交流是化学的（通过神经递质），而不是电的。最后，神经传递在突触后神经元中继续进行，要么将化学信息转换回电脉冲，要么保持不变。后面的章节更详细地描述了神经递质的作用。同时，把注意力转到活动 3.4 中来测试你的理解。

活动 3.4　循证实践与研究

在互联网上搜索一下，找出哪些疾病与以下大脑区域的功能障碍有关：

- 大脑皮层；
- 杏仁核；
- 海马体；
- 脑桥；
- 黑质。

参考提纲见本章末。

五、神经系统发育

如前所述，理解大脑如何发育的重要性再怎么强调也不为过。这是了解精神药物如何起作用的又一个必要步骤。本节将讨论神经发育的基本概念。首先，本节将重点讲解神经传递的解剖学基础，然后讨论神经元如何迁移、形成突触并表现出可塑性。

（一）神经发育的时间进程

由于干细胞研究和脑成像技术的进步，对人类神经发育的理解正在以极快的速度变化。当卵子与精子融合并开始细胞分裂（有丝分裂）时，神经发育过程就开始了。

细胞分化成未成熟的神经元，那些被选中的细胞迁移到大脑的不同部位，分化成不同（专门的）类型的神经元。新神经元的形成，或称神经发生，在成年后大脑的某些部位，尤其是海马体中持续进行。海马体似乎对压力、衰老和疾病的影响特别敏感。学习、心理治疗、运动甚至某些类型的精神药物都能刺激海马体的神经发生。神经发生也可能发生在大脑的其他区域，包括黑质、纹状体、杏仁核和新皮层，近年来已经描述了几个新的神经发生的潜在部位。我们还知道，由于发育性疾病或缺乏适当的神经或环境刺激，神经元可能在儿童时期无法发育（Stahl，2013）。神经发育的一部分以神经迁移的形式出现。

（二）神经迁移

令人惊讶的是，神经发生可以在成熟的成年人大脑中进行；同样令人惊讶的是，在特定条件下，神经元可以周期性地杀死自己。我们将这种形式的细胞自杀称为凋亡，在胎儿发育期间，大脑产生的神经元中有高达 90% 都经历了凋亡。细胞凋亡的原因是在神经发育的产前阶段有过多的神经元，只有少数神经元会被选择迁移。神经元有些是健康的，有些是有缺陷的。在正常的大脑发育中，只有健康的神经元迁移，有缺陷的神经元才会凋亡。然而，如果存在神经发育障碍，一些有缺陷的神经元也可能会迁移，这将在以后的生活中引起神经或精神障碍。

场景

一位 46 岁的母亲有一个患有精神分裂症的儿子，她告诉护士，她在怀孕 7 个月时感染了一种病毒，且该病毒感染持续了 3 周。

母亲在怀孕期间的创伤或感染会对未出生孩子的神经发育产生深远的影响。妊娠晚期病毒感染与精神分裂症之间存在密切联系（Blomstrom et al.，2015；

Khandaker et al.，2013）。微生物因子可能通过免疫系统在一定程度上干扰了神经选择的过程，导致选择有缺陷的神经元进行迁移。

如前所述，除了选择正确的神经元进行迁移外，神经元还必须迁移到大脑的正确部位。不正确的神经元迁移可能使个体患上神经发育障碍，如癫痫、精神分裂症或注意缺陷多动障碍。现在我们将把注意力转向另一个涉及突触形成的过程：突触发生。

（三）突触发生

一旦神经元在各自的区域安顿下来，它们就会分化并形成突触（图 3.4）。突触是神经元之间传递信息的特殊结构，它存在于神经元之间的接触部位，包括树突 - 树突、树突 - 轴突或轴突 - 轴突之间，由突触前膜、突触间隙和突触后膜三部分组成。这种结构允许神经元通过电信号或化学信号将信息传递给另一个神经元或效应细胞。

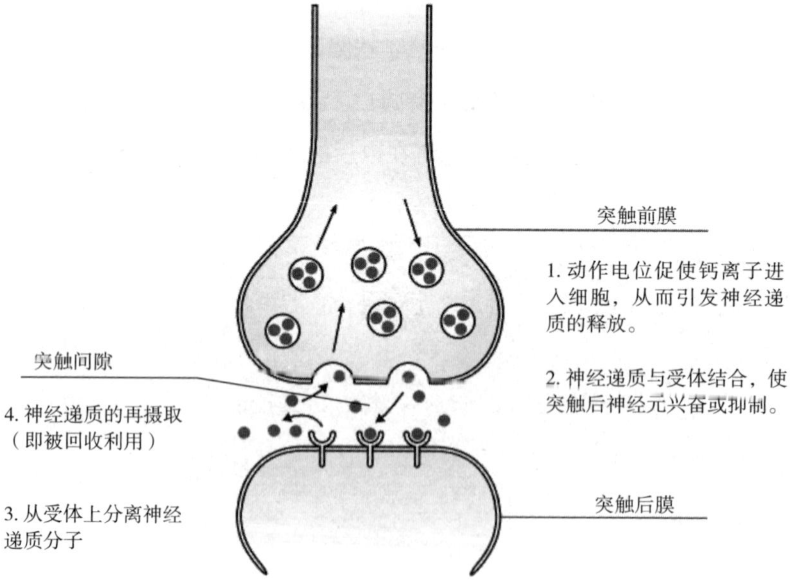

图 3.4　与神经递质的突触

在正常发育过程中，来自大脑不同部位的神经元被适当地引导到它们的目标树突上，与其他神经元形成正确的突触。因此，突触发生是神经系统中神经元之间突触的形成过程。突触的形成是一个持续的过程，贯穿于健康人的一生，但突触形成的爆炸发生是在大脑发育的早期，被称为旺盛的突触发生。在异常的神经发育中，错误的树突会与错误的神经元形成突触，导致错误的连线。在以后的生活中，这可能导致异常的信息传递，从而影响神经交流和神经元在某些条件下正常工作的能力。现在我们把注意力转向神经可塑性的概念。

（四）神经可塑性

突触可以在神经元的任何部分形成，而不仅仅是在树突上。在除树突外的任何部分形成的突触被称为不对称突触。一旦形成，突触便成为一个持续进行分子活动的动态区域，在许多方面，如果一个突触具有功能性，它就会不断地修改，分子的维护和改变不断发生，以响应不断变化的条件。例如，突触前膜和突触后膜的表面积可以增加，以容纳更多数量和类型的受体，从而促进信息交流。神经传递的增加可能导致突触后受体数量的增加，或者在某些情况下促使整个轴突发育。此外，如果大脑保持活跃状态，就能保存神经元，甚至可以形成新的神经元；但如果大脑不活跃，神经连接就会变得脆弱，可能会被“修剪掉”。

随着生命的发展，一些神经连接变得更强，一些神经连接变得更弱，大脑甚至可以形成新的神经连接。这正是我们通过练习新活动而不断进步的原因。换句话说，我们与外界重复互动的经历会转化为强化的神经互动或我们大脑中相关神经元之间的联系。例如，在学习了如何给药的一课之后，我们的大脑可能不会发生什么事情来保持这些知识的完整性。然而，随着我们继续刺激负责学习如何给药的神经通路，我们的神经元最终将达到一个临界阈值，神经元将发生物理变化。神经元之间的突触连接变得更加牢固，新的突触连接可以形成。

总而言之，神经元的树突不仅会萌发新的分支，还会在整个生命周期中生长并建立大量新的突触连接，必要时也可以移除、改变、修剪或破坏这些连接。

既然你已经阅读了神经可塑性的机制，请进行活动 3.5 来测试你的理解。

活动 3.5　批判性思维

在一个群体或个人中，找出精神病的典型发病年龄。

- 这段发病期与神经修剪有何关系?

参考提纲见本章末。

（五）化学神经传导

我们可以将神经传导定义为信号通过化学物质从一个神经细胞传到另一个神经细胞。化学神经传导构成了神经科学原理的基石，自古希腊文明以来，这一概念以各种形式存在。然而，直到 1877 年，德国生理学家杜布瓦雷蒙（Emil du Bois-Reymond，1818—1896）才提出，人体中可能存在电活性物质，负责神经传导（Lopez-Munoz and Alamo，2009）。我们现在称这些物质为神经递质。1904 年，托马斯・伦顿・艾略特（Thomas Renton Elliott，1877—1961）和他的导师约翰・纽波特・兰利（John Newport Langley，1852—1925）提出了神经传导现象的假设。

神经递质是人体用来将信息从一个神经元通过突触传递到下一个神经元的化学物质。它们是相对低分子量的胺，源自膳食中的氨基酸。我们在神经元的轴突终末发现神经递质，在那里它们刺激肌肉纤维或释放其他神经递质。为了将这些化学物质归类为神经递质，它们必须满足以下标准：

- 它们必须存在于神经元内；
- 它们必须在神经元受到刺激时被释放；
- 它们必须有相应的突触后受体存在。

神经递质根据其作用效果可分为兴奋性和抑制性两类。兴奋性神经递质是神经系统的“打开开关”，增加发送刺激神经元的信号的可能性。它们就像汽车的油门：当我们踩下油门时，它使汽车移动或移动得更快。换言之，兴奋性递质充当身体的天然兴奋剂，通常用于促进清醒，能量和活动。兴奋性神经递质的一个例子是谷氨酸或肾上腺素（表 3.3）。

表 3.3　经典神经递质及其突触后效应

神经递质	位置	功能突触后效应
乙酰胆碱	可在副交感神经系统、脊髓和皮层中发现	兴奋性
γ- 氨基丁酸	大部分的大脑和脊髓	抑制性
谷氨酸	大脑和脊髓	兴奋性
多巴胺	边缘神经系统和基底神经节	兴奋性或抑制性
5- 羟色胺	脑干和大脑的大部分	兴奋性或抑制性
肾上腺素	大脑神经元和肾上腺皮质	兴奋性
去甲肾上腺素	脊髓和边缘系统，交感神经系统的目标器官	兴奋性

抑制性神经递质是神经系统的“关闭开关”。它们降低了发送兴奋性信号的可能性。它们就像汽车的刹车：当我们踩下刹车时，它们使汽车减速或停止移动。换言之，抑制性神经递质作为身体的天然镇静剂，通常用于促进睡眠，促进平静和减少攻击性。主要的抑制性神经递质是 γ- 氨基丁酸（gamma-aminobutyric acid，GABA）（表 3.3）。

有人提出，人体中可能有数百到数千种神经递质，但只有大约 7 种与药理学直接相关，包括乙酰胆碱、5- 羟色胺、去甲肾上腺素、肾上腺素、多巴胺、谷氨酸和 GABA。这些神经递质有时被称为经典神经递质。从长远来看，我们可能会发现更多的神经递质。随着新药物的发现，更多的神经递质将变得具有重要的药理学意义。

六、经典的神经递质

如前所述，神经递质介导神经系统中神经元间的通信。尽管这些神经递质在许多性质上表现出显著差异，但它们都储存在轴突末端称为突触囊泡的小囊泡中。

在神经传递过程中，突触囊泡与细胞膜融合，并将它们的内容物（神经递质）释放到细胞外空间或突触间隙中。当突触前部或周围的**神经胶质细胞**再摄取或重吸收神经递质时，神经传递的作用结束了（图 3.4）。被称为转运蛋白的特殊蛋白质帮助重吸收过程，这些转运蛋白的密度和可用性决定了重吸收过程的速度。在某些情况下，神经递质可能被酶降解，而不是被突触前神经元重新吸收，这个过程我们称为分解代谢。

（一）乙酰胆碱

乙酰胆碱是第一个被识别的神经递质，广泛存在于多种生物物种（包括人类）的外周和中枢神经系统中。它是唯一用于躯体神经系统的运动部分的神经递质。在自主神经系统中，乙酰胆碱是神经节前交感神经元和副交感神经元的神经递质。它激活周围神经系统的肌肉，是自主神经系统中的主要神经递质。在大脑内部，乙酰胆碱作为一种神经调节剂，因此是一种改变其他大脑结构处理信息方式的化学物质，而不是一种用于从点到点传递信息的化学物质（神经递质）。此外，大脑含有几种乙酰胆碱（胆碱能）通路，每种通路都有特定的功能。它们在唤醒、注意力和动机方面发挥着重要作用。中枢神经系统中的 3 种乙酰胆碱通路：

- 中脑 - 脑桥胆碱能通路；
- 基底前脑胆碱能通路；
- 隔核胆碱能通路。

由于它在自主神经系统的肌肉激活以及大脑功能中的作用，许多重要的药物通过改变乙酰胆碱的传递来发挥作用。此外，许多来自植物、动物和细菌的毒液和毒素（如黑寡妇蜘蛛毒液、神经毒气）可以通过对神经肌肉连接处的影响，使肌肉失活或过度活跃，从而造成伤害。

乙酰胆碱受体有两种类型。首先是毒蕈碱受体，它们在整个大脑中分布广泛，尤其是在皮层、丘脑、海马体、中脑边缘系统和基底神经节。它们在认知和运动功能以及奖赏回路中起着重要作用。我们在 VTA 中发现的毒蕈碱受体调节伏隔核的多巴胺释放。另一种乙酰胆碱受体亚型是烟碱受体，我们在神经肌肉连接处的所有肌肉细胞中都发现了它。当乙酰胆碱与这些受体结合时，它们会调控钙通道，进而导致肌肉收缩。

（二）肾上腺素

肾上腺素，是一种兴奋性神经递质，也是一种对分解脂肪至关重要的激素。肾上腺素源于去甲肾上腺素化合物。作为一种神经递质，肾上腺素能调节注意力和精神集中。作为一种激素，它与去甲肾上腺素一起分泌，主要位于肾脏上方的肾上腺髓质中。肾上腺素分泌的增加可能发生因恐惧或愤怒而引起，并会导致心率增加和糖原分解为葡萄糖。我们通常将这种反应称为“战斗或逃跑”反应，它使身体为剧烈活动做好准备。这是一种进化适应，使身体能够对危险做出快速反应。当一个人遇到潜在的危险情况时，大脑中的下丘脑会向肾上腺发出信号，让肾上腺直接向血液中释放肾上腺素和其他激素。身体系统在几秒钟内对这些激素做出反应，使人几乎立即获得身体动力。力量和速度都增加，而身体对疼痛的感受能力则降低。我们通常将这种激素激增称为“肾上腺素激增”。

在医学上，肾上腺素被用作心脏骤停时的兴奋剂，休克时的血管收缩剂，支气管哮喘时的支气管扩张剂和抗痉挛药，以及抗过敏反应。通常，肾上腺素水平会因肾上腺疲劳而降低（慢性压力导致肾上腺分泌抑制）。因此，肾上腺素水平低时，症状表现为疲劳。肾上腺素水平低也会导致体重增加和注意力不集中。肾上腺素水平升高可能是导致不安、焦虑、睡眠问题或急性压力的因素之一。

（三）去甲肾上腺素

与肾上腺素一样，去甲肾上腺素是一种激素，也是一种兴奋性神经递质，对注意力和专注力很重要。去甲肾上腺素由多巴胺构成。中枢神经系统中的肾上腺素水平仅为去甲肾上腺素水平的 10% 左右。大脑在密集的脑细胞神经元中产生去甲肾上腺素，这些核中最重要的是脑桥中的蓝斑核。它们形成一种通往大脑皮层的兴奋性通路，称为**网状激活系统**（reticular activating system，RAS）。去甲肾上腺素通过结合多种不同亚型的受体发挥作用，这些受体控制着截然不同的生理功能。

作为一种神经递质，去甲肾上腺素通过刺激 α - 肾上腺素受体和 β - 肾上腺素受体（都是肾上腺素受体）在交感神经系统中发挥作用。刺激 α - 肾上腺素受体可导致虹膜放射状平滑肌、动脉、小动脉、静脉、膀胱和胃肠道括约肌血管收缩。对 β_1- 肾上腺素受体的刺激引起心脏收缩、心率、自动性和房室传导的增加，而对 β_2- 肾上腺素受体的刺激促进肝糖原的分解（肝糖原分解）和胰腺释放胰高血糖素，从而增加血浆葡萄糖浓度。

去甲肾上腺素主要作用于靠近脊髓或腹部的交感神经系统。肾上腺将去甲肾上腺素直接释放到血液中。无论释放的方式和位置如何，去甲肾上腺素都是通过结合并激活位于细胞表面的去甲肾上腺素受体而作用于靶细胞。当一个人清醒时，去甲肾上腺素能系统最活跃，这对集中注意力很重要。去甲肾上腺素活动的增加似乎是焦虑的一个原因。此外，在压力的情况下，大脑的去甲肾上腺素周转增加。

有趣的是，苯二氮䓬类药物，这是主要的抗焦虑药物，减少去甲肾上腺素神经元的放电。这可以部分解释为什么苯二氮䓬类药物会诱发睡眠。去甲肾上腺素通过两个过程迅速从突触间隙中清除：再摄取和代谢。突触中的去甲肾上腺素转运蛋白促进去甲肾上腺素运输回突触前轴突末端（再摄取）。然后，单胺氧化酶（monoamine oxidase，MAO）促进剩余去甲肾上腺素的代谢。

（四）多巴胺

多巴胺是一种神经递质，其性质（兴奋性或抑制性）取决于它所结合的多巴胺受体类型。多巴胺 D_2 型倾向于表现出抑制作用，而 D_1 型则促进兴奋作用（Keeler et al.，2016）。它是由膳食来源的氨基酸酪氨酸形成的。它也是去甲肾上腺素和肾上腺素的前体，三者都是儿茶酚胺化合物，是一类氨基酸转化而来的。多巴胺有许多功能，在快乐 / 奖赏通路中扮演着重要角色，影响成瘾刺激、记忆和运动控制。在这方面，多巴胺作为一种兴奋性神经递质。与去甲肾上腺素和肾上腺素一样，它被储存在轴突末端的囊泡中。多巴胺在心血管、肾脏、激素和中枢神经系统中起着重要作用。多巴胺能神经元的树突延伸到大脑的各个区域，通过刺激肾上腺素（肾上腺素能）和多巴胺（多巴胺能）受体控制不同的功能。大脑中主要的多巴胺回路包括中脑 - 边缘通路、中脑 - 皮质通路、黑质 - 纹状体通路和结节 - 漏斗通路（见第 8 章）。低多巴胺水平的常见症状是运动控制丧失、成瘾、渴望、强迫和满足感丧失。当多巴胺水平增加时，症状可能表现为焦虑、多动或精神病。使用后，多巴胺转运蛋白迅速将多巴胺从突触移回突触前轴突末端，在那里整合回囊泡以供重复使用。在某些情况下，MAO 促进多巴胺的分解或分解代谢。

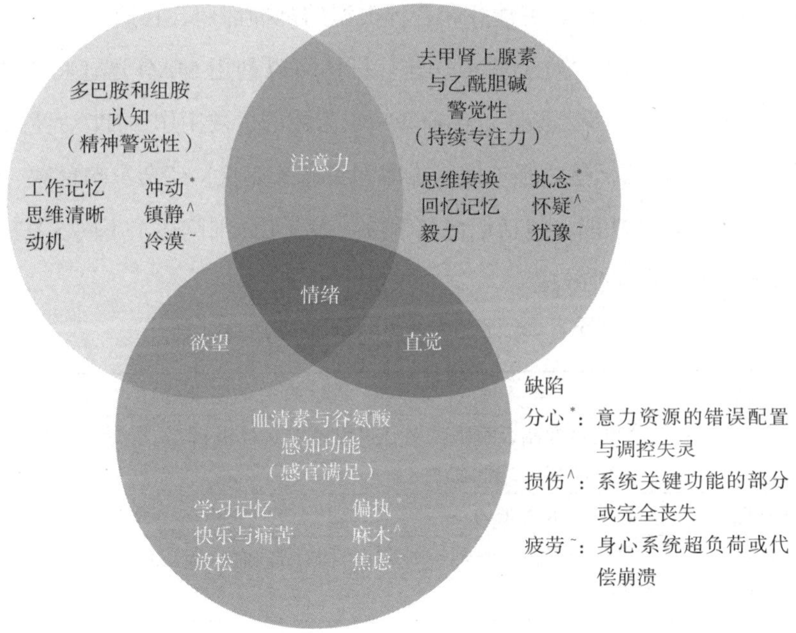

图 3.5　经典神经递质及功能

（五）5- 羟色胺

5- 羟色胺（5-hydroxytryptamine，5-HT），或称为血清素，是一种单胺类神经递质，由色氨酸转化生成，是一种主要存在于胃肠道、血小板和中枢神经系统的化合物。人体中约 80% 的 5-HT 存在于肠道，其主要作用是调节肠道运动。其余的则是在中枢神经系统的 5-HT 神经元中产生的，中缝核的神经元是大脑中 5-HT 释放的主要来源。因为 5-HT 不能穿过血脑屏障，所以大脑只能使用自己体内产生的 5-HT。5-HT 的功能根据其受体类型的不同而呈现多样性，既能作为兴奋性神经递质，也能作为抑制性神经递质。它的靶点是包括调节情绪、食欲和睡眠在内的各种功能。5-HT 还具有一些认知功能，包括记忆和学习。调节突触中 5-HT 的水平是多种抗抑郁药物疗效的主要机制之一。

5-HT 的作用通过将其从突触运送回突触前神经元而中止。5-HT 再摄取转运蛋白是一种单胺转运蛋白，在这方面起着重要作用。多种生化物质可抑制 5-HT 再摄取。这些化合物包括右美沙芬和各种类型的抗抑郁药，在第 5 章对此作全面的介绍。像多巴胺和去甲肾上腺素一样，机体可以利用 MAO 迅速将 5-HT 降解为其代谢物（5- 羟基吲哚乙酸）。5- 羟基吲哚乙酸的量被用作 5-HT 活性的指标。5-HT 失调会引起情绪低落、强迫症、焦虑和头痛等症状，还会影响食欲、睡眠、肌肉收缩和一些认知功能，包括记忆和学习。表 3.4 详细阐述了不同 5-HT 受体亚型如何影响 5-HT 的毒性效应。

表 3.4　5-HT 受体的部分亚型及其功能

5-HT 受体	与 5-HT 毒性有关的主要作用
5-HT_{1A}	神经元抑制，睡眠调节，进食调节，体温调节，与焦虑相关的多动，与抑郁相关的低动
5-HT_{1D}	运动，肌肉张力
5-HT_{2A}	神经元兴奋，学习，外周血管收缩，血小板聚集
5-HT_{2B}	胃收缩
5-H_{T3}	恶心、呕吐、焦虑
5-H_{T4}	肠胃蠕动

（六）谷氨酸

谷氨酸是人类神经系统中最丰富的兴奋性神经递质，对记忆和学习至关重要。

兴奋性神经递质可增加信号接收神经元的活性，在控制大脑功能方面发挥重要作用。谷氨酸由谷氨酰胺转化生成，谷氨酰胺是一种丰富的非必需氨基酸，存在于鱼类、蛋类和乳制品中。大约 70% 的快速兴奋性中枢神经系统的突触使用谷氨酸作为神经递质。大量摄入谷氨酸可导致细胞死亡，具有神经毒性。谷氨酸对细胞的影响部分是通过与至少四种神经受体结合：红藻氨酸受体（Kainate receptor，KAR）、α-氨基-羟基-5-甲基-4-异恶唑丙酸受体（α-amino-3-hydroxy-5-methyl-4-isox-azolepropionic acid receptor，AMPAR）、N-甲基-D-天冬氨酸受体（N-methyl-D-aspartate receptor，NMDAR）和代谢型谷氨酸受体（metabotropic glutamate receptor，mGluR）。其中，NMDAR 在控制大脑适应环境和遗传影响的能力方面发挥着特别重要的作用，对学习和记忆至关重要。NMDARs 已被广泛研究，特别是当发现它们在突触可塑性中发挥重要作用时。这些受体类型在癫痫的起源中也起着重要作用。据信，这是通过“点燃”过程发生的，即边缘系统中 NMDAR 的亚阈值电刺激反复导致自发性发作活动。当人对刺激做出全身抽搐反应时，这标志着永久性癫痫病情的发展。

因此，NMDAR 的激活及其功能水平在癫痫发病中至关重要。选择性 NMDAR 拮抗剂可延缓疾病发展，并在较高浓度下具有抗惊厥作用。AMPAR 负责中枢神经系统内的快速兴奋性传输，所以 AMPAR 拮抗剂本质上是抗惊厥的。

谷氨酸也能激活 mGluR，其中目前已确定有 8 个亚型。mGluR 的激活涉及多种中枢神经系统功能，包括不同形式的突触可塑性、兴奋毒性和其他神经递质的释放。

总的来说，谷氨酸活性急剧增加的事件或过程通常会增加神经元的兴奋程度，在极端情况下，如在缺血、创伤、缺氧、**低血糖（hypoglycemia）**和肝性脑病等条件下，可能诱发神经元死亡。在许多神经退行性疾病中，如亨廷顿病、帕金森病、阿尔茨海默病、血管性痴呆、抽动秽语综合征和科尔萨科夫综合征，较轻微但慢性的谷氨酸系统功能障碍可能发挥重要作用。**兴奋性氨基酸转运蛋白（excitatory amino acid transporter，EAAT）和囊泡状谷氨酸转运蛋白（vesicular glutamate transporter，VGLUT）**促进了几种负责从突触中清除谷氨酸的再摄取机制。我们发现这些转运蛋白家族蛋白（EAAT 和 VGLUT）要么在突触前轴突终末，要么在周围的胶质细胞上。这些载体的功能和/或表达的变化与一系列精神和神经疾病有关。例如，EAATs 的改变与脑卒中、癫痫、阿尔茨海默病、艾滋病相关痴呆综合征、亨廷顿病、**肌萎缩侧索硬化**（amyotrophic lateral sclerosis，ALS）和恶性胶质瘤有关，而 VGLUT 的改变则与精神分裂症有关。请转到活动 3.6，测试你对本节内容的理解。

活动 3.6　反思

列举具有兴奋性和抑制性的经典神经递质。

参考提纲见本章末。

γ-氨基丁酸

γ-氨基丁酸（GABA）是大脑中主要的抑制性神经递质，在所有突触中占 30% 至 40%。GABA 在大脑中的浓度是肾上腺素、去甲肾上腺素、多巴胺、5-HT 或乙酰胆碱等神经递质的 200~1000 倍。本质上，GABA 是由突触前神经元的氨基酸——谷氨酸（谷氨酸盐）转化生成的。突触囊泡储存神经递质，直到其在抑制性神经传递期间释放到突触间隙。

GABA 有助于诱导放松和睡眠，并通过抑制脑内多巴胺的释放来平衡大脑。神经元的过度兴奋，有助于运动控制、视觉和许多其他皮质功能。GABA 是几种调节焦虑的神经递质之一，一些增加大脑中 GABA 水平的药物被用来治疗癫痫，并缓解亨廷顿氏舞蹈症患者的颤抖。

GABA 还能刺激垂体前叶，引起人体生长激素水平升高，生长激素对肌肉生成有重要作用并能防止脂肪细胞的生成。突触前 GABA 转运体或再摄取泵终止突触作用，GABA 转氨酶通过将 GABA 分解为无活性物质——琥珀酸半醛。为了充分理解神经递质的作用，我们现在需要把注意力转向神经递质与受体和离子通道的联系。

七、受体和离子通道

神经递质释放到突触间隙后，向突触后膜扩散，突触后膜有由特定蛋白质或氨基酸链组成的受体位点。受体具有特定的分子结构，这决定了哪种物质（神经递质）可以暂时与它们结合。当神经递质与突触后受体结合时，会改变突触后膜对离子的通透性。离子是带有负电荷或正电荷的原子或分子，它们可以通过离子通道进出细胞。离子通道的主要功能是允许离子穿过细胞膜（图 3.6）。门控是指这些离子通道的打开或关闭。正是离子通过离子通道进出细胞的运动产生了细胞间通信所必需的电信号。

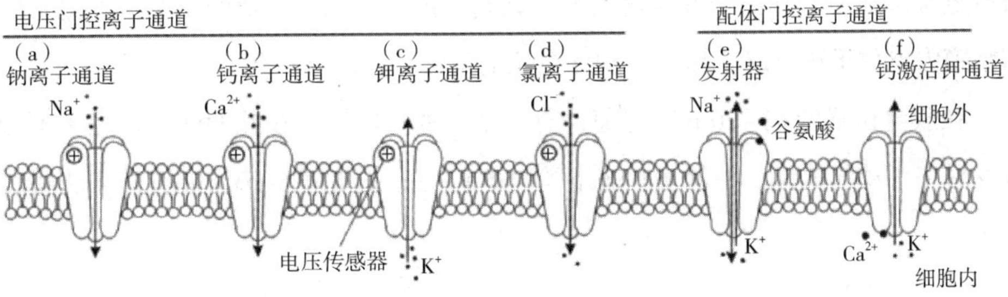

图 3.6　电压门控离子通道（电压门控离子通道的例子包括钠、钙、钾和氯离子通道）

离子通道主要有两大类：电压门控离子通道和配体门控离子通道，我们接下来将讨论这两类离子通道（图 3.6）。我们将首先讨论电压门控离子通道，因为它们参与动作电位的产生。

（一）电压门控离子通道、动作电位和神经传递

电压门控离子通道的例子有钠离子、钾离子、氯离子、钙离子和镁离子，这些都与经典的神经传递有关。电压门控离子通道是一类跨越细胞膜（跨膜）的通道。我们在轴突和突触上发现这些神经元，它们在神经冲动（动作电位）的产生和传

播中起着基本的作用。细胞膜内外的电荷差异产生的电动势，驱动离子进出细胞。

当细胞处于未受刺激状态时，细胞外的钠离子浓度高于细胞内。同时，细胞内钾离子的浓度高于细胞外。我们称这种非刺激状态为细胞的静息电位，其电压约为 –70 mV。当神经元细胞处于静息电位时，即处于极化状态，其离子通道关闭（图 3.6）。当我们刺激神经元时，细胞状态改变。

神经元受到超过阈值的刺激后，钠通道会开启，允许带正电荷的钠离子会涌入神经元内部，细胞内正电荷迅速增加，电位急剧上升，形成动作电位的上升支，即去极化。当膜内侧的正电位增大到钠离子的平衡电位时，钠离子停止内流，并且钠通道失活关闭。在钠离子内流过程中，钾通道被激活而开放，钾离子顺着浓度梯度从细胞内流向细胞外，当钠离子内流速度和钾离子外流速度平衡时，产生峰值电位。随后，钾离子外流速度大于钠离子内流速度，大量的正电荷外流导致细胞膜内电位迅速下降，形成了动作电位的下降支，即复极化。

在膜电位稳定在 –70 mV 之前，有一个小的不应期。在此期间，神经元不能激发另一个动作电位。在静息状态下（–70 mV），过量的钠离子和钾离子将慢慢

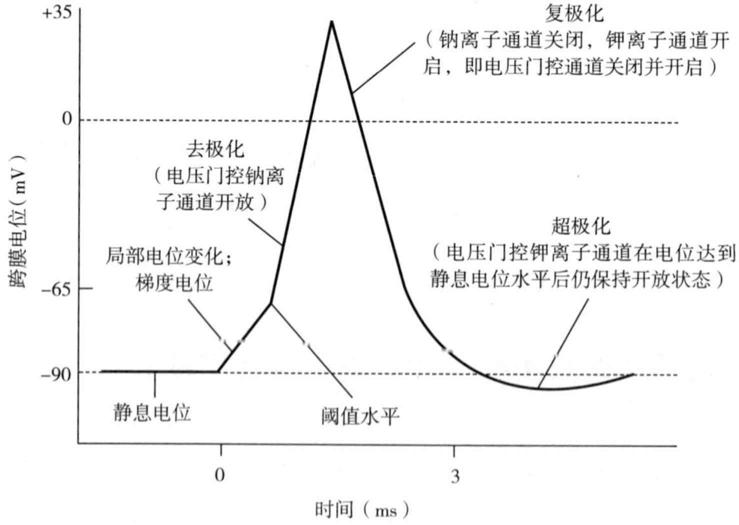

图 3.7　神经元动作电位的产生

地从细胞膜上扩散出去，神经元准备激活另一个动作电位。一旦产生，动作电位会迅速沿着轴突像波浪一样传播，直至到达轴突末端，在那里开始化学神经传递。

当电信号或动作电位到达轴突末端时，会引起细胞膜通透性改变，使得钙离子进入轴突末端。钙离子进入轴突末端导致神经递质囊泡迁移到细胞膜并融合。这就让原始电信号通过神经递质转化为化学信息。突触中释放的神经递质数量取决于有多少钙离子进入轴突末端。对神经元更强烈的刺激会使更多的钙离子进入，从而释放更多的神经递质。神经递质随后到达突触后神经元，在那里与受体结合并启动下一个动作电位。

（二）配体门控离子通道、动作电位和神经传递

配体门控离子通道位于突触后膜受体，当神经递质与受体的结合时，会触发这些离子通道的打开或关闭。从而将突触前的化学信息转化为突触后的动作电位（电信号）。与电压门控离子通道通过电压差异启动相反，在配体门控离子通道是由神经递质与受体的结合作用激活的。配体门控受体的包括 GABA，5-HT_3，烟碱乙酰胆碱以及一些谷氨酸受体家族。由于这些配体门控离子通道也是受体，我们有时称它们为嗜离子受体或离子通道连接受体。一些药物和蛋白质可以使离子通道最大化开放，从而实现最强的突触后信号转导。相比之下，其他化学物质或药物会延缓离子通道开放，甚至使其保持关闭或不活跃状态。现在你已经阅读了这一节，通过练习 3.7 来测试你的理解。

活动 3.7　循证实践与研究

分组或单独研究因一种兴奋性神经递质缺乏引起的精神疾病。针对每种疾病，列出与之相关的神经递质。

参考提纲见本章末。

本章小结

与普遍的看法相反，大脑不仅仅是一个器官。它是我们身体中最复杂的结构；尽管由于新技术的发展，我们对大脑的了解有所增加，但对于这个重要的结构，我们仍有很多不了解的地方。目前，我们知道大脑分为两个半球，分为额叶、顶叶、枕叶和颞叶。此外，大脑有两层，即灰质和白质。

神经元是大脑的基本细胞，它们有许多不同的形状和大小。它们参与细胞间的交流，但有时细胞间的交流也会出错。这种错误交流的部分原因是在产前发育水平的神经迁移期间，错误类型的神经元建立了错误的连接。神经沟通不畅可导致神经发育状况或精神症状。

神经交流是由突触中被称为神经递质的化学物质辅助的。人体内可能有数千种不同类型的这些物质，但目前只有7种具有药理意义：乙酰胆碱、GABA、谷氨酸、多巴胺、5-HT、肾上腺素和去甲肾上腺素。大多数用于治疗精神健康问题的药物都对这些神经递质起作用。

参考提纲

活动 3.1　批判性思维

如果脑干停止产生电信号，则可能宣布此人临床死亡。因为脑干负责将神经冲动传递给身体的其他部位。其中，脑干的延髓部分特别重要，它负责维持包括血流压力、心率和呼吸等在内的基本生命功能。如果这些基本生命功能的维持中断，那么这个人就可能被宣布为临床死亡。

活动 3.2　批判性思维

下丘脑功能障碍的一些原因包括厌食症、出血、贪食症、遗传疾病、肿瘤、头部创伤、感染和炎症、营养不良、辐射和铁过量。

活动 3.3　研究

大脑皮层分为半球，半球又分为脑叶：

- 额叶：高级功能，批判性思维，包括注意力、计划、语言和运动在内的功能。
- 顶叶：处理感觉信息。
- 枕叶：视觉。
- 颞叶：声音和语言。

活动 3.4　循证实践与研究

与大脑不同区域功能障碍相关的疾病有：

- 大脑皮层：抑郁症、亨廷顿氏病、躁狂症等；
- 杏仁核：抑郁；
- 海马体：阿尔茨海默病、躁狂症；
- 脑桥：睡眠障碍；
- 黑质：帕金森病。

活动 3.5　批判性思维

大多数精神病，尤其是精神分裂症，都始于青少年晚期和成年早期。这与更高的神经修剪率相吻合，即在大脑的各种突触上建立新的连接。

活动 3.6　反思

- 兴奋性：谷氨酸、多巴胺、5-HT、肾上腺素、去甲肾上腺素、乙酰胆碱。

- 抑制性：多巴胺，GABA，5-HT。

活动 3.7　循证实践与研究

- 多巴胺：抑郁 / 精神病。
- 肾上腺素：抑郁。
- 5-HT：抑郁 / 人格障碍 / 攻击性。
- 谷氨酸：精神病。

拓展阅读

Gibb，B.（2012）*The Rough Guide to the Brain*. New York：Rough Guides.

这本书以通俗易懂的方式介绍了大脑的进化过程和工作原理。

第 4 章
药理学原理和药物相互作用

译者：王海梅

章节目标

通过本章学习，你将能够：

1. 了解药物的研发过程；
2. 了解药理学的基本原理及其与药物管理的关系；
3. 了解药效学和药代动力学的基本原理及其与药物管理的关系；
4. 描述医学相互作用和遗传变异的作用。

一、引言

现代临床精神药理学起源于抗生素的发现。第二次世界大战为青霉素的研发和大规模生产提供了动力和资金支持。20 世纪 50 年代末，人们对人体代谢神经递质机制的理解迅速加深，这一进展得益于在实验室分离特定神经递质受体的技术突破。这些进展使我们能够研究受体的结构与活性之间的关系，从而为 20 世纪 70 至 80 年代的现代临床精神药理学的下一阶段做好准备。在这一时期，科学家们整合了 20 世纪 50 年代和 60 年代积累的理论和技术，成功设计出新的分子。这些发展促使了第一代和第二代抗精神病药物和抗抑郁药的产生。

当前，亟需通过全新作用机制开发真正创新的中枢神经系统药物，以期在中枢神经系统疾病的治疗上取得突破性的进展。目前，人类基因组计划和精神健康问题的分子神经生物学研究，为我们带来了前所未有的希望。然而，在向前推进的过程中，仍有若干问题亟待解决。其中一个关键问题是，人类基因组计划为我们提供了大量潜在的新靶点用于药物研发，但现有信息不足以判断哪些靶点最具研发价值。其次，"重磅炸弹"药物开发模式（即一种药物治疗大部分人群）可能不再可行。造成目前这种局面的主要原因，其实就是随着对精神疾病分子生物学认知的提升，目前看似单一的综合征（如重度抑郁症或精神分裂症）可能被细分为多种独立疾病——这种情况已在肿瘤学领域发生。

本章将首先探讨药物发现与上市许可流程，继而分析药物相互作用的核心原理，最后在讨论种族差异的重要性之前，阐释肝酶在药物相互作用中的关键角色。

二、药物研发过程

每年仅有约二十种新药获批上市。在每 10000 种潜在药物中，监管机构只批准一种药物（图 4.1）。在英国，从一个化合物的研发到药品上市，一般需要 12~15 年的时间，耗资约 11.5 亿英镑。值得注意的是，候选药物的失败往往发生在临床试验后期阶段，此时已投入大量资金。总体而言，虽然研发一种新药的成功概率低，但获得成功的回报却不成比例地高。

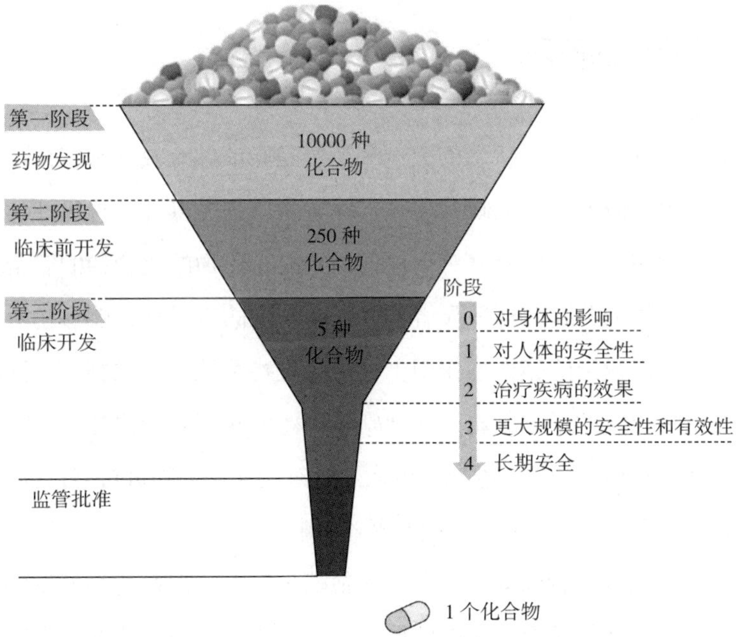

图 4.1　药物发现和开发的阶段（改编自《你的基因组》，2016 年）

药物需通过与人体内的疾病靶点相互作用，以特定方式干预疾病进程。这就好比一把锁和一把钥匙，锁是疾病靶点，钥匙是药物。要治疗疾病，必须找到正确的钥匙来打开锁。

药物研发通常始于对疾病致病机制的研究。只有更好地了解疾病的发展过程和致病机制，我们才能确定新的治疗靶点。这些新靶点可能是对疾病过程起作用的基因或蛋白质，而新疗法可以对其进行干预（如阻断重要的受体）。了解基因及其相关蛋白质有助于确定疾病的病因，并为治疗疾病的“中心”量身定制药物，从而开发出更多有效且副作用小（即治疗指数高）的特效药。

一旦研究人员锁定了潜在的治疗靶点，他们就会开始寻找能够作用于该靶点的分子或化合物。回顾过去，研究人员常从植物、真菌或海洋动物中发掘天然化合物，为候选药物提供原材料。然而，如今越来越多的科学家开始借助遗传学和蛋白质学研究的成果，利用计算机设计全新的分子。一旦这些分子或化合物被成功识别，它们就会进入临床前开发阶段。

药物开发的临床前阶段

确定先导化合物后，紧接着的关键环节便是验证其有效性和安全性。这一开发流程中，药理学研究不可或缺，它深入探索化合物的毒性、致癌性、致突变性以及生殖发育影响等。这些研究对于评估作为潜在药物的化合物的安全性和有效性至关重要。理想的药物应药效显著，并具备高度的特异性，能够针对性地发挥作用。换言之，它应当能够强烈作用于特定的生物系统（如大脑），同时尽可能减少对其他生物通路的影响，从而降低副作用。但我们必须清楚，没有药物能够完美地兼具有效性和安全性。因此，可能需要对先导化合物进行多次优化和改良，以期最终能研发出可供临床试验的潜在候选药物。

尽管制药公司逐渐青睐体外实验以评估药理反应，但在药物开发的某些关键环节，动物体内试验仍是探究药物效果的必要手段。体外实验即在生物体外进行实验，常被称为“试管实验”，而体内实验则指在完整活生物体（通常为动物，包括人类）上进行的实验。在动物实验中，小鼠和大鼠常被选为实验动物。

利用动物进行药理学和毒理学研究，为药物开发提供了宝贵信息。然而，许多潜在药物在Ⅰ期和Ⅱ期临床试验中失败，因为动物模型在模拟人体系统和功能上存在局限。

三、临床试验中的伦理考虑

在确定了候选化合物有潜力成为一种药物后，它已经准备好在人类身上进行临床试验。那么，什么是临床试验呢？根据国际协调会议（International Conference on Harmonisation，ICH，1994），临床试验或研究的定义如下：任何旨在发现或验证研究产品的临床、药理学和 / 或其他药效学效应，和 / 或确定对试验产品的任何不良反应，和 / 或研究产品的吸收、分布、代谢和排泄。其目的是确定其安全性和 / 或有效性。

在药物进行临床试验之前，我们必须考虑伦理和法规方面的限制。临床试验必须符合《2004 年人用药品（临床试验）条例》（The Medicines for Human Use [Clinical Trials] Regulations 2004）和世界医学协会的《日内瓦宣言》。此外，还有至少 7 项伦理要求，如下所示。

• 临床合理性：我们应该将临床试验的理由建立在将导致改善健康或促进科学知识进步的科学研究之上。换言之，该研究必须具有社会价值。

• 科学有效性：该临床试验应具备科学上的有效性。因此，科学家应当进行有逻辑、有条理的研究，设定明确的目标，并得出可以经过统计学验证的结果。

• 公平的受试者选择：研究者在进行研究时，应基于科学目标进行受试者选择，而非基于受试者是否享有特权或处于弱势地位，或出于方便。

• 知情同意：研究人员必须向受试者详细解释临床试验的目的、方法、潜在风险以及可能带来的益处。他们还应说明是否有其他替代方案可供选择，并且不应强迫受试者参与临床试验。相反，参与者应出于自愿加入，并有权在任何时候无压力、无惩罚地退出试验。对于无法理解试验要求和影响的未成年人或无法自主决策的人，研究人员必须从其代表（如父母或监护人）那里获得代理决定。

• 有利的风险 - 效益比：研究人员应仔细权衡风险 - 效益比，并尽量确保临床试验的受试者面临的风险最小化，同时利益最大化。研究人员应根据临床前阶段收集到的经过验证的科学数据来评估风险效益比。如果对风险 - 效益比存在疑问，研究人员不应进行临床试验。

• 独立审查：应实施独立审查机制，以确保有一个独立的第三方对临床试验进行评估，从而解决可能存在的利益冲突问题。独立审查机构的成员可能包括临床医生、科学家、律师、宗教领袖以及非专业人士。

• 尊重人类受试者：研究人员应采取必要的措施保护参与者的权益，并密切关注试验的进展情况。同时，他们应不带偏见地向受试者传达试验的最新进展，包括潜在的风险和利益。

除伦理准则外，世界医学协会还发表了《赫尔辛基宣言》，阐述了对涉及人类的研究的限制。签署了该宣言的国家都必须遵守这些伦理原则。接下来，我们需要把目光转向临床试验。

（一）Ⅰ期临床试验

在英国，英国药品和保健品监管局（Medicines and Healthcare products Regulatory Agency，MHRA）会在任何人体测试前审批是否能进行临床试验。研究人员需要提交一份临床试验申请，然后由科学专家进行审查，确定是否进行了足够的初步研究，从而批准进行人体测试。

获得进行临床试验的许可后，首个阶段被称为 0 期或微量给药阶段。在这个阶段，研究人员会给少数健康参与者（通常是 10~15 人）服用候选药物的亚治疗剂量，这些剂量通常是预期治疗剂量的百分之一。0 期临床试验的目的是收集关于药物的药效学和药代动力学的初步信息，了解药物在体内的吸收、分布、代谢和排泄情况，以及药物在体内的相互作用，验证这些作用是否符合预测。

完成微给药阶段后，紧接着是进行安全筛选，这一阶段被称为 I 期临床试验。通过对一小群健康的个体（通常是 20~80 人）进行测试，确定药物的安全剂量范围，并识别可能出现的副作用。这些副作用可能是微妙或长期的，也可能只存在于某一亚群体中。如前所述，I 期临床试验通常只招募健康的志愿者参与，但在某些情况下，经过充分评估风险 - 效益比后，也可以考虑将患危重症或晚期疾病的患者纳入试验。如果 I 期临床试验成功，那么下一阶段就是确定该药物的疗效，这通常是通过与安慰剂进行对比来实现的。

（二）II 期临床试验

Ⅱ期临床试验研究了该潜在药物对患有该药物目标治疗疾病的志愿者的疗效。这一阶段通常使用尽可能少的患者（通常是 100~500 人），避免志愿者不必要地暴露在一种潜在的有害物质中。Ⅱ期临床试验研究的其他目的是确定最有效的剂量和给药方法（如口服或静脉注射），以及适当的给药间隔，并再次确认产品的安全性。大多数临床试验失败的药物在Ⅱ期临床试验，因为该药物可能无效，存在安全问题或者存在无法忍受的副作用。在获得许可证前的最后一个阶段是确认该药物的安全性和有效性。

（三）III 期临床试验

在Ⅱ期临床试验取得成功后，研究人员需要在多个国际地点对更多的人群（通常是 1000~5000 人）进行测试。Ⅲ期临床试验的目的是在更大的人群中再次确认Ⅱ期临床试验的发现，并确定最佳给药方案。制药公司还需要提供足够的安全性和有效性信息，证明该药物的总体风险 - 效益比，以便向监管当局申请许可。尽管进行了严格的测试，但大约有 10% 的药物会在Ⅲ期临床试验失败。如果该药物通过Ⅲ期临床试验，就可以获得批准和上市许可。

（四）市场营销

世界各地的药品开发和上市许可的过程是相似的。在大多数国家，制药公司向国家监管当局提交了在Ⅲ临床试验取得成功的药物的上市许可申请。在英国，监管机构是英国药品和保健品监管局（Medicines and Healthcare Products Regulatory Agency，MHRA），而在美国，它则是美国食品和药物管理局（Food and Drug Administration，FDA）。然而，在欧洲，制药公司会选择向欧洲药品管理局（European Medicines Agency，EMA）进行集中申请，以获得整个欧洲的营销许可，可避免在单个国家进行多个申请。提交的文件包含了在测试期间获得的临床前和临床信息。这些信息包括药物的化学成分和制造过程、化合物的药理学和毒性、人体药代动力学、临床试验的结果和拟议的标签。

获批上市许可并不是这个过程的结束。在英格兰和威尔士，制药公司需要的不仅仅是上市许可，大多数患者才能通过英国国家医疗服务体系（NHS）获得药品。他们还需要NICE推荐该药品并通过NHS提供。NICE根据药物治疗的成本和收益作出决定，以确定NHS是否能负担得起该成本效益。

（五）Ⅳ期临床试验

临床试验也可能继续进行，因为监管机构可能会坚持要求进行第四阶段试验，以进行上市后的安全监测（药物警戒）或者公司可能为了针对不同的市场进行更多的试验。例如，他们可能在有复杂医疗问题的患者或不太可能参与早期试验的孕妇中进行第四阶段试验，以确保试验药物不与其他药物相互作用。在第四阶段，我们通常会观察药物的长期效果。即使在成千上万的人身上测试了新药，我们可能在一段时间内不知道这种治疗的全部效果，仍然有问题需要探究。例如，是否有尚未观察到的罕见副作用，或者只有在患者服用药物很长时间后才会出现的副作用？这些类型的问题可能需要很多年的时间来回答，而Ⅳ期临床试验可以回答这些问题。我们现在可以将注意力转向药物作用的一般原则。

四、药物作用的一般原则

“药物作用原则”是指从药物使用过程中收集到的一般原则。药物作用于许多不同的靶标，并且以多种方式发挥作用，但它们不会刺激新的反应；它们只会改变现有的生理活动。要了解药物的作用，重要的是要了解用药前的生理活动（疾病状态）和服药后的生理活动（治疗反应）。例如，在抑郁症中，治疗后突触间隙中的 5-HT 的浓度高于抗抑郁药物治疗前。

药物通过多种方式与身体相互作用。通常，药物与我们称为受体的特定位点形成化学键。药物与这些特殊位点的结合是在 19 世纪晚期由科学家提出的，这为药物作用的受体位点假说提供了基础。根据这些早期的想法，如果药物要显示出一种效果，它必须首先与细胞表面或细胞内细胞器表面的一个特定的“靶分子”或受体结合。

人们很快认识到，药物与受体位点的相互作用需要“正确的”化学结构（图 4.2）。我们把与受体结合并刺激反应的药物称为激动剂，而拮抗剂是那些结合但不产生反应的药物。我们将与药物结合的受体的比例称为受体占用率。受体占用率与药理反应之间的关系通常是非线性的（图 4.3），它构成了药效学的基础。

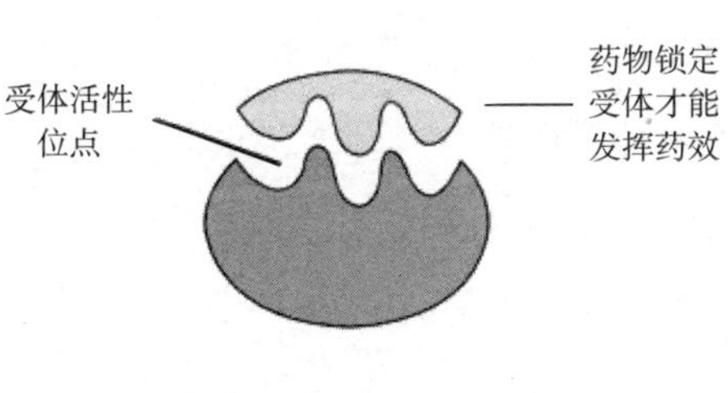

图 4.2　受体活性位点示意图——药物以类似于锁和钥匙的方式适合或锁定于受体上，形成一个临时键

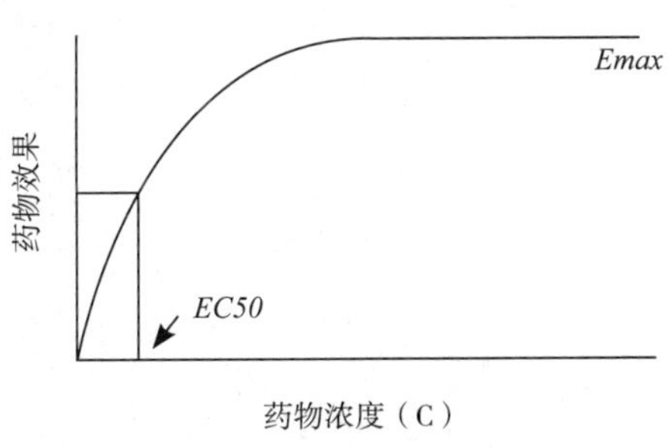

图 4.3　药物剂量 - 反应曲线。药物浓度（*x* 轴）与药物效果（*y* 轴）之间的关系；*Emax* 表示可能存在的最高药物疗效；*EC50* 指半数效应浓度

简单地说，药效学研究的是药物对身体的作用。它是研究药物在哪里以及如何产生作用，包括药物对从分子到生物体的生物系统的作用。药物的影响因人而异，这种差异部分源于药物的剂量和时间。不同剂量的药物会导致不同的身体组织中的浓度不同，产生一系列治疗效果或不良反应。疾病、年龄和遗传变异等多个因素都可能会影响药物对身体的作用（药效学反应）。此外，诸如温度、pH 值、循环离子和蛋白质浓度、内源性信号分子的水平以及其他药物的共同给药等因素也可能改变药物的药效学反应。药物之间可能通过相互作用产生特定效应，接下来我们将探讨这个问题。

五、药物相互作用的一般原则

案例研究：杰米（Jamie）

36 岁的杰米患有抑郁症，每晚服用 200 mg 的阿米替林。他同时吸食海洛因，并一直努力戒断。此次入院是为了接受脱毒治疗，初始处方的美沙酮剂量为 60 mg。然而，在入院大约一天后的清晨，杰米被发现死亡。尸检报告显示，杰米死于室性心动过速，这很可能与美沙酮的剂量高于正常起始剂量有关。更值得注意的是，尸检报告还指出，美沙酮和阿米替林之间的相互作用可能在引发室性心动过速中起到了关键作用。

药物相互作用可以被定义为一种药物对另一种药物作用的改变。这种改变可能是积极的，也可能是消极的，就像杰米的情况一样；也可能是没有明显影响的。

换言之，药物相互作用指的是一种药物的药效或毒性因为事先或同时服用另一种药物而发生的变化。当食物、饮料或其他环境化学物质影响一种药物的作用时，同样会发生药物相互作用。

人们对药物相互作用的认知已经有 100 多年的历史。由于可供选择的复杂治疗方案越来越多，现在发生药物相互作用的可能性变得非常大，这已经成为发生药物不良反应（adverse drug reaction，ADR）和治疗失败的一个重要原因。多重用药是导致药物相互作用的一个重要原因。多重用药意味着一个人因为不同的疾病而需要服用不同的药物。然而，这种多种药物联合治疗的方式增加了人们无意中发生不良反应或医源性损伤的风险。但值得注意的是，这种并发症是可以预防的。服用多种药物的患者和老年人由于药物相互作用而产生不良反应的风险最高，他们可能因此需要住院治疗。然而，患者通常不会报告太多的药物相互作用情况。此外，由于不良相互作用，目前临床上使用的大多数药物只对 25%~60% 的患者有效。正如我们在之前的案例研究中看到的那样，与药物相互作用相关的不良反应代价高昂，并可能导致严重疾病甚至死亡。准确估计药物相互作用的发生率极为困难。早期的一篇综述报告指出，住院患者中的药物相互作用发生率波动在 0~2.8% 之间（Jankel and Fitterman，1993）。另一项前瞻性研究报告显示，住院病例中 6.5% 由 ADR 引发，17% 由药物相互作用导致（Pirmohamed et al.，2004）。一项涉及 29 项研究的系统综述称，最常涉及相互作用的药物是抗癫痫药、抗抑郁药、皮质类固醇和非阿片类镇痛药。药物相互作用的常见临床指征包括镇静、呼吸抑制、5- 羟色胺综合征、神经阻滞剂恶性综合征（neuroleptic malignant syndrome，NMS）、谵妄、癫痫发作、共济失调、肝肾功能衰竭、出血、心律失常和横纹肌溶解（Kotlinska-Lemieszek et al.，2019）。服药数量越多，相互作用风险越大。

显然，药物相互作用是护士和开处方者需关注的重要问题。随着对分子生物学及药物代谢机制认识的深入，我们更能理解药物相互作用。精神健康领域虽存在众多药物相互作用，但多数不具临床意义。

药物反应主要取决于活性药物的血药浓度和消除半衰期，而这两者又受生物和环境因素影响。生物因素涵盖给药量、吸收程度与速度、分布容积、蛋白质结合与组织定位、生物转化和排泄。环境因素中，饮食影响药物吸收与分布，吸烟、同服其他非精神类药物、中药和某些食物也影响药物代谢。细胞色素 P450（cytochrome P450，CYP450）在药物代谢中起关键作用。

药物相互作用分为药物制剂、药效学或药代动力学。下面的部分将讨论不同类型的相互作用，然后重点讨论负责药物代谢的酶。

（一）药物理化相互作用

体外混合两种或多种化学性质不相容药物时（例如给药前配制），可能发生理化相互作用。例如，苯巴比妥与氯丙嗪或阿片类镇痛药若混合于同一注射器，会产生化学不相容。在药物相互作用的三种机制（理化、药代动力学、药效学）中，理化相互作用导致不良反应的可能性最低，目前尚未发现精神药物存在此类具有潜在危害的理化相互作用。

（二）药效学相互作用

案例研究：马克（Mark）

28 岁的马克有海洛因滥用史，目前正接受美沙酮维持治疗。某日清晨，他被发现意识丧失，所有迹象表明其因意外服用阿片类药物过量中毒。为逆转阿片效应，医护人员为其静脉注射 2 mg 盐酸纳洛酮。数小时后，马克的症状得到显著改善，恢复意识。

药效学相互作用是我们在临床实践中遇到的最常见的药物相互作用形式。当不同的药物在体内发挥作用时，就会发生药效学相互作用。当药物竞争同一受体或对同一靶器官或系统产生拮抗作用时，就会发生这种相互作用。拮抗作用是指药物与受体结合但不激活受体。许多拮抗药效学相互作用都是有益的。例如，纳洛酮是一种特异性拮抗剂，可通过与吗啡竞争 μ- 阿片受体的占有而逆转吗啡的作用，上述案例研究中的马克就是这种情况。但拮抗药效学相互作用往往会产生不良影响。例如，抗精神病药物通过阻断多巴胺受体，从而阻止左旋多巴激活受体，从而降低左旋多巴对帕金森病的疗效。

在某些情况下，药效学相互作用是协同的。协同作用意味着两种药物一起使用的效果大于它们在相同剂量下的单独作用的总和。简而言之，两种或两种以上药物的效果有总和效应。协同药效学相互作用可对同一靶器官或系统产生有害或有益的影响。有益的协同作用的一个例子是同时使用抗抑郁药和锂来治疗耐药性抑郁症。在治疗某些形式的抑郁症方面，同时使用这两种药物可能比单独使用锂或抗抑郁药更有效（Edwardsetal.，2013）。但是一些这样的交互作用是有害的，正如我们在下面的案例研究中所看到的。

案例研究：何塞（Jose）

何塞是一名 56 岁的银行职员，有高血压、甲状腺功能减退症和抑郁病史。目前，他的每日用药方案包括 150 μg 左旋甲状腺素和 200 mg 阿米替林。他还服用了 50 mg 的非处方抗组胺药苯海拉明来帮助入睡。某日，他去酒吧庆祝朋友的生日，喝了三品脱（约 1.42 L）的啤酒。回家后他服用了阿米替林和苯海拉明。第二天，他无法被唤醒，疑似药物过量并被紧急送往医院。

必须警告患者在服用抗抑郁药期间避免饮酒。酒精和三环类抗抑郁药（tricyclic antidepressants，TCAs）是有害协同作用的一个典型案例。这两种物质——抗抑郁药和酒精——具有抑制中枢神经系统的协同作用。在何塞的案例中，由于他使用了催眠药苯海拉明，情况变得更加复杂。另一个有害协同作用的有用例子是 5- 羟色胺选择性再摄取抑制剂（serotonin-selective reuptake inhibitor，SSRI）和非甾体抗炎药（nonsteroidal anti- inflammatory drug，NSAID）。SSRI 与阿司匹林或其他 NSAID 一起使用时会增加胃肠道出血的风险。这是由于这些药物可以协同抑制血小板聚集。在继续到下一节之前，请尝试活动 4.1。

活动 4.1　批判性思维

你在一家精神健康诊所工作，并注意到医生经常给同一患者开氟西汀和阿米替林治疗抑郁症。

- 这有什么优势吗？
- 同时服用两种抗抑郁药可能会导致什么样的不良反应？

参考提纲见本章末。

（三）药代动力学相互作用

在前一节中，我们讨论了药效学如何处理药物影响身体的方式。我们现在来看看药代动力学，我们将其定义为身体对药物的影响。药代动力学包括研究一种给药药物的吸收、分布、代谢和分布的机制。它还研究了一种药物开始起作用的速率，作用的持续时间以及该物质在体内的化学变化。简而言之，我们可以将药代动力学定义为机体对药物的作用。药代动力学相互作用比药效学相互作用更常见和更容易预测。最严重的药代动力学相互作用是一种药物改变代谢和消除另一种药物的速率。当我们研究药代动力学的不同方面时，我们将检查各种可能类型的药物相互作用。

吸收

在药代动力学中，吸收是指药物进入血液的过程，这一过程包含几个关键阶段。

首先，药物需通过特定的给药途径（如皮肤涂抹、口服、静脉注射或肌内注射）

以及特定的剂型（如片剂、胶囊、液体等）进入体内。接下来，药物进入溶解阶段，例如口服的片剂在胃或小肠中溶解。溶出速率是决定药物作用持续时间的关键因素。因此，可能存在几种含有相同活性成分的剂型，它们唯一的区别在于溶解速率。例如，一些药物被设计为缓释、控释或肠溶剂型，这些都影响着药物的溶出速率。如果药物以不易溶解的形式供应，那么其活性成分可能会随着时间逐渐被吸收到血液中，从而导致药物在体内的作用时间更长。在继续之前，请尝试完成活动 4.2。

活动 4.2　批判性思维

你是一名在病房负责给药的注册护士，看到患者的用药记录单上注明需服用 800 mg 碳酸锂缓释片，每日两次。由于高剂量规格的碳酸锂片剂已用完，你决定给予 4 片 200 mg 的速释片替代，并在晚餐时间重复给药。深夜，另一名护士向你报告该患者出现定向障碍、意识混乱以及协调功能障碍。

你认为患者可能有什么问题？

参考提纲见本章末。

小肠（包括十二指肠、空肠和回肠）是药物吸收的主要部位。口服药物的吸收是通过胃肠道黏膜进行的。这是一个原子、分子或离子进入大量液体中，或固体物质进入胃肠道的物理过程。胃含有多种消化酶，但由于其酸性环境（pH 值为 1.5~3.5），胃吸收的药物很少。有几个因素会影响胃肠道的吸收率或吸收程度（即吸收的药物总量），我们将在下文讨论。

胃肠道 pH 值的变化：药物在黏膜上的吸收取决于药物以非离子化、脂溶性形式存在的程度。反过来，离子化状态又取决于吸收环境的 pH 值。胃呈酸性或低 pH 值（3.5），这有利于以非离子化脂溶性形式存在的药物的吸收。弱酸性药物如水杨酸盐（阿司匹林）在酸性环境中吸收更好，因为它们在低 pH 值下以非离子形式存在。如果胃的 pH 值因抗酸剂、组胺 H_2 受体拮抗剂或质子泵抑制剂而发生变化，则会因为这些抗酸剂对胃肠道的碱化作用导致酸性药物吸收不良。然而，胃内 pH 值的变化往往会影响药物的吸收速度而不是吸收量。抗酸剂对胃肠道的碱化作用是暂时的，我们可以通过在抗酸剂和可能产生相互作用的药物之间留出两到三小时的给药间隔来尽量减少相互作用的可能性。

另一个值得注意的问题是，因为老年人由于年龄相关的胃酸产生能力下降，胃内 pH 值往往较高。例如，老年人对依赖低 pH 值的药物（如阿司匹林和苯妥英等）的吸收率较低，血清浓度也较低。

吸附、螯合和其他复合机制：有些药物会直接在胃肠道内发生反应，形成胃肠道不易吸收的螯合物和复合物。螯合物是由中心金属原子和围绕金属的大分子或配体组成的复合化合物（图 4.4）。与这种相互作用关系最密切的药物包括四环素类和喹诺酮类抗生素，它们可以形成大的复合物分子。含钙、镁和铝的抗酸剂也会形成螯合物，因此导致药物的吸收减少。吸附剂（能将其他分子或颗粒吸附到其表面的化学物质），如考来烯胺，可减少某些药物的吸收，如地高辛、华法林、普萘洛尔、甲状腺素和抗抑郁药。

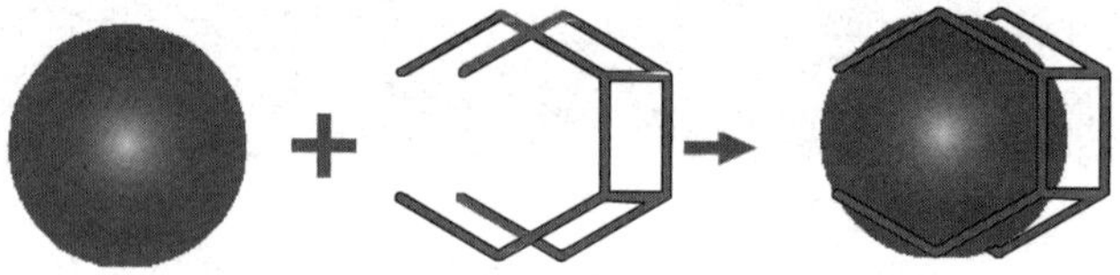

图 4.4　金属离子与螯合剂形成金属螯合物的过程

胃肠道蠕动的影响：由于大多数药物都是由小肠上部吸收的，因此那些会改变胃内容物排空速度的药物会影响其吸收。具有抗胆碱能作用的药物，如 TCAs、吩噻嗪类、丙环定和一些抗组胺药，会降低肠道蠕动并延迟胃排空。肠道蠕动是指生物体将食物通过肠道的能力。肠道蠕动的减少会同时提高或降低所给药物的血药浓度。例如，在治疗运动障碍时，抗胆碱能药物会使左旋多巴的生物利用度降低 50%。此外，二乙酰吗啡和哌替啶等阿片类药物会强烈抑制胃排空，降低对乙酰氨基酚的吸收率。与此相反，甲氧氯普胺会增加胃排空，提高对乙酰氨基酚的吸收率，我们在治疗偏头痛时利用了这一效应，以确保快速镇痛效果。在较小程度上，甲氧氯普胺还能加速普萘洛尔和锂的吸收。从性别的角度来看，女性排空胃中固体物质的速度通常比男性慢，胃酸也可能更多，因此会减缓某些类型药物的吸收。

诱导或抑制药物转运蛋白：某些药物的口服生物利用度会受到药物转运蛋白作用的限制。这是因为一些药物转运蛋白会将扩散过肠道内壁的药物重排回肠道。目前，描述最清楚的药物转运蛋白是 P- 糖蛋白。这种转运蛋白是地高辛的底物，而抑制 P- 糖蛋白的药物（如维拉帕米）可能会增加地高辛的生物利用度，从而可能导致地高辛中毒。

吸收不良：某些药物（如抗生素——新霉素）可能会引起吸收不良综合征，导致其他药物（如地高辛）的吸收减少。吸收不良综合征是指小肠不能吸收足够的药物或某些营养物质和液体的一种疾病。奥利司他是其中的一个例子。奥利司他会抑制胃和胰腺中分解脂肪的酶（脂肪酶）。因此，从理论上讲，服用奥利司他会导致胃肠道中未被消化的脂肪增加，而当脂溶性药物与奥利司他同时服用时，这些增加的脂肪会降低脂溶性药物的吸收速率。

特别注意事项：胎盘是新生儿出生前吸收药物的一个重要而独特的途径。但在分娩后，胎盘便失去了从新生儿血液循环中排出药物的功能，婴儿必须利用自身系统代谢药物。需重点关注可能对婴儿产生不良影响的母体用药，如分娩时的止痛药和用于降低妊娠高血压的 β 受体阻滞剂。此外，母体用药的目的可能不是治疗自己，而是治疗胎儿。例如，使用皮质类固醇（如倍他米松）来加速早产胎儿的肺成熟。在继续讨论之前，请看下面的案例研究。

案例研究：丹尼斯（Denise）

30 岁的律师丹尼斯，患有双相情感障碍，几小时前因企图自杀而一次性服用了 40 粒丙戊酸胶囊（每粒 500 mg），随后被送往急诊室。入院时，他的血压为 95/50 mmHg，心率为 120 次 / 分钟，体温为 36.5 ℃。血液分析显示乳酸性酸中毒，这是缺氧的表现。血清丙戊酸浓度为 4678 mmol/L（正常治疗范围为 350~690 mmol/L）。

医生立即用鼻胃管给予丹尼斯活性炭，同时静脉注射左旋肉碱和碳酸氢钠。而后开始**血液透析**，到第二天早上，他的丙戊酸血清水平恢复正常。

在某些情况下，药物在吸收阶段相互作用的方式可能是有益的。上述案例研究就是一个很好的例子：我们在过量服用 TACs 或丙戊酸后给予活性炭。木炭会吸附肠道中的 TACs 或丙戊酸，从而减少其进入血液并减轻过量服用的影响。然而，在某些情况下，药物的吸收可能会产生副作用。例如，当一个人同时服用抗酸剂和吩噻嗪药物（如氯丙嗪）时，抗酸剂会抑制抗精神病药物的吸收，从而导致抗精神病药物作用的降低。一旦药物被吸收，它就会被分布到身体各个部位的组织中。

分布

在吸收后，药物会分布到体内的各种组织中，包括其作用部位（图 4.5）。分布是指循环体液将药物运送到作用部位（受体）的方式。机体在组织之间分配药物的效率取决于组织之间的渗透性、组织接受营养的速率，以及流向组织的血液的数量和速率。还取决于药物与血浆蛋白质和组织结合的能力。药物很容易分布在接受高水平血液和营养的器官中（即血液灌注度高的器官），如肝脏、心脏或肾脏。相比之下，接受低水平血液和营养的器官或组织，如肌肉、脂肪和周围器官，其药物分布较差。

与分布相关的药物相互作用最常见的机制是改变蛋白结合。许多精神药物与血浆蛋白结合，特别是与白蛋白结合，而白蛋白作为非水溶性药物的载体。白蛋白也是酸性药物（如华法林）结合的主要血浆蛋白，而碱性药物（如 TCAs）通常与 α- 酸性糖蛋白结合。与蛋白质结合的药物无药理学活性，因为药物 - 蛋白质复合物的大尺寸使其留在血流中，阻止其到达作用部位、代谢和排泄。正是药物的游离、非蛋白质结合部分能够自由扩散到组织中，与受体相互作用，产生治疗效应或被代谢。如果药物的蛋白质结合减少，这就增加了游离药物的**分数**，从而增加了药物的效果（图 4.6）。与蛋白质高度结合的药物，如苯妥英，最容易发生由这种机制介导的相互作用。例如，地西泮取代血浆蛋白中的苯妥英，导致血浆游离苯妥英浓度增加，并增加不良反应的风险。在您继续阅读之前，请尝试活动 4.3。

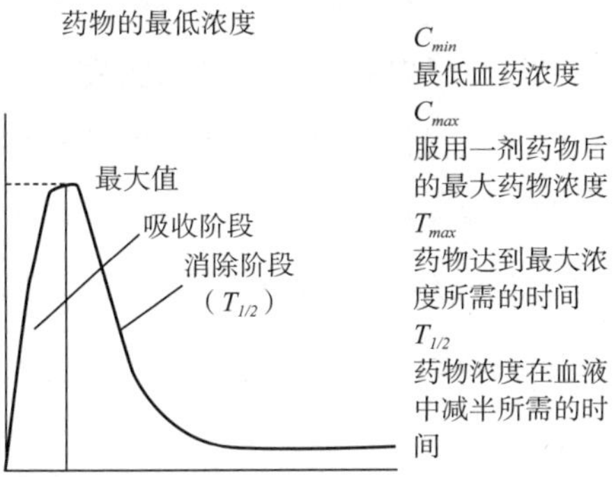

图 4.5　与时间相关的药品分布和排泄情况

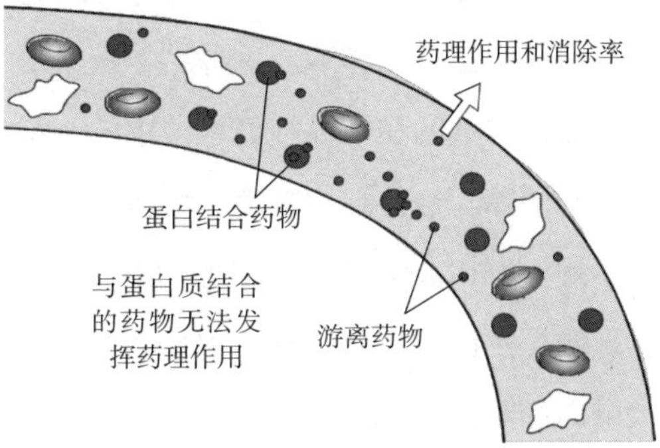

图 4.6　与蛋白质结合如何影响药物相互作用

与蛋白质高度结合的药物，如苯妥英，最容易发生由这种机制介导的相互作用。例如，地西泮取代血浆蛋白中的苯妥英，导致血浆游离苯妥英浓度增加，并增加不良反应的风险。在您继续前进之前，请试试活动 4.3。

活动 4.3　决策制订

职员埃罗尔（Errol）是一名 54 岁的男性患者，他患有糖尿病、高血压和双相情感障碍。他目前每天服用两次 500 mg 二甲双胍，40 mg 普萘洛尔和 20 mg 非奥氮平（夜间）。

- 你如何确保埃罗尔不受药物相互作用的影响？

参考提纲见本章末。

大多数药物通过脑毛细血管和脑脊液进入中枢神经系统。尽管脑部接受了多达六分之一的心输出量，但由于其渗透性特点，药物对脑部的渗透受到限制。虽然一些脂溶性药物可以很容易地进入大脑，但许多药物却不能。原因就在于血脑屏障。大脑为了有效发挥作用，需要一个高度稳定的环境，因此药物难以轻易穿越毛细血管膜上的微小孔隙。

在大脑中循环的毛细血管的结构不同于其他组织毛细血管。大脑的毛细血管是由具有紧密连接的细胞组成的，它们只允许非常小的分子通过。此外，神经胶质细胞（星形胶质细胞）围绕着毛细血管壁，通过紧密黏附在毛细血管内皮膜上提供了一个额外的屏障。这种结构提供了一个高度选择性的、半透性的边界，将循环血液与大脑和中枢神经系统中的细胞外液分开。我们把这种不渗透的结构称为血脑屏障。这种结构减缓了水溶性药物的扩散，并保护大脑免受血液化学环境的干扰。此外，血脑屏障可以保护大脑免受潜在有毒物质（包括大多数病毒和细菌）的影响。然而，随着年龄的增长，血脑屏障的效果可能会降低，这使得药物进入大脑的可能性就会增加。

代谢

在药代动力学中，代谢是一种改变或将药物转化为另一种化学物质，以促进其降解并最终从体内消除的化学过程。肝脏是药物代谢的主要部位，尽管这一过程涉及其他器官，如肠道、肾脏、肺、皮肤和胎盘。一种药物是否具有治疗（有益）作用或毒理学（有害）作用，在很大程度上取决于它的代谢速率。代谢主要包括两个阶段。第一阶段的代谢过程包括氧化、水解、还原等反应。第二阶段的代谢主要涉及药物与**葡萄糖醛酸**和**硫酸**等物质的结合。大多数药代动力学药物 - 药物相互作用发生在第一阶段，其中代谢或生物转化的改变通常涉及代谢酶 CYP450。

一个人的基因（一个基因一种酶）控制着 CYP 酶的产生，基因突变会产生不同版本的 CYP 酶。我们称这种基因变异为药物基因多态性（或“多种形式”），它部分解释了为什么不同的人对药物的反应会有所不同。

这种药物反应和新陈代谢的变异将人群至少分为三类。第一类是基因（等位基因）失效或缺失的人。我们称这类人为慢代谢型。慢代谢型对药物的生物转化比一般人慢，因此血清中的药物浓度较高。实际上，他们仅需要较低剂量的药物就能达到治疗效果，而且容易产生不良副作用（图 4.7a）。第二类是等位基因功能正常的人，我们称之为正常代谢型。正常代谢型以预期的速度对药物进行生物转化，因此在实践中需要推荐剂量的药物才能达到治疗效果（图 4.7b）。

第三类是那些等位基因药物代谢速度非常快的人，我们称之为超快代谢型。这些人对药物的生物转化速度远远高于大多数人，因此在实践中需要更高的药物剂量才能达到治疗效果（图 4.7c）。如前所述，CYP450 在药物代谢中起着关键作用，接下来我们将详细介绍。

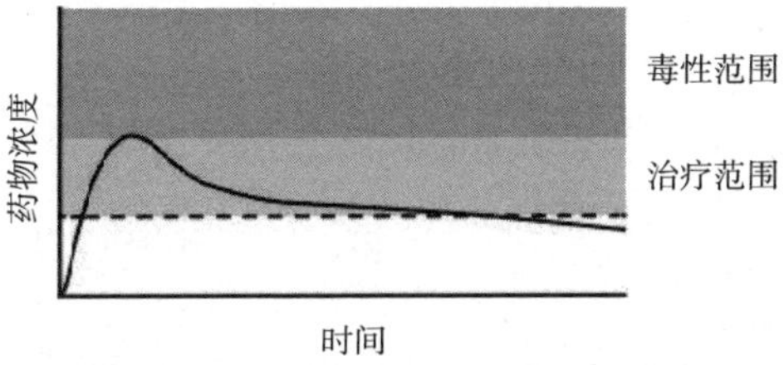

（a）代谢缓慢或代谢能力差的人，其血清中的药物浓度可能更高

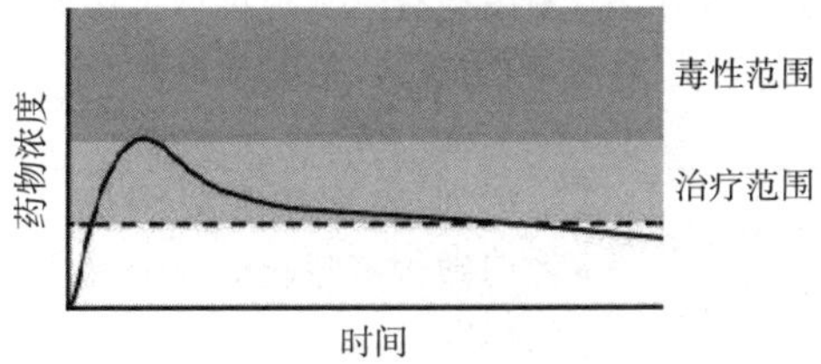

（b）强代谢者可能具有正常的血清水平

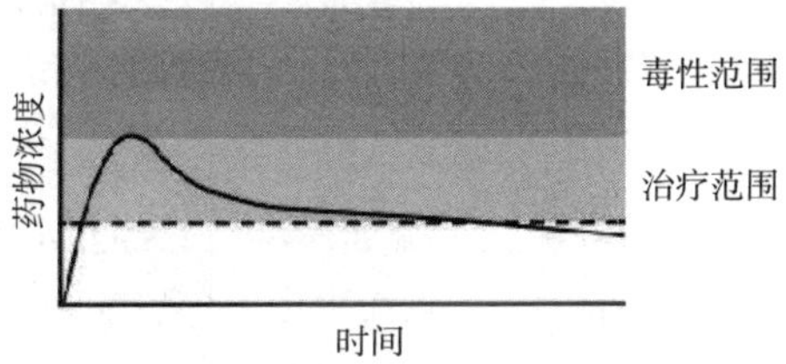

（c）超强代谢者可能具有低于治疗水平的血清浓度

图 4.7　药物缓慢、正常和超快代谢的示意图

CYP450 酶

人类体内有多达 57 种 CYP 酶，但许多酶在药物代谢中的作用很小。6 种酶负责 90% 以上的人体药物代谢：1A2、3A4、2C9、2C19、2D6 和 2E1。酶本身用“CYP”表示，后面是表示酶家族的数字。数字后跟一个大写字母，表示一个亚族，最后一个数字表示单个基因。因此，以 CYP2D6 为例：

2= 家族；

D= 亚族；

6= 单个基因。

CYP 酶可将药物代谢为人体易于排泄的化合物。药物结合到酶的活性位点（图 4.2），然后作为一个改变的分子离开，称为代谢物。然而如果涉及抑制剂时，情况就略有不同。抑制剂是一种化学物质或物质，它能阻止或减缓酶代谢药物的速度。也就是说抑制剂会阻止或减缓生物转化。所以，有些药物会抑制其他药物的代谢。

表 4.1　常见精神药物 - 药物相互作用的临床管理

医学（类）	伴随用药	机制	临床管理
苯二氮䓬类药物（地西泮、阿普唑仑、咪达唑仑、劳拉西泮等）	氟伏沙明 奈法佐酮 茚地那韦 克拉霉素 唑类抗真菌药 葡萄柚汁	CYP3A4 的药代动力学抑制作用	将苯二氮卓类药物的剂量减少 50%；监测是否有过度的中枢神经系统影响
三环类抗抑郁药（阿米替林）	帕罗西汀 氟西汀	CYP2D6 的药代动力学抑制作用	减少三环类抗抑郁药的剂量；考虑检查三环类抗抑郁药的血药浓度；监测中枢神经系统不良反应
第一代抗精神病药物（吩噻嗪类、氟哌啶醇等）	氟西汀 氟伏沙明	CYP2D6 和 CYP1A2n 的药代动力学抑制作用	锥体外系副作用风险增加；考虑减少氟哌啶醇或吩噻嗪的剂量
	吸烟	CYP1A2 的药代动力学诱导作用	考虑增加吸烟者的抗精神病药物剂量；监测治疗药物血药浓度，以帮助监测不良反应
第二代抗精神病药物（氯氮平、奥氮平、利培酮、喹硫平等）	氟伏沙明 帕罗西汀 氟西汀 酮康唑	CYP1A2，CYP2D6 和 CYP3A4i 的药代动力学抑制作用	监测氯氮平的血药浓度；考虑更换为 SSRI；考虑减少抗精神病药的剂量；监测锥体外系副作用；监测中枢神经系统的过度效应
	吸烟	CYP1A2 诱导剂的药代动力学诱导作用	监测氯氮平或奥氮平的疗效
	口服降糖药	药效学作用：抗精神病药物改变血糖和血脂	患者可能需要额外或增加剂量的药物来管理高血糖和/或高脂血症

续表

医学（类）	伴随用药	机制	临床管理
SSRI（帕罗西汀、舍曲林、西酞普兰）和 SNRI（度洛西汀）	单胺氧化酶抑制剂	药效学作用： 减少 5-HT 的代谢	监测 5- 羟色胺综合征风险；考虑在开始使用 SSRI 之前进行 14 天的洗脱
	曲坦类药物	药效学作用： 增强 5-HT	监测 5- 羟色胺综合征风险；考虑避免联合用药
	氢可酮	药代动力学： CYP2D6 抑制作用	由于受 CYP 酶抑制，镇痛效果降低；可能需要增加镇痛剂的剂量或改用非 CYP2D6 代谢的镇痛剂

例如，如果奥氮平、氯氮平和唑吡坦的代谢都是通过 CYP1A2 进行的话，那么氟伏沙明会减慢（抑制）这些药物的代谢。换言之，氟伏沙明与奥氮平或氯氮平联合给药减缓了 CYP1A2 的催化作用，导致这些抗精神病药物的血药浓度升高。血药浓度的升高可能会导致患者出现副作用，或者，在最坏的情况下，可能会产生毒性。以奥氮平为例，血药浓度可能过高易引起癫痫发作。在实践中，如果患者同时服用氯伏沙明，医生可能需要降低氯氮平的剂量。氯氮平和奥氮平通过 CYP2D6 进行代谢，而一些抗抑郁药是这种酶的抑制剂。所以在理论上，这些抗抑郁药可以导致血清中氯氮平和奥氮平水平的升高。

案例研究

克里斯汀（Christine），46 岁，女性，患有双相情感障碍和癫痫，在感染后入住普通病房。入院前，她每天持续服用 800 mg 丙戊酸。为了控制感染，医生给她开了抗生素厄他培南，但 21 天后她癫痫发作。她的血清中丙戊酸的水平远低于治疗水平。医生让她停用厄他培南，转而使用另一种抗生素。14 天后，克里斯汀的丙戊酸水平升高，并维持在治疗水平范围内。

另一方面，诱导剂通过使酶作用更快而使药物快速代谢。例如，CYP3A4 催化几种抗精神病药物（如氯氮平、奎硫平和阿立哌唑）的代谢，而卡马西平可以诱导这种酶。因此，卡马西平与这些抗精神病药物中的任何一种同时使用都会导致该抗精神病药物的血药浓度降低，从而丧失疗效。因此，在实践中，如果这些抗精神病药物与卡马西平同时使用，开处方者应给予高于正常剂量的上述抗精神病药物以达到疗效。其他强大的 CYP 诱导剂有苯妥英、圣约翰草、吸烟和抗生素利福平。重要的是要向患者解释由于相互作用可能会降低抗精神病药物的疗效。克里斯汀的癫痫在服用 800 mg 剂量的丙戊酸钠后保持稳定，但在她开始服用抗生素厄他培南后，她的血清中丙戊酸水平大幅降低。厄他培南在这过程中作为一种诱导剂，诱导加速丙戊酸的代谢。如果在开处方前检查丙戊酸钠和厄他培南之间的相互作用，这就可以防止克里斯汀癫痫发作。因此，查询英国国家处方集（British National Formulary，BNF）中的药物相互作用或查询互联网上可信的政府网站是很重要的。解决这种相互作用的一种方法是开几乎没有相互作用的药物，或在不同的时间给药底物（丙戊酸）和诱导剂（厄他培南），允许给药间隔至少 2~3 小时。

奥氮平的一个重要诱导因素是吸烟。吸烟是 CYP1A2 的一种诱导因素，它可以加速（催化）抗精神病药物的代谢，如奥氮平。对于吸烟者，开处方者可能需要增加其奥氮平的给药剂量。所以告知患者吸烟对某些类型的抗精神病药物的影响是很重要的。

药代动力学药物相互作用的另一个重要过程是排泄，我们接下来将转向下一个过程。

排泄

药物的消除或排泄是指人体排出药物的几个过程中的任何一个过程，排出的药物既可以是未改变的形式（游离且未与蛋白质结合），也可以是经过修饰的代谢物（生物转化）。药物通过肾小球滤过排出体外。在这一过程中，血管会截留较大的分子，如血浆蛋白和血细胞。然后，血液流向肾小管的其他部位，肾小管滤液通过主动和被动转运系统清除、分泌或重吸收药物及其代谢物。人体也会通过其他方式排出药物，如肝脏、皮肤和肺，或眼泪、唾液、呼吸、粪便或胆汁。当药物干扰肾小管液体的酸碱度、主动转运系统或流向肾脏的血液，从而改变其他药物的排泄时，就会发生药物相互作用。

尿液 pH 值的变化：药物在肾脏中的被动重吸收取决于药物以非电离、脂溶性形式存在的比例。只有非电离形式的药物是脂溶性的，可以扩散回毛细血管。因此，在碱性 pH 值下，弱酸性药物以电离的、脂肪不溶性的形式存在，不能扩散到肾小管细胞中，因此会在尿液中排出。然而，这种相互作用的方法临床意义较小，因为很少使用会引起尿液 pH 值大幅变化的药物。

肾小管排泄活性的变化：肾脏对药物的消除是肾单位中三个同时发生的过程的结果，包括肾小球滤过、肾小管分泌和肾小管重吸收。肾小球滤过是一个被动过程，而肾小管分泌（有时包括重吸收）则是一个主动过程，涉及多个蛋白质转运体。这些转运体主要位于近端肾小管，它们协同工作，将药物从血液循环排到尿液中。在肾小管中使用相同活性转运系统的药物会相互竞争排泄。这种竞争可能对治疗有利。例如，我们可以给予患者**丙磺舒**（一种与青霉素竞争相同蛋白质转运体的药物）以增加青霉素的血浆浓度。我们现在知道丙磺舒能够抑制多种药物的肾脏分泌，包括消炎痛、酮洛芬、萘普生、青霉素、更昔洛韦和劳拉西泮。

肾血流量的变化：流经肾脏的血流量部分受肾血管舒张性前列腺素的产生所控制。前列腺素是一种具有激素样作用的物质，它参与多种生理功能，包括血管舒张、血压调节以及炎症反应。如若采用非甾体抗炎药（NSAID）等药物抑制前列腺素的合成，则会减少包括锂等药物在肾脏的排泄，进而导致其血浆浓度上升。尽管这种药物间相互作用的具体机制尚未完全阐明。无论如何，在服用非甾体抗炎药时，我们应密切监测锂的血药浓度。

胆汁分泌和肝肠循环：胆汁可排泄多种药物（以原形或结合型形式，如葡萄糖醛酸结合物）来增加其水溶性。肠道细菌（肠道菌群）可将部分结合型代谢物重新转化为原形药物，随后这些药物被血液循环重新吸收。这种循环过程延长了药物在体内的停留时间；但是，如果抗菌药物的存在减少了肠道菌群，那么药物将无法被循环利用而快速排出体外。这一机制被认为是广谱抗生素和口服避孕药相互作用的基础。例如，抗生素可减少乙炔雌二醇偶联物的**肠肝循环**（**enterohepatic circulation**）。乙炔雌二醇是一种半合成的雌激素药物，被广泛用作避孕药。然而，由于来自药代动力学研究的证据并不令人信服（Master and Carr，2009）。由于避孕失败的潜在不良后果，大多数当局建议采取保守措施，包括在短期使用广谱抗生素期间增加额外的避孕防护措施。

锂的特殊情况

在心理健康方面，具有临床意义的消除性药物相互作用涉及锂。肾脏在远曲小管和近端肾小管过滤出锂盐，并且近曲小管重新吸收一些锂盐。此外，近曲小管也会同时重新吸收锂和钠。特别是当钠的排泄持续增加时，如**噻嗪类**利尿剂产生的排泄，情况尤其如此。噻嗪类药物促进近曲小管对钠的代偿性重吸收。同样，钠的重吸收也增强了锂的重吸收。因为锂盐的治疗窗口很窄，这可以将血浆锂的浓度增加到潜在的毒性水平。其他增加锂血药浓度和锂毒性的药物有非甾体抗炎药、血管紧张素转换酶抑制剂、呋塞米和卡马西平。相比之下，抑制肾脏钠重吸收的药物近端肾小管（即渗透性利尿剂，如甘露醇）会导致锂盐血药浓度降低。

一般来说，药物的消除率与药物的血药浓度成正比，而这取决于血浆半衰期。血浆半衰期是指药物的血浆浓度从最高水平下降一半的时间。年龄是影响药物消除的最重要的药代动力学变化之一。30 岁以后，肾脏清除代谢废物的速度逐渐减慢，这对老年人服药有影响。正如我们所看到的，基因变异也会影响这些过程，因此人与人之间的种族或民族差异也会影响药物的疗效和副作用。患者可能会因为某种药物对朋友非常有效而偏爱此种药物，但这并不意味着同一种药物对自己也同样有效，下面的案例研究就证明了这一点。

六、种族在药物反应和相互作用中的重要性

案例研究

明（Ming）是一名 28 岁的华裔男性，患有精神分裂症。他长期接受奥氮平治疗，但一直抱怨该药物无效。而且，他偶尔会忘记晚间服药，因此要求改用长效注射剂。他要求注射氟哌啶醇，因为他的朋友杰克（Jack）正在服用这种药。杰克对氟哌啶醇很满意，而且该药物也没有产生任何副作用。明的医生向他解释了不同种族的药物代谢的差异，并补充说，由于氟哌啶醇可能通过升高催乳素水平引发性功能障碍，而华裔人群体对该药物的催乳素升高反应更显著，因此明出现此类副作用的风险较高。在听取了医生的解释后，明决定不服用氟哌啶醇，并选择其他药物。

众所周知，不同种族之间疾病的发病率乃至其严重程度都可能不同。举两个简单的例子：非裔人群常因基因突变而患镰状细胞性贫血，而囊性纤维化的主要基因突变常见于欧洲裔白人。一个关键的问题是：个人的种族或遗传背景会决定他们对药物的反应吗？答案是“是的”。现在有强有力的证据支持这样的观点，即来自不同种族的个体对特定的治疗药物有不同的反应。例如，β1- 肾上腺素受体阻滞剂在非裔人群中治疗充血性心力衰竭的效果较差，这可能是由于这一人群中过度表达的 β1- 肾上腺素受体（*ADRB1*）和 G- 蛋白受体激酶 5（*GRK5*）基因变异（Dries et al.，1999）。这一问题具有现实意义，因为大多数药物都是在北美和西欧地区开发和测试的，而这些测试往往以年轻的白人患者为主。此外，基于西方的研究结果常被直接应用于全球其他地区，忽视了不同种族和文化背景下治

疗反应的差异，这些差异往往被低估或忽视。这种做法无形中导致了治疗决策的偏差，影响了患者的护理质量。一些人认为，这不幸地限制了非西方文化中治疗的有效性，并影响了治疗的接受度，因为文化、种族和遗传因素在个体对药物的反应中均扮演着重要角色（Lin et al.，1993）。

从遗传学的角度来看，不同种族群体中存在的独特模式决定了身体如何代谢药物，以及药物的潜在靶点（如神经递质受体）如何与药物相互作用。现代实验室技术已用于研究这些模式，使我们能够识别出影响药物疗效的遗传变异，这构成了药物遗传学的基础。药物遗传学是研究遗传变异在决定对药物治疗反应的个体间变异中的作用。随着药物遗传学的发展，药物监管机构，如 FDA 和 EMA，已引入多种基因多态性作为治疗建议或安全警告的生物标志物（Fricke-Galindo et al.，2016）。

在药效学中，药物遗传学评估药物靶点的遗传多态性与治疗结果或不良反应的关联。在药代动力学中，药物遗传学的目的是通过识别与特定药物代谢相关的基因变异来预测药物反应。这些遗传变异可能影响药物的代谢速率，进而改变某些药物的生物利用度，导致疗效减弱（血药浓度下降）或毒性增加（血药浓度升高）。

此外，许多环境因素，包括饮食和接触各种物质，如烟草、酒精和草药制剂，都能显著地影响基因表达。因此，向患者普及环境因素在药物代谢中的作用至关重要。同时，了解患者是否正在使用可能与处方药有相互作用的草药也至关重要。忽视基于文化的环境因素可能会导致患者不完全坚持治疗，这可能会导致治疗失败。

尽管不同种族和文化群体在生物学和文化特征上存在一定共性，但基于特定种族群体的研究结果往往存在过度简化或过度解释的风险。例如，虽然华裔人群在文化根源上具有较高同质性，但中国北方和南方人群因长期适应不同地理环境，可能在基因频率分布和生活方式上形成显著差异，这些差异可能对药物反应产生显著影响（Chen et al.，2008）。同样，尽管非裔人群在药物代谢中表现出独特的遗传变异，但他们在这方面也表现出广泛的种族间和种族内差异（Masimirembwa and Hasler，1997）。因此，在临床实践中使用药物遗传学生物标志物时，应充分考虑种族、文化和社会经济差异，以及地区和国家之间的遗传异质性。在与患者讨论药物治疗时，务必要考虑到这些因素，并向患者提出相应的建议。例如，在上述对明的案例研究中，医生正确地告诉了他性副作用的高风险。这使得明可以对他的药物治疗做出一个明智的决定。

最终，药物遗传学的目标在于通过基因标记（即个人基因档案）实现个性化医学，从而精确预测哪些个体在特定条件下会对特定的药物治疗产生反应，哪些个体不会，以及哪些个体可能出现副作用。不会出现类似明先生的情况，为了治疗而造成副作用。

（一）不同种族人群对精神药物反应的差异

正如已经讨论过的，有越来越多的证据令人信服地证实了在几乎所有类型的药物中（包括精神药物），都存在显著的跨种族药物反应差异。例如，一系列研究表明，与高加索裔患者相比，华裔患者在住院环境中通常能以更低的氟哌啶醇及其他抗精神病药物剂量成功治疗（Chen et al.，2008）。当给予同等剂量的氟哌啶醇时，华裔精神分裂症患者和华裔正常志愿者的血浆氟哌啶醇浓度约比高加索裔患者高出 50%（Linetal.，1988）。与此同时，这项研究也显示，华裔对氟哌啶醇的催乳素反应比高加索裔更强烈。这些研究及众多其他研究表明，这一人群对抗精神病药物治疗的反应方式可能存在药物遗传学的影响，他们可能需要较低剂量的抗精神病药物来获得类似的治疗反应。这对心理健康护士具有重要的临床意义，因为需要监测来自不同种族人群的临床反应和不良反应。在上述案例研究中，我们也有理由告知明，如果他服用氟哌啶醇，他发生**锥体外系副作用**的风险就会增加。现在我们需要把注意力转向种族在医学反应和特定类型的精神药物中的作用。

（二）抗精神病药物

从处方药物的角度来看，精神分裂症患者在使用抗精神病药物方面存在相当大的种族差异，最近的一项荟萃分析综述报告了这一点（Puyat et al.，2013）。关于黑人患者，以前有人认为这种差异可能是由于这一人群更有可能使用多种药物（Taylor et al.，2004），但后来的证据似乎对这一观点提出了质疑（Connolly et al.，2011；Zai et al.，2013）。一些权威人士认为，这种差异可能会导致不良反应发生率增加、依从性降低以及更频繁地前往急诊室和精神病院就诊（Chaudhry et al.，2008），这一结论得到了其他人的支持（Herbeck et al.，2004）。

总体而言，有证据表明，华裔和西班牙裔患者仅仅需要较低剂量的抗精神病药物就能达到类似的治疗效果（Chaudhry et al.，2008；Fleeman et al.，2011），而且他们对锥体外系副作用更为敏感。在运动障碍方面，尽管使用的治疗剂量较低，但与高加索裔相比，他们更有可能出现明显较高的运动障碍（Strickland et al.，1995）。

在英国，氯氮平在非裔患者中的使用比在其他少数族裔患者中的使用要少得多（Mallinger and Lamberti，2006）。这些患者的较低的白细胞计数正常范围可能部分解释了这种差异，在中东种族群体中也观察到了这种差异。德系犹太裔对氯氮平引起的**粒细胞缺乏症**的易感性似乎也有所增加（Whiskey and Taylor，2007）。

2 型糖尿病在印度次大陆和非洲裔人群中的发病率较高。所有非典型抗精神病药物均可诱发糖尿病，但奥氮平和氯氮平等药物被公认为具有更高的糖尿病诱发风险。对于已具有糖尿病倾向的一些少数族裔患者，如亚裔和非裔患者，抗精神病药物的使用进一步加剧了糖尿病风险。这一情况在治疗这些人群的心理健康问题时构成了挑战。同样，对抗抑郁药物的种族反应差异也在患者中有所体现。在进入下一节之前，请试试活动 4.4。

活动 4.4　批判性思维

多洛雷斯（Dolores）是你们病房的一名 24 岁黑人女性，患有躁郁症。目前，她正处于躁狂症的急性发作期，非常烦躁不安。她总是胡思乱想，干扰其他患者，有几名患者已经对她的行为方式提出了投诉。医生试图用心理治疗手段转移她的注意力，但都没有成功。不过，她同意服用药物帮助自己“慢下来”。医生问你建议给多洛雷斯服用什么药？

你的回答是什么？为什么？

参考提纲见本章末。

（三）抗抑郁剂

大量一致证据表明，重度抑郁症有显著的遗传背景（Lohoff，2010）。因此，与抗精神病药物一样，不同族裔群体之间在治疗反应和副作用方面存在一些显著差异也就不足为奇了。例如，一项早期的研究报告显示，与印度次大陆的亚裔相比，高加索裔血浆中 TCAs 的水平较低，且达到血浆浓度峰值的时间也较晚（Rudorfer et al.，1984）。考虑到个体对精神药物的反应是由遗传、饮食、年龄和吸烟等多种因素共同作用的复杂结果，抗抑郁药物反应的许多差异都被归因于亚裔中慢代谢型药代动力学特征的发生率更高（Wong and Pi，2012）。支持这一观点的研究发现，亚裔对 TCAs 和锂的治疗剂量要求较低（Wong and Pi，2012）。其他支持抗抑郁治疗种族间差异性的研究结果是，与高加索裔相比，西班牙裔女性需要较低剂量的抗抑郁药（Sramek and Pi，1996），非裔患者需要较低剂量的三氯乙酸才能获得与高加索裔相似的治疗反应（Varner et al.，1998）。总体而言，现有证据支持对亚裔患者使用较低剂量的抗抑郁药。这是因为他们代谢抗抑郁药的速度似乎比高加索裔慢。因此，从这些研究结果中得出结论：在长期服用抗抑郁药时，我们应谨慎地确定个体剂量。

关于其他精神药物，一项调查伊朗人的锂使用情况的研究得出结论，与欧洲人和北美人相比，伊朗人的治疗剂量更低（Hashemi and Movahedian，2006）。另一项调查非裔美国患者使用锂的研究发现，非裔双相情感障碍患者比北美高加索裔更容易受到锂盐副作用的影响（Strickland et al.，1995）。另一项支持精神药物使用的种族差异的发现显示，与高加索裔相比，在反复使用地西泮后，华裔表现出更明显的精神抑郁和精神病型抑郁症（Chaudhry et al.，2008）。

本章小结

现代临床精神药理学始于抗生素的发现，它为制药业的发展提供了动力和基础。每10000种有潜力的药物中，只有一种能获得监管机构的批准并进入市场。从首个化合物开发到药品上市，一般需要12~15年时间，耗资约15亿英镑。药物开发通常分阶段进行：0期、Ⅰ期、Ⅱ期、Ⅲ期和Ⅳ期试验。药物的作用方式多种多样，它们并非引发全新生理反应，而是调节和改变现有的生理过程。药物有时会相互作用，从而增强或减弱其治疗效果。

药物相互作用已成为药物管理中的一个重要课题，至少有3种类型的相互作用：药物-药物相互作用、药效学相互作用和药代动力学相互作用。药物-药物相互作用是指两种不相容的药物在被患者摄入之前被混合，这是所有药物相互作用中危害最小的。药效学相互作用可以定义为药物对身体的作用；如果你给患者两种对同一受体有效的药物，就会产生协同效应。药代动力学相互作用可以定义为身体对药物的作用。药代动力学过程至少可分为四个阶段：吸收、分布、代谢和排泄。代谢在药代动力学和药物相互作用中起着至关重要的作用，这涉及CYP450酶。大约有六种主要的CYP酶负责催化大多数药物的代谢。药物的代谢存在种族间差异，同时也存在种族内的遗传变异。

总的来说，尽管关于种族是否是精神药理学中的一个重要因素的争论正在进行中——如果种族被定义为共同的遗传、文化或环境背景——但它确实对精神药物的反应和相互作用有重要影响。

参考提纲

活动 4.1　批判性思维

• 没有优势，因为多药治疗更有可能导致药物相互作用。

• 5- 羟色胺综合征很可能是由于协同反应引起的。

活动 4.2　批判性思维

缓释、持续作用、延长释放、时间释放、控制释放、改良释放和持续释放系统，均指将药物缓慢溶解并在较长时间内释放到血液中的技术。缓释片的优点是，它们比同一药物的速释制剂服用的频率更少，而且它们能在血液中保持更稳定的药物水平。若患者服用了碳酸锂速释片（200 mg）很可能会导致该药物的血清水平升高。因此，如果服用了大剂量的药物，患者很可能会出现严重的副作用。药物没有正确使用，护士没有按照规定的指示操作。这将被归类为医学错误，您将需要遵循医学错误程序。

活动 4.3　决策制订

虽然埃罗尔患有高血压，但他也有药物相互作用的风险。奥氮平可能增强普萘洛尔的降压效果，这可能导致埃罗尔发生直立性低血压或**晕厥**。建议埃罗尔在从坐姿或平卧位站起时避免动作过猛，同时，若他感到头晕或眩晕，应立即通知护士。此外，我们还应该建议他，在明确药物对他身体的具体影响之前，避免驾驶或操作任何危险的机械设备。

活动 4.4　批判性思维

即使是相对低剂量的抗精神病药物，多洛雷斯也可能会出现锥体外系副作用。因为目前的证据表明，非裔族群很容易出现这些症状，即使是低剂量下也容易出现这些症状。因此，她可能从苯二氮䓬类镇静药物（如安定、劳拉西泮）中获益更多。如果医生决定开抗精神病药物，应该向多洛雷斯解释可能的副作用，并需要积极地管理这些副作用。

拓展阅读

Baxter K.（2011）*Stockley's Drug Interactions Pocket Companion*. London：Pharmaceutical Press.

在临床工作中，这本口袋大小的关于医学互动的书很容易携带。

Brołsen K，Naranjo C A.（2001）*Review of pharmacokinetic and pharmacodynamic interaction studies with citalopram*. European Neuropsychopharmacology，11（4）：275-83.

这篇综述详细研究了西酞普兰的药物相互作用。

Stargrove B M，Treasure J，McKee D L.（2008）*Herb，nutrient，and drug interactions：Clinical implications and therapeutic strategies*. St Louis，MO：Mosby.

这是一本非常好的书，不仅提供了医学-医学互动的信息，还提供了食物-医学关联的信息。

第 5 章
处方和用药原则

译者：鲁鑫

章节目标

通过本章学习，你将能够：

1. 理解跨专业团队角色，特别是开处方者、配药者和药品管理人员；

2. 熟悉处方和药物使用过程；

3. 了解药物管理和治疗效果监测过程。

一、引言

处方药是预防和治疗包括精神健康问题在内的许多健康问题的主要手段。因此，适当开药，并确保患者在服药后持续从药物中获得最大益处是非常重要的。护士可以通过药物管理框架帮助患者获得最佳的药物效益。

药物管理是患者护理服务中最复杂的部分之一，因为它可能涉及不同的医疗保健专业人员、部门、设施和流程。如果开处方者、配药药房和药品管理者之间没有协调好，错误用药导致伤害的风险就会增加。为了减少这些错误，一个很好的方法是了解开处方者、配药者和药品管理者的角色。本章讨论了每个专业人员在药物治疗过程中的作用，然后重点介绍不同配方的药物管理。首先，需要了解药物管理的动态性质。

二、药品管理的动态性质

传统的药品管理模式包括以下一系列阶段：

• 开处方（规定给定的药物和剂量）；

• 配药（向个人或医院病房提供药物）；

• 制剂（准备给药剂量）；

• 给药（通过适当的途径和方法给药）；

• 监测（监测药物的使用和效果）。

在传统模式下，医生开处方，药剂师配药，护士给药。现在情况更加复杂了，药物生产过程的每个阶段都涉及许多专业人员，药物安全已受到多方关注。

开处方者的角色

在过去，医生被赋予开处方的权力与职责。直到现在，获得处方药物（prescription-only medicines，POMs）仍需医生或牙科医生的书面许可。医生具备开出英国国家处方集内所有药物的资格。经过适当培训后，包括护士、药剂师、物理治疗师和足病医生在内的非医疗专业人员，同样有资格开具处方药。开处方者在开药前应负责咨询和诊断。英国皇家药学会（the Royal Pharmaceutical Society，RPS）发布了一项处方能力框架，该框架定义了一套普遍适用的能力标准，无论专业背景如何，只要掌握这些能力，即可获得开具处方的资格。开发这些能力是为了帮助医疗保健专业人员成为合格的开处方者，使患者从药物中获得最佳效果（RPS，2015）。

完成批准的开药课程的精神健康护士，可以开处方药。除此之外，他们还应该具备一定的临床药理学和治疗学的背景知识，以便能够胜任处方事宜。另外，开处方者还应在以下几个方面进行培训：

• 立法规定（见第 1 章）；

• 专业角色和责任；

• 处方原则和程序；

• 经济方面。

他们应该考虑所有的治疗步骤，包括不开处方药的选择。如果他们决定开处方，他们应该开具有针对性、经济性以及安全性的产品或药物。在继续学习之前，试试活动 5.1。

活动 5.1　团队合作

请你与你团队里的开处方者交流他们作为开处方者的角色心得。了解开处方要面临的问题。

由于这是一个因人而异的问题，所以在本章的末尾没有参考提纲。

三、开处方的一般原则

人们普遍认为，一个好的处方基于几个基本原则。1999 年，英国国家处方中心（National Prescribing Centre，NPC）开发了一个七步金字塔模型（NPC，1999），如图 5.1 所示。NPC 建议，开处方者在进入下一个步骤之前应该仔细考虑每一步。第一步是基于有效的健康咨询来考虑患者是否需要开处方药。

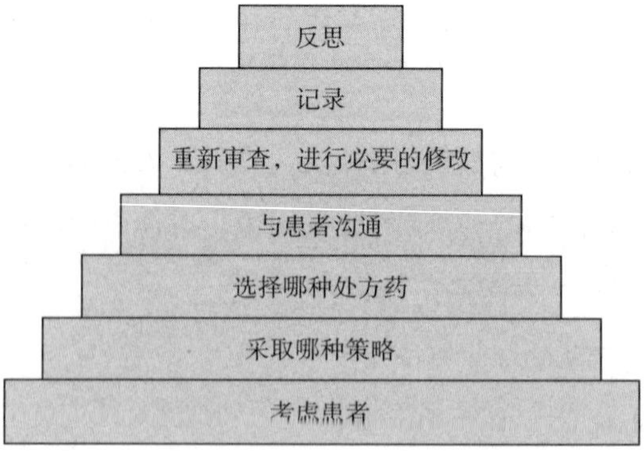

图 5.1　英国国家处方中心的七步金字塔处方模式——开处方者在进入下一个步骤之前，应该仔细考虑每一步

健康咨询是医患双方的双向社会互动。通常，开处方者会从患者那里获取信息，然后提供诊断或意见，并可能会讨论治疗方案。在这个阶段，患者可以选择告知什么信息以及如何呈现这些信息。下面的案例研究演示了一个咨询过程。

案例研究：马丁（Martin）

马丁是一个 23 岁的男人，从 18 岁起就患有精神分裂症。他在住院时，大部分时间都在房间里独自听音乐。医生给他开了奥氮平，他定时服用。一天早上，他找到护士抱怨腹痛和尿量增加。护士以为马丁是消化不良，给了他一剂抗酸剂。午饭时，马丁拒绝吃东西，因为不饿，在剩下的一天里，他继续绝食。

在上述案例研究中，针对马丁的病情，护士给他服用了抗酸剂，并持续监测他的病情。然而，护士在会诊时的重点是进行详细的病史收集和体格检查，以达到鉴别诊断的目的。鉴别诊断是指将一种疾病或病症与具有相似临床特征的其他疾病或病症区分开来。换言之，对于一组症状，有不止一种诊断或疾病的可能性。如果责任护士在马丁的病历中寻求鉴别诊断，他们通常会收集详细的病史，深入探讨疼痛的发作、特征、时间和加重疼痛的因素，并对腹部进行体格检查。

尽管现代诊断测试方面取得了进步，但在开始安全的处方决定之前，获取患者的病史是医生在临床咨询中用来鉴别或明确诊断的最重要的方法之一。全面的病史往往能提供超过 80% 的诊断所需信息（Epstein et al.，2008）。为了确保病史记录和临床检查的全面性和准确性，采用一种结构化、合乎逻辑的方法至关重要，这有助于开处方者捕获所有关键信息而不遗漏任何细节。心理健康咨询与其他临床咨询相似，不同之处在于，在心理健康方面，开处方者还要了解患者的个人史和社会史。这些技能不仅难以一蹴而就，更需要通过不断的实践来精进。

尽管对有效地获取病史有各种建议，但无论采用哪种方式，系统和结构化的方法都是最基本的。这种方法不仅将改善咨询的流程和时间，还能有效减轻患者的困惑。更重要的是，开处方者应与患者建立良好的关系，以获得成功的咨询（见第 2 章）。

（一）在咨询过程中建立融洽的关系

成功的会诊离不开稳固的治疗关系与精准的临床决策，二者缺一不可。开处方者和患者履行各自角色的方式，以及随之建立的治疗关系，都会影响治疗结果（例如满意度、依从性、医疗事故诉讼）（Morris and Chenail，2013）。换言之，若护士无法与患者有效沟通，则难以获取充分且准确的信息，这将直接导致其临床决策存在根本性缺陷，进而威胁患者安全。与人交谈这个看似简单的过程，实际蕴含着非常复杂和微妙的技巧。当护士和患者交谈时，随着他们之间关系的发展，对彼此的观点有了更多的了解，对彼此的个性也会更加欣赏。护士与患者建立认知和情感联系是有益的，因为这种了解是有价值的，尤其是在解释从患者那里收集到的信息时（Cohn，et al）。

同样重要的是护士对自身属性的认识，这是理解他人的第一步。只有对自身角色有清晰的认知，才能与患者建立可靠的联系。在咨询期间，护士和患者之间的这种融洽关系，同时让患者参与决策，可能会让患者有更好的健康结果（Say and Thomson，2003）（见第 2 章）。尽管建立良好的治疗关系需要时间——而且这并不总是可行的——但我们也认识到，第一次见患者，便获得他们的信任并获得必要的信息也是可能的（Elwyn et al.，1999）。这表明，时间并不是治疗关系中的决定因素，沟通也发挥着重要作用。因此，积极的治疗沟通可以改善会诊过程，产生更安全的结果，减少患者的疑虑（Thomson et al.，2005），并有助于减少潜在的决策负担。

（二）会诊期间的具体步骤

在会诊过程中，患者需感受到来自护士的充分关注。基于此，患者才更有可能尽力准确地回答问题和回忆过去的事件。为了建立融洽的关系，让患者安心，采用杰文（Jevon，2016）推荐的方法启动咨询过程将大有裨益。患者不仅可以就可能影响医生对疾病判断的问题进行询问，也可以提出明确的要求，最重要的是，患者可以选择如何回应所提供的建议或治疗。开处方者与患者双方的选择与行动共同塑造着会诊的结果。简而言之，会诊是一个互动决策的过程这一概念与治疗联盟的概念密切相关（见第 2 章）。

积极地初次接触：自我介绍时与患者握手。

隐私：向患者保证他们的隐私和尊严将得到保护。

患者姓名：确定患者希望被如何称呼。

患者的身体舒适度：确保患者处于舒适姿势的同时，调整自身坐姿，避免使患者感到尴尬或不适。

保密性：向患者保证他们的所有信息都将被视为保密信息。

姿势：避免站起来，不要高过患者。理想情况下，与患者坐在同一水平面上。

有效的沟通技巧：尤其要留出时间倾听患者所说的话，避免展现出匆忙或不耐烦的态度。

适当的语言：使用通俗易懂的语言和确保患者能理解是准确记录病史的关键。遇到专业术语时，应提供易于患者理解的替代词汇。（例如，“痰”替换“肺泡、器官分泌的黏液”）。

杰文（Jevon，2016）认为，护士在临床会诊中应该问的问题类型取决于许多因素，包括患者的类型和患者寻求会诊的原因。例如，以前见过患者吗？这是第一次就诊吗？信息应该由另一个了解患者的人与患者共同提供吗？以下是会诊过程的先后次序：

1. 介绍；

2. 主诉和现病史；

3. 系统询问；

4. 既往史；

5. 家族史；

6. 个人史和社会史；

7. 药物治疗史；

8. 过敏史；

9. 患者的想法、担忧和期望。

1. 介绍

向患者介绍自己（如姓名、职位）是非常重要的。紧接着，确认患者的身份，包括他们的名字和他们希望被如何称呼。在正式进行病史采集和临床检查之前，获得患者的明确同意是不可或缺的环节。一旦获得许可，开具处方的医生应首先以开放式问题引导患者叙述其主诉病史，随后根据需要逐步聚焦至更具体、更具有针对性的封闭式问题。这种交流方式不仅能让患者自由表达其经历和担忧，还有助于医生高效地收集到所需信息。在心理健康咨询中，不断问患者问题并不总是合适的。如果患者多疑、偏执或极度痛苦，最好的策略是留白，让开处方者以后再补上。开处方者可以从旧的笔记中收集病史，也可以与最亲近的亲戚或照护者等相关者交谈。随着时间的推移，每个临床医生都会形成自己的面谈风格，并擅长运用这种风格，这样问题就不会显得尴尬或勉强。

2. 主诉和现病史

在新的患者会诊期间，开处方者应该确定患者是否患病，如果是，诊断结果是什么。如前所述，目前，会诊最重要的部分是患者的主诉史和现病史。记录病史时，开处方者不仅要努力搜集对鉴别诊断至关重要的信息，还要积极就患者的抱怨与担忧给出专业且深入的见解。因此，倾听患者的主诉并据此确定主要症状，是记录病史过程中不可或缺的一环。

患者可能最初描述得不够具体，但在开处方者温和引导与深入交谈的推动下，他们可能会逐渐详细地阐述问题，开始畅所欲言。例如，患者可能会抱怨疲劳，开处方者应该抓住这种抱怨，并询问睡眠方面的具体问题。开处方者应确保给予患者充分的时间来表达自己，避免打断其发言（见第 2 章）。根据沙赫（Shah，2005b），开处方者在会诊时应注意以下事项：

- 谁注意到的这个问题（例如：患者本人、亲属、护理人员、医疗保健专业人员）？
- 患者最初采取了什么措施（例如：自我治疗）？有没有取得效果？
- 何时寻求的医疗帮助，原因是什么？
- 医疗保健专业人员采取了什么行动？

- 在那之后是怎样的情况？有没有好转？
- 已经进行了哪些检查，计划进行哪些检查？
- 接受了什么治疗？
- 关于这个问题，患者被告知了什么？

3. 系统询问

在系统询问中，开处方者会提出一系列与身体系统相关的问题，这使他们能够获得更多的信息，然后可以和患者的主诉联系起来，这样可以减少错过重要症状或漏诊的风险。然而，如果患者太过健谈或是合并多种症状，系统询问可能会导致混淆疾病以及误导开处方者。因此，开处方者应系统而仔细地进行这项工作。系统问诊的检查清单应包括心血管、呼吸、皮肤、骨骼、内分泌、神经和泌尿生殖系统。

4. 既往史

确定患者的既往史是有用的，原因在于如果患者长期患有一种疾病，那么任何新出现的症状都可能与之相关。例如，甲状腺问题等长期存在的疾病可能与抑郁症有关。此外，了解患者的既往史也有助于确定最合适的治疗方法。

开处方者应询问患者是否有过任何严重疾病，是否住过院或做过手术。通常会询问患者是否患有以下疾病：

- 黄疸；
- 贫血；
- 结核病；
- 风湿热；
- 糖尿病；
- 支气管炎；
- 心肌梗死 / 胸痛；
- 脑卒中；
- 癫痫；
- 哮喘；

• 心理健康问题（如：抑郁、焦虑、精神病）。

5. 家族史

家族史评估通常可以了解一个人的家庭关系。开处方者应该找出和患者关系和谐的家庭成员，以及原因。同样地，他们也应该探究家庭内部不和谐的原因。沙赫（Shah，2005）认为在收集家族史时应包含以下内容：

• 找出家族里谁有同样的问题。例如：他是一级亲属还是二级亲属？

• 确定有多少家庭成员受到这个问题的影响。

• 明确问题到底是什么。例如，“神经问题”可以包括以下几种情况（如抑郁、焦虑、精神分裂症）。

• 明确问题的性质，因为可能有多个家族成员有“神经问题”，但它们可能完全不同，因此与患者的特定问题无关。

• 确定亲属是在什么年龄出现问题的。显然，早期的表现比后期的表现更为重要。

• 了解患者的父母是否还活着，如果没有，那他们是在什么年龄死亡的，死因是什么。

6. 个人史和社会史

患者的个人史和社会史很重要，因为它们有助于我们理解是什么让他们变成现在这样。按照时间顺序来梳理个人史相对容易，特别是在你之前的询问中可能已经收集到某些有用的信息的基础上。你需要简单询问以下问题。

病前人格：为了进行心理健康评估，开处方者可以从第三方或相关人员那里获得患者病前人格的信息。这些信息尤为重要，因为它可以帮助我们了解疾病是如何影响个体的。

社会史：了解患者的社会史很重要，同时了解疾病对患者及其家人生活的影响也很重要。

婚姻状况和子女：询问患者是否已婚或有伴侣，以及是否有孩子。如果患者身体虚弱或是老年人，这一点尤其重要，因为这将有助于确定该家庭是否能够在必要时照顾他们。

职业：了解患者的职业（或曾经从事的职业）。由于某些职业有患病的风险，因此应该注意到所有患者曾经从事的职业。例如，从事建筑类工作以及与此相关的工作可能会诱发与石棉有关的疾病。有些职业可能会受到某些疾病的影响（被诊断患有癫痫的出租车司机将不得不放弃他们的工作）。

居住地：明确患者居住的地方和住宿的类型（例如：共享住宿、平房、公寓楼）。这些信息可能是患者出现主诉的影响因素和患者出院时的考虑因素。

旅行史：在现代会诊中，询问患者最近的旅行史是很重要的，特别是如果怀疑感染由疟疾、埃博拉病毒和新型冠状病毒等疾病引起时（Shah，2005b）。

爱好和兴趣：了解患者的爱好和兴趣，这会帮助开处方者更好地了解患者，以及确定什么对患者是重要的。

吸烟和饮酒史：鉴于吸烟和饮酒与多种疾病之间的关联，详细询问患者的吸烟和饮酒习惯（包括过去和现在）是必要的。在询问时，开处方者应保持非批判的态度，以确保获取到关键信息。例如，当问及饮酒时，开处方者可以这样问："你喝酒吗？"或者"你通常喝多少酒？"如果没有明确的答案，也可以问："你在过去一周 / 两周内喝了多少酒？"

7. 药物治疗史

患者对药物的见解可以提供有用的信息，让开处方者了解到他们认为药物哪里出了问题。在启动或调整药物治疗之前，要了解患者正在服用什么药物（因为旧的药物可能无效，也可能与新的药物相互作用）。记得询问药物的副作用和依从性，以及注意可能存在的药物相互作用。药物治疗的副作用可能是患者出现主诉症状的原因。开处方者应确定患者是否正在服用以下药物：

- 处方药；
- 非处方药（如阿司匹林）；
- 草药或"自然"疗法；
- 娱乐性药物（如大麻）[1]。

如果患者正在服药，请了解其剂量、给药途径、治疗频率和持续时间。开处

[1] 译者注：在英国，大麻属于娱乐性药物；在中国，大麻是违禁药物。

方者应考虑患者不遵医嘱服药的可能性。若患者对自身用药情况不确定，则有必要通过其医疗史来探寻其是否正接受针对特定疾病（如关节炎或焦虑症）的治疗。例如，“你有治疗关节炎（或焦虑症）的药吗？”（Shah，2005a）。

8. 过敏史

开处方者应详细记录患者过去对药物或其他过敏原的过敏反应。具体来说，开处方者应该询问患者是否对青霉素过敏。如果是，那么下一步就要区分过敏和副作用（见第 11 章）。一旦确定了患者的主诉，下一步就是进行仔细评估，以便进行适当的调查，以及计划和审查。

9. 患者的想法、担忧和期望

一个好的病史记录系统将帮助开处方者确定患者的想法、担忧和期望。要达到这一点，要求开处方者的沟通是系统且有效的。在会诊过程中，患者不满的一个常见原因是和开处方者的无效沟通（Ford et al.，2005）。开处方者对患者的配合表示感谢以及询问他们是否有疑惑，这对改善与患者的沟通是很有帮助的。为了减少可能出现的误解，开处方者应该给出一个简短的总结，以概述患者的问题或症状，这将有助于确认双方没有误解对方的意思。

（三）临床检查概述

完成病史记录后，就要进行鉴别诊断，这将有助于指导临床检查的重点。在进行体格检查前应征得患者的同意。体格检查的详细论述超出了本书的范围，建议读者查阅相应书籍。在精神状态检查中，建议的检查应包括以下内容：

- 外表和行为；
- 语言表达；
- 情绪；
- 想法；
- 感知能力；
- 错觉；

- 认知；
- 洞察力。

（四）结论

在会诊后，开处方者会做出诊断，随后进行鉴别诊断并据此制订治疗计划。在制订治疗计划时，开处方者应决定患者目前是否需要治疗；如果需要，治疗应该针对哪些问题和症状，患者应该接受什么样的治疗或联合治疗，以及什么治疗环境最合适。例如，开处方者应该评估患者是否需要药物治疗、住院、门诊治疗、或心理治疗。如果患者需要住院，开处方者应说明住院原因、住院类型、患者必须住院的紧急程度以及预期的住院时间。如果患者或其家属不愿接受治疗建议，而开处方者认为拒绝治疗可能会产生严重后果，那么患者应签署拒绝治疗声明；或者，如果该患者对自己或他人构成风险，开处方者应考虑启动《精神卫生法》（1983）申请。

四、药剂师的角色

药剂师在药品管理中的作用是保证安全、有效的用药。药剂师角色的重点是了解患者的药物需求。近年来，“以患者为中心”的理念已逐渐演化为药学服务的核心理念，我们可以将其定义为“药剂师负责任地提供药物，以实现预期的治疗效果，从而提高患者的生活质量”（Hepler and Strand，1990）。在药学服务中，药剂师直接承担着患者药物治疗成效的责任。近年来，药剂师的作用已从单纯的药物制备和供应转向与医生、护士和患者分享医药专业知识。药剂师还在医院和社区中发挥持续促进药学保健发展的作用。

（一）在社区中的药学实践

在社区中，药剂师帮助患者从药物治疗中获得最大的益处，分发药物，并为患者提供支持。在管理包括许多精神健康状况在内的慢性疾病方面，药剂师不仅向患者提供药物，而且越来越多地参与制订护理程序，确保患者尽可能有利地使用处方药物，以改善治疗效果。

案例研究：理查德（Richard）

理查德是一名 26 岁的男子，医生给他开了美沙酮替代疗法。他从当地的社区药房取药。在配药和用药之前，药剂师萨蒂什（Satish）仔细了解了理查德的生活细节。他特意询问理查德，是否觉得当前服用的美沙酮剂量已经足够。在讨论过程中，萨蒂什能够确定，理查德在接受美沙酮治疗期间仍有使用非法药物的风险。萨蒂什向理查德指出了这些非法药物与美沙酮同时服用可能存在的风险。

在过敏或流感等常见疾病的治疗中，药剂师通过给人们提供建议和安慰，在安全的自我用药治疗方面发挥着至关重要的作用。就像上文提到的萨蒂什的例子一样。他们还在适当时提供非处方药，并在必要时将患者转给其他医疗保健专业人员。

在促进和支持健康的生活方式方面，药剂师通过提供健康筛查、关于健康生活的建议和其他服务来帮助人们保持良好的健康状态。在上述案例研究中，萨蒂什在了解理查德生活细节后，为理查德提供了生活方式建议。药剂师现在在一系列此类服务中发挥了作用，包括血压测量、体液检查、胆固醇检查、怀孕检查、戒烟建议和糖尿病指导。在英国的社区中，在特殊情况下，应医生或个别患者的要求药剂师可以在没有处方的情况下提供处方药物。最后，药剂师应积极向包括医生和护士在内的其他卫生保健工作者科普药物和药物使用的专业知识。

（二）在医院环境中的药学实践

医院药剂师的角色日益凸显出以患者为中心的理念，其核心职责是为住院患者提供药物。此外，许多医院的药剂师还为门诊患者提供药物，并提供有关其使用的建议和信息。目前，部分药剂师专门从事药物信息管理、处方开发和临床试验等工作。医院药房的一个重要发展趋势是将其服务范围从传统的药房扩展到病房和诊所。在许多地方，药剂师到病房检查处方单并开始供应，从而避免了需要将处方送往药房，这意味着在病房内就可以提供处方药品。药剂师更多地参与病房的药物管理，建议医生开什么药，并帮助护士解决在药物管理方面出现的问题。与社区药剂师一样，“病房药剂师”已经演变成一个以患者为中心的“临床药剂师”。通过走访病房，药剂师可以获得每个患者处方药物的详细信息，并在解释处方、检查剂量水平和监测处方中可能发生的药物相互作用等领域作出贡献。通过在病房工作，药剂师能获得更多有关患者临床情况的信息。此外，在配药过程中，他们必须确保药品贴上适当的标签。

药品标签

《药品法》（1968）规定药品必须贴标签，并且标签必须清晰、易读和可理解。并且规定标签上的资料包括：

- 患者姓名；
- 药品名称（通常是通用名而不是品牌名）；
- 制剂类型（如糖浆、片剂、胶囊等）；
- 药效；
- 用药剂量；
- 存储说明；
- 给药途径；
- 有效日期；

• 关于产品的任何特殊警告；

• 批号和使用说明。

配药后，必须安全地运输和存放。在继续学习之前，试试活动 5.2。

活动 5.2　反思

如果药品标签不清楚，请考虑并列出可能出错的情况。

参考提纲见本章末。

在医院环境中储存药品

当药品被订购并运送到病房后，应统一存放在上锁的橱柜中以确保安全。临床试剂、外用药品、内科药品、消毒剂、杀菌剂等应各自独立上锁。需要特别注意的是，一些口服制剂需要一个带锁的冰箱来单独储存。对于管制药物，应该配备一个专门用于储存这些药物的橱柜。这个橱柜应该固定在墙上，最好装上红色警示灯，当门打开时会给出提示。储存内科药品的橱柜应该与之前的橱柜分开，或是设在其他锁着的橱柜内。该锁不得与医院内的其他锁共用。我们按照当地的政策来储存受管制的药物并记录。现在我们将注意力转向开处方的过程，这个过程从会诊开始。

五、护士在药品管理中的作用

按照卢克（Luker）和沃夫森（Wolfson）的观点，我们可以将护士在药品管理中的作用分为以下几个方面（Luker and Wolfson，1999）：

• 给患者用药；

• 报告任何副作用并采取适当的措施；

• 向患者提供有关药物治疗和可能产生副作用的建议；

• 促进患者坚持服药；

• 提供药物治疗之外的替代或辅助治疗；

• 遵守药品控制程序。

护士的角色不是机械地执行任务，而是需要他们运用知识、技能和职业承诺进行专业判断。他们必须意识到药物管理的潜在隐患，并且要始终以促进和保障患者健康的方式行事。因此，护士要对自己的行为负责，这适用于所有职业领域的护士（见第 1 章）。也正是如此，他们必须要有扎实知识支持的实践技能，因为无论开处方者和药剂师多么谨慎或多么有能力，如果护士未能充分有效配药，也会产生不良后果。

为了确保为患者提供安全有效的建议及用药指导，护士必须掌握基础的精神药理学知识。护士需要了解处方、订购和储存程序、剂量水平、给药途径或方法，并需要咨询雇主政策以便获得详细的指导。除此之外，护士还需要了解药物的作用机制，识别药物副作用和毒性反应，知道如何应对中毒病例，还需要了解药物之间以及药物和某些食物之间的相互作用。

案例：优素福（Yosof）

优素福是一个患有精神分裂症的年轻人，正在注射氟哌噻吨。他找到护士布莱恩（Brian）说自己口干。布莱恩知道口干是药物的副作用，于是他给优素福服用了 5 mg 的丙环定（按要求提供）；但是在用药一个小时后，优素福告诉布莱恩说丙环定不仅没起任何作用，甚至还让他更难受了。

尽管布莱恩正确地判断出优素福正在经历氟哌噻吨的副作用，但在这种情况下使用丙环定是不正确的。丙环定仅用于缓解锥体外系副作用。正如优素福所说，在这种情况下使用丙环定会加重口干的症状。通过了解药物的基本知识和适应证，护士可以精确而自信地行使他们的专业职责。例如，如果你不了解幼儿或老年人的生理特点，你可能会把他们置于危险之中，因为他们比其他年龄段的人更容易出现药物不良反应。在继续学习之前，请试试活动 5.3。

活动 5.3　批判性思维

乔治（George）今年 76 岁，患有抑郁症。他的全科医生把他转诊到一所精神病院。但自从乔治开始服用丙咪嗪（一种三环类抗抑郁药）以来，他的病情就开始恶化。他现在更糊涂了，胃口也很差。他的老年精神科医生认为乔治需要调整药物。因此，他停用了乔治的丙咪嗪，重新给他开了西酞普兰。

- 医生为什么这么做？

参考提纲见本章末。

护士应熟悉与药品管理有关的地方政策和程序，特别需要了解接受药物治疗的患者，包括患者的姓名、年龄和诊断。此外，护士应熟悉患者的过敏情况，如过敏史或对其他药物的不良反应史。

最重要的是，护士应该掌握各种技能，以便能够在临床环境中更好地管理药物。一项重要的技能是观察，通过观察患者服药前后的情况，护士应该能评估患者是否需要该药物治疗或该药物治疗是否有效。下面的案例研究充分说明了这一点。

案例研究：克里斯汀（Christine）

克里斯汀今年 27 岁，每天服用 3 次 10 mg 的安定来治疗长期焦虑。克里斯汀在休了一天的探亲假后回到病房，她告诉护士想要立即服药。护士注意到克里斯汀的言语含糊不清，更重要的是她的呼吸里有酒味。在与护士进一步交流后，克里斯汀承认她在家时喝了几杯酒。护士告诉克里斯汀，必须等酒精的作用消失后，才能给她服用药物。护士进一步解释了酒精的作用及其与安定的药物相互作用。

护理观察应持续关注患者的精神状态以及检测是否出现副作用。如果护士没有注意到克里斯汀的口齿不清和她呼吸中的酒味，她就会给她服用安定。安定与酒精相互作用后，可能会抑制呼吸系统。

另一个重要的技能是良好的沟通。在所有与心理健康护理相关的技能中，这一技能在所有心理健康护理技能中占据核心地位，这也是本书的主题。在治疗的早期阶段，护士需积极收集患者的关键信息，如过敏史、患者以前服用的药物、正在服用的非处方药以及患者在按照指示服药时遇到的问题，或者患者对药物的总体态度。护士需详尽告知患者相关信息，例如，药物名称、剂量、一次服用的片数和每天服用的次数、可能需要多长时间才能产生治疗效果、可能出现的副作用及其处理方法。护士应将所有这些知识和技能都纳入他们的药物管理实践中。

（一）药品管理

据英国国家患者安全局（the National Patient Safety Agency，NPSA）估计，英格兰和威尔士的每家医院每天要管理大约 7000 剂药物（NPSA，2007 年）。临床工作场所有基于法律要求的药物管理政策，以及行业准则和专业机构标准，如护理和助产委员会（NMC）。NMC 强调，药物管理能力是其专业注册中一个不可或缺的基本准入条件。NMC 还明确指出，护士不应将药物管理视为纯粹的机械任务，而应视为需要思考和专业判断的任务（NMC，2010）。药物管理是一项复杂的工作，包括以下几项任务：

- 遵循“十个原则”，安全有效地用药；
- 评估和监测药物的效果；

• 与其他专业人员合作；

• 监测并管理药物的不良反应。

在护士给药之前，他们应该对我们通常所说的“五个原则”（five rights，5Rs）中的 5 个因素进行自检。近年来，虽已扩展至包含另外 5 个原则（6~10），总共“十个原则”（ten rights，10Rs），但许多教科书仍然只提到最初的 5 个（1~5）。

1. 正确的患者：在某些情况下，患者药物管理图表上有患者的照片。务必通过照片核对患者身份，以防出差错。

2. 正确的药物：查看给药表上的药物名称，并与手上的药物进行比较。由于许多药物都有类似的拼写，因此有必要仔细检查。通常建议护士对所使用的药物进行三次检查：（1）取药时；（2）打开药物包装时；（3）将包装回放其存储区域时。

场景

开处方者给一名准备接受酒精解毒治疗的患者开了利眠宁，但护士给了患者氯丙嗪。想象一下这个错误会对患者和护士造成的后果。

3. 正确的剂量：将处方剂量与实际手中的剂量进行比较。必要时进行计算以确定正确的剂量。如果不确定计算是否正确，请他人复核计算结果。

4. 正确的用药方法：查看用药说明，了解用药方法；查看药品标签，确认用药正确。这对需要注射的药物至关重要。

5. 正确的时间：核实药物使用的频率，并确保规定的用药时间与当前时间匹配。

6. 正确的记录：在护理记录中记录患者用药的剂量和时间。如果你注射了药物，你需要记录下药物的名称、剂量和注射部位。

7. 正确的健康教育：告知患者药物的潜在治疗效果和可能的不良反应，并提供减少药物副作用的建议。

8. 拒绝的权利：患者有拒绝药物的权利，但护士必须权衡拒绝治疗可能存在的潜在风险，特别是对那些疾病意识差或缺乏自我管理能力的人（见第 1 章和第 2 章）。在这种情况下，《精神卫生法》（1983）和《精神健康法》《意思能力法》（2005）应该能有所帮助。护士务必记录所有拒绝治疗的情况。

9. 正确地评估患者：在给药前后进行正确的评估。例如，对于服用地高辛的患者，只有当患者的脉搏每分钟大于 60 次时才能够给药。

10. 正确地评估药物：护士应确保充分了解药物的过敏反应和不同药物之间的相互作用。

场景

一位患者本应上午服用 40 mg 氟西汀，但由于没有及时起床，通常下午才服药。通常情况下，他的睡眠模式会受到干扰，晚上大部分时间都醒着。

管理所有药物时应避免药物接触到可能受污染的物体或表面，包括护士自己的手，这一点是非常重要的。护士不应该把药物放在无人看管的地方，在患者服药时观察患者是很重要的。这避免了处置、囤积、滥用或误用药物，也确保了患者的安全。

用药记录是一项重要的工作任务。患者药物管理表记录患者服用了什么药物以及何时服用。与其他医疗记录一样，它也是一份法律文件。所有机构都有有关文件编制方面的政策和程序。管理护士需要在相应的处方旁边进行初始记录，包括时间和日期。管床护士可以提供其他信息，如地点、疾病的严重程度或地高辛等药物的脉搏率。如果患者拒绝用药，那么管床护士应在患者记录中记录患者拒绝用药的情况及其原因，并通知处方医生。

记录所有的用药错误并通知开处方者。大多数机构政策都要求管理者提交一个单独的表单来记录用药错误。错误用药包括在错误的时间或通过错误的途径使用错误的药物或剂量。我们认为由于管理不当而导致的遗漏用药是错误的。如果护士没有记录错误，将来就很难避免类似的错误，所以记录这个过程是你的任务。

（二）管制药物的管理

英国国家卫生信托机构通常根据《药物滥用法》（1971）（见第 1 章）和 1973 年和 2001 年《药物滥用条例》等规定的法律和专业责任，制定与管制药物的处方、处理、储存和管理有关的程序。与所有药物一样，我们根据相应的专业机构制定的原则和指导方针管理受控药物（NMC，2010）。例如，它明确规定必须有两个人，且其中一人必须是注册护士或助产士，来见证所有管制药物的准备和管理（标准 26）。在护士静脉注射管制药物的情况下，应当有两名注册护士在场见证（标准 20）。除静脉注射管制药物外，经执业或学术评估人员认可其对药物管理程序的知识和能力的实习护士，可与注册护士一起检查管制药物。

给药后，管理员必须填写管制药品登记簿上的每一栏，详细内容如下：

- 管理的日期和时间；
- 患者姓名；
- 给药剂量和被丢弃的剂量；
- 给药护士的完整签名，以及见证人的签名；
- 库存的剩余量。

如果有不正确的记录、药物丢失或疑似药物丢失，护士应立即向其直系领导和药房报告。在任何情况下，任何人不得更改管制药品登记册上的错误；相反，应该正确地重写条目。接下来了解一下不同的给药途径和给药技术。

六、给药途径和给药技术

案例研究：安（Ann）

自从18个月前获得注册护士资格以来，安一直在急诊病房工作。交接班时，她被告知，她护理的一名患者需要服用苯巴比妥。安按照处方给药，处方注明600 mg苯巴比妥，于是她配发了10片60 mg的苯巴比妥药片。虽然她认为一次给10片是过量的，但她没有质疑过处方，也没有检查过《英国药典》。大约两小时后，患者被发现躺在浴室里，昏迷不醒，呼吸减弱。患者立即被转移到最近的综合医院。开处方者被告知这件事，随后的调查显示，开处方者实际上只打算开60 mg的苯巴比妥。

即使是经验丰富的医生或药剂师，在开处方时也难免会犯一些很低级的错误。管理人员有责任确保其所护理的患者获得的药物将产生最大的益处和最小的危害。安凭借直觉认为，10片药片的剂量并不合理。如果管理员认为剂量或药物不正确，他们应该在给药之前立即联系处方医生进行确认。如果安在给药之前先联系了管理员，她就会避免这一事故。

即使管理员联系开处方者查询处方，他们也应该综合考虑多个因素，包括开处方者的经验，对是否给药做出自己的判断。例如，经验丰富的精神病顾问的解释，往往比夜班结束、可能疲惫的初级医生的解释更受处方者信赖。

如果管理者仍然不确定，他们可以在作出决定之前征求药剂师的意见并咨询处方。显而易见，当护士遇到使他们疑惑的处方时，应通过询问确认其正确性以保障患者安全。忽视询问而直接给药，无疑是将患者置于危险之中（Luker and

Wolfson，1999）。除了确保处方药物和剂量合适，护士还应采取实际步骤，确保安全有效地给药。

（一）口服药物给药程序

口服是最常见的给药途径。这是因为与注射相比，它在经济上更可行，耗时更短，需要的设备更少，而且不会引起疼痛和焦虑。在护士开始给药之前，他们需要准备好以下事项：

- 电子处方或纸质处方表；
- 用于检查药物详细信息的药物处方（例如 BNF）；
- 制造商信息（如需要）；
- 一次性药物托盘、杯子和勺子；
- 装有药品和片剂分离器 / 粉碎机的药品小车；
- 水；
- 一双手套。

护士必须遵循当地信托机构或雇主的药物管理政策，因为不同机构政策可能会有所不同。在给药之前，护士应确保治疗室环境安全，以避免闲杂人员进入。护士在给药期间应避免分心和中断，这可能意味着需要向其他同事说明当前正在执行给药任务，无法参与其他工作，如接听电话。此外，重要的是，尽管英国皇家药学会支持单人核对口服药物，但在严格的地方政策指导方针和协议中，实习护士不能单独核对口服药物（RPS，2019）。但是实习护士在实践学习过程中会参与、了解药物管理程序。如果是要求双人核对的药物（如：管制药物），两名护士应进行全面的核对、检查，包括药物的准备、给药的过程和文书的记录。切勿给予患者未经亲自检查确认的药物。

第 1 阶段

• 仔细阅读处方，如果处方的日期模糊或开处方者的签名不清晰，应该立即联系开处方者确认信息，而不是盲目给药。在给药前，需要对患者进行初步检查和必要的观察（如血压、脉搏）。

• 核对处方单，确保处方与患者信息匹配无误，且处方内容清晰可辨。处方上应明确包含以下信息：

☆ 患者名字；

☆ 给药途径；

☆ 药品的批准名称；

☆ 给药剂量；

☆ 给药的频率和时间以及治疗的持续时间；

☆ 任何特别说明（例如与食物一起服用或在食物前服用）；

☆ 任何药物或食物过敏，包括替代药物。

如果护士有任何疑问，他们应该在给药前联系处方医生或药剂师。如果需要重写处方，护士有责任在开药前联系开处方者。

第 2 阶段

• 选择所需药物，对照处方检查药物标签。将药物从药盒或药瓶中取出。

• 准备药物，并根据处方再次核对：

☆ 患者的名字；

☆ 药品的名称和剂型；

☆ 给药途径；

☆ 药物剂量计算结果（如果需要的话）；

☆ 剂量；

☆ 正确的日期和时间；

☆ 最后一次服药的时间；

☆ 药物的有效期。

第 3 阶段

护士确定了上述情况无误后，他们必须告知患者药物的名称、功效、服用频次、潜在的副作用以及如何减轻这些副作用。下一步是核实患者是否同意服用药物。一旦确定患者已经服用药物，护士必须在服药表上签名。如果护士出于某种原因没有给患者服药，他们应该在病历和护理记录中记录这一点，并说明原因。如果护士在患者服药期间或之后观察到或是被患者告知存在用药禁忌证，他们应首先听取药剂师的建议，然后再联系开处方者。另见关于管制药物管理的一章和第1章关于管制药物的立法概述。在继续学习之前，请试试活动5.4。

活动5.4　循证研究

尝试在药品储藏柜中识别不同类型的药品。在观察时，请注意药物存储容器的设计方式，并注意可能导致给药错误的各个方面。

参考提纲见本章末。

（二）注射给药

注射是一种肠外给药途径（即不通过消化道）。有几种注射方法，最常见的是肌内注射（intramuscular injection，IM），皮下注射和静脉注射。在心理健康实践中，我们通常使用肌内注射，尽管在过去十年中，随着新的药物管理方法的出现，肌内注射在一般医疗保健领域中的使用大幅减少（Cornwall，2011），然而，在心理健康领域中，护士还是应熟练掌握肌内注射以达到更好的治疗效果。

肌内注射

注射对护士来说是一项既常规又常见的操作，良好的注射技术可以减少患者的痛苦。然而，仅凭技术而忽视提升工作所需的基础知识，仍可能使患者面临不良并发症的风险。例如，若注射不当，药物可能无法到达正确的部位，药物的吸收可能不完全，导致药物的血清浓度不理想，这可能会对患者的治疗效果及心理健康产生负面影响。

药物的化学性质决定了其吸收速度，可能是迅速吸收，也可能是逐渐吸收。以肌内长效注射为例，它可能是心理健康实践中最常用的注射方式。长效注射剂是药理学制剂，通过释放其活性化合物使其在很长一段时间内有效。它们要么是固体形式的（如：利培酮 - Risperdal Consta），要么是油基制剂（如：三氟噻吨癸酸酯）。与长效注射有关的优点见第 8 章。

肌内注射的管理涉及一系列复杂的内容，包括注射量、注射的药物、技术、注射部位、注射器和针头的大小、患者的年龄，以及是否存在出血性疾病（Malkin，2008）。英国国家公共服务方案（2007 年）指出，不良结局可能给患者和保健工作者带来风险，包括出血性疾病患者的出血（Plotkin et al.，2008）、疼痛、坐骨神经损伤、注射性纤维化和感染。

正确的肌内注射应确保药物沉积于肌筋膜下方，即皮肤的脂肪皮下层下面。通常依据药物制造商的建议、注射药物、肌肉密度、患者意愿来选择注射的部位。托尔托拉（Tortora）和德瑞克森（Derrickson）推荐了五个可能适合肌内注射的部位：上臂三角肌、臀背部、侧臀部、股外侧肌和股直肌（Tortora and Derrickson，2018）。在选择部位时应该充分考虑每个部位的优缺点。

上臂三角肌位于肩峰下缘（图 5.2）。我们很少使用这个部位进行肌内注射，特别是抗精神病药物的注射。在三角肌部位注射可能会引起不适，并有桡神经和臂丛神经损伤的风险。因此，一次最多注射 1 mL。

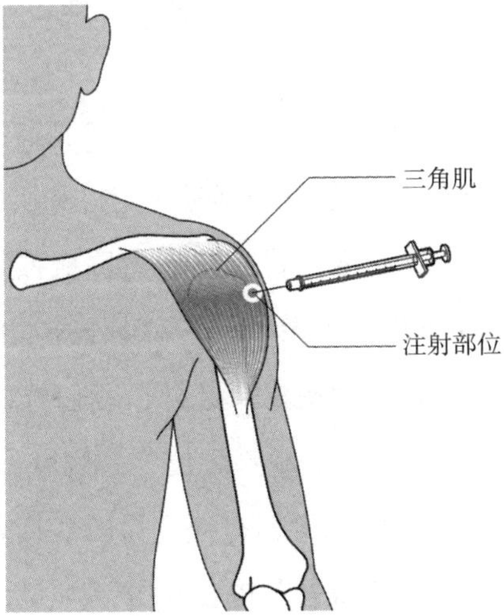

图 5.2　上臂三角肌注射部位

在臀背部位，或臀部外上侧象限（图 5.3）注射，可能是最常见的。平时经常选臀背部进行注射可能是由于该部位有更大的肌肉体积，更容易注射，能减轻疼痛或是满足患者的要求。然而，这个位置的缺点是它靠近主要神经（坐骨神经）和血管。此外，药物吸收缓慢，该部位有一层厚厚的脂肪组织，很难用标准针将药物注射到肌肉组织中。当药物无意中沉积到皮下组织时，会改变药物的药代动力学，并且会增加患肉芽肿、无菌脓肿、组织溃疡或脂肪坏死的风险。尽管 CT 扫描臀背部注射的平均成功率只有 8%~32%，且侧臀部位被越来越多地推荐，然而臀背部注射仍然很受欢迎。

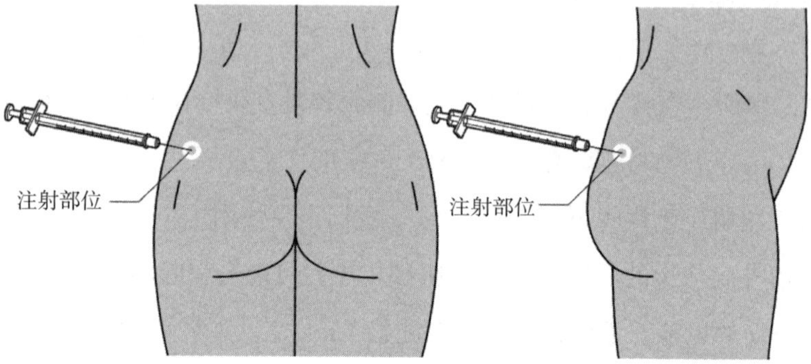

图 5.3　臀背部注射部位

对于成人，在侧臀部注射更受青睐（图 5.4）。在侧臀部注射的优点是它不受主要神经和血管分支的影响。其他优点包括易于定位和肌肉厚度足以进行深度肌内注射或 Z 型注射。现在建议使用侧臀部位作为抗精神病药物的注射部位，并且预充式注射试剂盒也明确提倡这种做法。它对皮下脂肪的影响较小，越来越多的研究认为在侧臀部注射是安全的操作。此外，我们选择侧臀部进行注射可以允许患者摆放多种体位（如仰卧位、左侧卧位、右侧卧位、俯卧位）。3 或 4 cm 的针很可能穿透这个部位的肌肉。尽管有强有力的证据表明它优于其他部位（Zimmermann，2010），然而，侧臀部位的使用并不常见，原因可能在于护士缺乏在该部位进行注射的信心，或者对安全的臀部肌内注射位置及其理由缺乏了解。

股外侧肌很少用作注射部位，但使用这种方法有几个优点，主要优点是该肌肉通常发育良好，即使在儿童中也是如此（图 5.5）。注射时，患者可以选择平卧位、坐位或侧卧位，注射部位朝上。该部位的另一个优点是，患者可以自己在该部位注射长效注射剂，少数患者已经学会该注射方法。使用该部位的缺点是，股动脉可能形成血栓，特别是当注射位置不正确时。

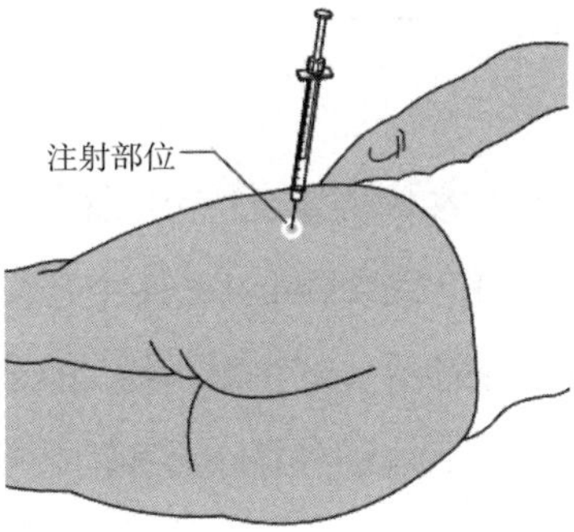

图 5.4　侧臀部注射部位

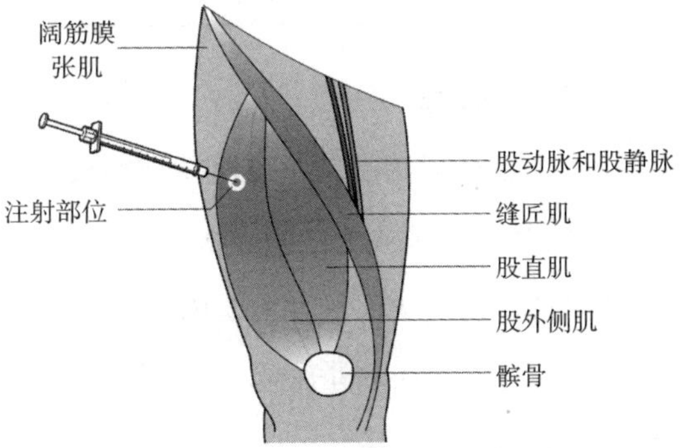

图 5.5　股外侧肌注射部位

除婴幼儿和自我注射外，很少使用股直肌部位。

可以注射到每块肌肉的药物剂量各不相同，这是基于肌肉大小这个因素，但是几乎没有研究证据来支持这些建议。对于肌肉大的成年人，推荐的最大剂量是 4~5 mL，对于肌肉小的成年人，建议的最大剂量是 1~2 mL（Workman，1999）。有几个因素影响患者对注射的耐受性，包括药物是否为油基制剂、药物的浓度、药物是否为抗生素以及药物的 pH 值。因此，护士应该根据患者可能耐受的剂量进行临床判断；这可以根据肌肉大小和药物的黏度来决定。有一些证据表明，较小的注射剂量有助于吸收，不太可能引起不良反应（John and Stevenson，1995）。政府卫生部门建议，如果需要注射的剂量大于 3 或 4 mL，应在两个部位分开注射（DoH，2006）。表 5.1 给出了不同注射部位的推荐注射剂量。

表 5.1　肌肉类型和最大注射量

肌肉类型	注射量
三角肌	1 mL
臀背外侧肌	4 mL

续表

肌肉类型	注射量
侧臀	2.5 mL
大腿外侧肌	1 mL
股直肌 - 成人	5 mL

针头的选择

大多数注射用的针头由不锈钢制成，针规（G）表示针头的外径。针是根据其长度和外径来区分的。针的长度从 16 mm（5/8 英寸）到 76 mm（3 英寸）不等。一般来说，我们使用长针给肌内注射药物，而使用短针给皮下注射药物。针规的数字越大，表示针的外径越小，所以 25G 的针外径比 19G 的外径小。相同长度的针可以有不同的孔径。

根据护士给药的浓度来选择针头规格。如果药物比较浓，比如长效抗精神病药物，护士可以选择小规格、大外径的针头（如：22G~19G）。对于每个针规，有不同的针长可供选择。表 5.2 给出了各种针规的颜色代码。

表 5.2 针规的颜色代码

针规	颜色代码
26G	棕色
25G	橘色
23G	蓝色
22G	黑色
21G	绿色
20G	黄色
19G	白色

一般来说，我们给患者注射液体药物，如抗生素、丙环定或维生素 B_5，使用 22G 针，因为其针头长度较长（25 mm），便于深入肌肉。如果药物浓度较高，如长效注射液（如三氟噻吨癸酸酯），我们可以使用 20G 针头。此外，对于那些

臀部脂肪较多的人，特别是女性和身体质量指数（BMI）大于 30 kg/m^2 的个体，建议使用更长的针头（5 cm）。如果我们进行大剂量肌内注射，可能会导致并发症和潜在的问题，包括疼痛、过敏反应、无菌性脓肿和脓毒性脓肿的形成。此外，针刺伤是一个长期存在的问题，也是护士重点关注的问题，这些损伤的风险包括感染肝炎和艾滋病毒等血源性疾病。为此，业界已经采取了若干措施，以尽量减少针刺伤的风险和影响，包括使用固定针和自动可伸缩的安全注射器。有证据表明，结合此类设备的使用与专业培训及安全操作实践，能显著减少医护人员与患者间针刺伤事件的发生（van der Molen et al.，2011）。

肌内注射技术

注射的第一步是护士告知患者即将进行的注射并获得知情同意（见第 1 章），以便患者有时间在心理上为这一事项做好准备。第二阶段是将注射所需的物品放在一次性托盘上，包括合适的针头、合适的注射器、消毒垫和胶布（创可贴）。理想情况下，有一个应急袋，里面装有治疗过敏性休克或心脏骤停的设备和物品，以防患者在注射期间或注射后不久出现这两种情况。每个进行注射的房间都应至少准备治疗过敏性休克的药物。切记，过敏性休克可能导致心脏骤停，这可能是由非常少量的抗原引起。一旦准备完毕，护士须严格遵循 10Rs 原则进行给药操作。

在进行注射之前，护士必须遵循所有基本的感染控制预防程序，包括洗手和戴上一次性手套。下一步是抽出适量的注射液，确保注射液中没有空气。其次，确保患者的隐私，并解释注射过程，包括可能存在的风险。护士应与患者讨论其首选注射部位，并按照当地标准操作程序进行注射。患者同意并确定首选注射部位后，护士应使用消毒垫（含酒精或聚维酮碘的海绵）彻底清洁注射部位的皮肤。

使用 Z 型注射法进行注射

1. 消毒了注射部位后，需等待该区域自然干燥，然后协助患者摆放一个舒适的卧位，可以是俯卧位，也可以趴在椅子上或坐着，嘱患者放松要注射的肌肉。

2. 你需要以你的非惯用手使待注射部位皮肤及皮下组织朝同一方向侧移 3~4 cm（这可以防止药物外溢或回渗到针眼），然后定位药物的注射部位（图 5.6）。在注射前拉动皮肤和皮下组织会使针头轨迹呈现字母“Z”的形状，这也是该注射法名称的由来。这条曲折的轨迹线可以防止药物从肌肉渗漏到周围组织。

3. 插入针头。保持针头垂直于皮肤，快速插入（“像飞镖”一样的姿势），深度足以穿透肌肉，但不会触及骨头（参见图 5.6）。快速插入针头将减少患者的痛苦。

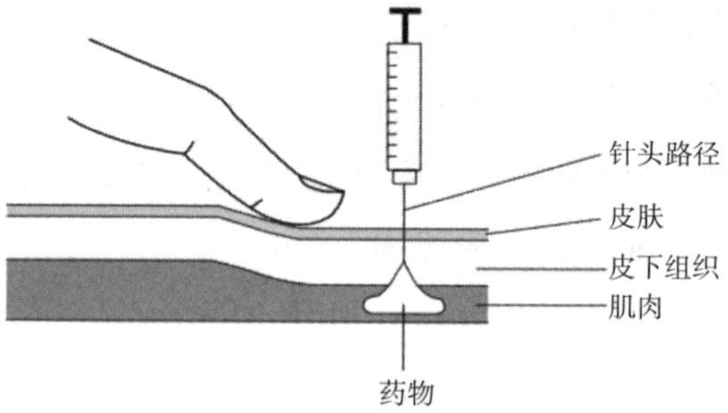

图 5.6　注射过程中和注射后的 Z 轨迹技术

4. 检查回血。回抽药液，检查注射器是否有回血。如果有血，这意味着可能扎到了静脉，所以你必须更换部位。这时你需要重新准备针头和药物。你要向患者解释你的行为，然后另外选择一个注射部位。在使用 Z 型注射法时，关于吸入空气的必要性一直存在争论，所以请咨询当地的政策。

5. 注射药物。如果注射器里没有血，推一下活塞，把药物缓慢地注射到肌肉里。

6. 创建 Z 型轨迹。在拔出针头前，需保持针头在肌肉内约 10 秒，随后缓慢拔出并释放对皮肤和组织的压力。这样做有助于减轻针眼闭合时的张力，从而降低药物渗漏的风险。

7. 对该部位施加压力。用纱布轻轻地按压注射部位。如果出血，可以用小绷带包扎。重要的是，避免对注射部位进行按摩，以防药物扩散或引发不必要的刺激。

8. 在图表和文件上签字。你应该在患者的药物表上签字，并在患者的病历上记录这次注射。记录的信息应该包括药物、剂量、用药途径、肌肉部位，以及日期和时间。如果注射的是重复使用的抗精神病药物，你应该说明药物的有效期。

注射成功后，用绷带覆盖注射部位，以防衣服沾上血迹，并保护注射部位免受感染。观察患者是否有异常反应，因为任何药物都有可能引起过敏反应。定期对患者进行检查，并告知患者这是为了确保注射后的安全和健康。

皮下注射

皮下注射是将药物注入皮肤下方的组织的方法，这种方法在糖尿病治疗和一些疫苗接种中尤为常见。通过皮下注射给药的药物包括胰岛素、抗凝血剂、阿片类药物和激素类治疗药物。与经肌内注射相比，皮下注射的药物吸收速度更慢，并且吸收的速度取决于注射部位。注射部位包括腹部、臀部、大腿外侧和上臂外侧。1 型糖尿病患者的胰岛素注射一般使用皮下途径。胰岛素每天以相同的速度被吸收是很重要的，最好是在相同的部位注射（例如：每天早上在上臂注射）。

皮下注射技术

这项技术与肌内注射类似，只不过我们使用的是更短的 25G（19 mm）或 27G（13 mm）的针。护士应该以 90° 或 45° 进行注射，这取决于他们能在拇指和食指之间抓住的皮肤量。如果护士能抓住大约 51 mm（2 英寸）的皮肤，他们就可以以 90° 进行注射。如果护士只能抓住 25 mm（1 英寸）的皮肤，他们就应该以 45° 进行注射。不需要回抽来检查静脉血管是否被刺破，因为这种情况不太可能发生。随后，护士应洗手并记录此次注射。

（三）直肠给药

我们同样可以通过直肠途径给予栓剂或液体药物。当患者因恶心、呕吐或意识丧失而不能耐受口服药物时，直肠途径特别有用。

在开始操作前，护士应遵守感染控制方案，减少交叉感染的风险，并向患者解释操作过程。鉴于文化敏感性和个人接受度的差异，对于直肠给药，签署知情同意书并获得患者明确的同意至关重要。护士应戴上手套，使患者舒适地侧卧，弯曲一条腿。在插入前用清水或水基润滑剂（如：K-Y 凝胶）润滑栓剂或灌肠剂的尖端。将栓剂的圆形末端插入肛门并向前推进。如果允许的话，让患者保留药液 5 分钟。

（四）舌下给药

我们使用舌下(也称为口腔)药物,使其能够通过口腔黏膜快速吸收到血液中。当药物与舌下黏膜（或脸颊或嘴唇内的颊黏膜）接触时，它会扩散到上皮下大量的结缔组织毛细血管中,并进入静脉循环。这与口服药物不同,口服药物通过肠道,在进入体循环之前在肝脏进行首次代谢。

与口服给药相比，舌下给药的优点在于更直接的吸收途径，并且几乎不存在由于不良胃酸、胆汁或肠道酶的首过代谢而导致的药物降解。此外，口服药物必须经过肝脏，药物可能会在发挥治疗效果之前被肝脏代谢。舌下给药的一个缺点是，长期使用酸性或腐蚀性药物可能会导致牙齿变色和腐烂。对于口腔内黏膜发炎或开放性溃疡的患者，护士不应使用舌下用药。在精神健康方面，丁丙诺啡是我们常通过舌下途径给予的一种药物，它作为防治药物滥用的替代疗法被广泛使用。

与大多数给药方式一样，护士应首先洗手并戴上非无菌手套。然后让患者张开嘴抬起舌头。将药物放在舌头底部和下牙龈之间（口腔给药时，将药物放在牙齿和脸颊之间）。要求患者保持药物的位置，直到药物溶解为止。

七、用药错误

用药错误可以定义为“治疗过程中导致或有可能对患者造成伤害的错误”（Millimas，2007）。从广义上来说，用药错误是指在药物处方、配药、储存或管理方面的错误，无论这些错误是否会导致不良后果（NPSA，2007）。用药错误会给患者造成原本不必要的疼痛和伤害，甚至可能导致死亡。用药错误是医疗保健服务中最常见的失败案例之一，也是报告的第二大错误类别（Cousins et al.，2012）。目前，据统计用药错误是世界范围内发病和死亡的第十四大原因，仅次于结核病和疟疾（WHO，2019 年）。根据 NPSA（2007），用药错误占不良事件诉讼索赔的 25%。因此，用药错误不仅对患者生命安全有影响，对从业人员也有负面影响。

从经济角度来看，全球因医疗差错造成的损失估计为 420 亿美元，占全球卫生支出的 0.7%（Aitken and Gorokhovich，2013）。在英国，药品错误每年至少给 NHS 造成 25 亿英镑的损失，而因用药错误给患者造成的损伤则给 NHS 带来的损失高达 11 亿英镑（Frontier Economics，2014）。无论用药错误的经济成本是多少，用药错误对患者及其家庭造成了极大伤害。

多数事故源于药物管理失误（41%），较少部分源于处方错误（32%）。据报告，在导致患者死亡或造成严重伤害的事件中，涉及注射药物的用药错误占 62%。NPSA 进一步报告称，药物事故是仅次于患者事故、治疗 / 程序事故的第三大常见事件类型。三种药物事故类型导致患者丧命和严重伤害的比例达到 71%，这三种类型包括：不清楚 / 错误剂量或给药频率、错误用药、遗漏 / 延迟用药。无论是错误、失误还是过失，NPSA 认识到，大多数错误不是医疗保健专业人员鲁莽行为的结果，而是由于药物管理的复杂性而导致的（NPSA，2007）。在众多可能对患者造成伤害的原因中，我们最可能预防的一个原因就是用药错误，它可能发生在用药过程的每个阶段。

（一）处方错误

在药品管理中，处方是流程的第一阶段，这一阶段的错误可能导致接下来的很多问题。处方错误主要体现为药物选择不当，这涵盖了错误的剂量、数量分配，以及未遵循处方禁忌证。此外，还包括对处方药物及其推荐剂量的不熟悉，以及对患者个人信息的掌握不足。其他常见错误因素包括字迹不清、用药史记录不准确、药品名称混淆、小数点使用不当、小数点前没有零（例如错误将 0.1 写作 .1）。同样地，由于使用了后面的零（例如 1.20），剂量出现了十倍的误差。使用缩写也会导致混淆（例如：AZT 即可表示硫唑嘌呤［azathioprine］，也可表示齐多夫定［zidovudine］，以前称为 azidothymidine），使用口头命令也容易出错。

（二）配药错误

配药错误可能贯穿整个配药流程，从药房收到处方到向患者提供药物，这些错误可能是选择错误的剂量或药物。这种情况主要发生在名称或外观相似的药物上。例如，Lasix（速尿剂）和 Losec（奥美拉唑），它们手写时看起来很相似。这进一步强调了通用处方的必要性（Williams，2007）。其他名称相似的药物包括 lorazepam（劳拉西泮）和 lormetazepam（氯美西泮），以及 amiloride（阿米洛利）和 amlodipine（氨氯地平片）。其他潜在的配药错误包括错误的剂量，错误的药物或患者与药物不匹配。计算机标签的使用导致了输入错误，这是配药错误的主要原因之一。减少错误的方法包括将具有相似名称或外观的药物分开放置，尽量减少配药程序中的中断，并将配药员的工作负荷减少到可控程度。

（三）给药错误

给药错误源于患者收到的药物与处方者开具的药物不符。换言之，只要违反了 5Rs 中的任何一条，就会发生给药错误。长期以来，给药错误一直是护理实践中极具风险的关键环节之一。多数情况下，由于疏忽，没有给患者使用药物，使用不正确或过期的药物。

给药错误的发生，往往源于给药前未严格核对患者身份，以及相似药物在相似区域的混淆存储。像噪声、查房时的干扰和光线不足这类环境因素，也可能导致给药错误。当正确剂量是多片药片时，或者当护士需要计算才能确定患者的正确剂量时，出错率上升。减少给药错误的方法包括：

- 检查患者的身份，特别是老年痴呆症患者；
- 确保在用药前由另一名医疗保健专业人员对剂量进行计算并检查；
- 确保处方表、药品和患者在同一位置，以便相互核对；

- 确保在正确的时间给药；
- 尽量减少给药时的中断。

临床药师在药物的安全使用方面发挥着重要作用；如果临床药师每天访问病房，他们就会更好地了解到临床人员在药物管理方面的培训需求（Williams，2007）。

本章小结

药品管理现在是一个涉及许多专业人员的复杂程序。在许多情况下，药品管理涉及开处方者、配药者和药品管理者。传统模式是医生开药，药剂师配药，护士管理药物。最近药品管理的变化改变了这种模式，许多专业人员，包括护士、助产士、物理治疗师、牙医和心理学家，在接受规定的培训后可以开药。开处方者的作用仍是诊断、开药和审查。药剂师在现代药物管理中的作用更为复杂：除了配药，他们还参与向其他专业人员和患者提供有关药物使用的专家建议。药剂师越来越以病房为中心。在精神卫生方面，药物管理要求护士熟悉并能胜任几种给药方法，包括口服、肌内注射、皮下注射、舌下和直肠给药。药品管理中可能导致药品错误，其中一些可能是致命的，因此应采取措施以尽量减少错误。

参考提纲

活动 5.2　思考

如果药品的标签不清楚，这可能导致各种错误，包括给药给错误的人，给错制剂，使用错误的给药途径，或不适当地储存药物。

活动 5.3　批判性思维

丙咪嗪并不适合老年人，因为它更容易产生副作用，如口干、便秘和心脏毒性。

活动 5.4　循证研究

你可能会发现不同剂量的特定药物（如奥氮平）有非常相似的容器设计，这也是一个很常见的错误来源。

拓展阅读

Lawson E，Hennefer D.（2010）*Medicines Management in Adult Nursing*. Exeter：Learning Matters.

O’Brien M，Spires A，Andrews K.（2011）*Introduction to Medicines Management in Nursing*. Exeter：Learning Matters.

这两本书涵盖了许多与心理健康护理相关的主题。

第 6 章
重度抑郁症的管理和治疗

译者：李荣

章节目标

通过本章学习，你应该熟悉：

- 了解抑郁症病因的主要特征和可能解释重度抑郁症的生物学机制；
- 了解抗抑郁药的主要类别及其作用机制；
- 了解和理解抗抑郁药的副作用及其管理。

一、引言

案例研究：乔治（George）

乔治，52岁，在6个月前被解雇了。由于在过去8周内他出现了间歇性头痛、疲劳和广泛性腰背部疼痛，他去看了全科医生，并且告诉医生，虽然他睡了很久，但睡眠模式很不稳定。因此，他在睡醒后没有感觉到精神焕发，而且早上醒得非常早。他承认自己在几年前曾经历精神压力，但他不承认自己当时患有的是抑郁症。虽然他并不感到悲伤，但他发现自己最近越来越难以应对周围人的行为。他否认酗酒，并报告说他的饮酒模式和饮酒量没有改变。然而，他的妻子报告说，至少4个月以来，她的丈夫一直非常烦躁，早上很难醒来。她注意到他的饮酒量明显增加，他现在每晚都喝几杯威士忌。全科医生向乔治建议他可能患有抑郁症，给他开了抗抑郁药，并向乔治进行咨询。

治疗师、哲学家和其他人的书面记录表明，重度抑郁症一直是贯穿人类历史的一个健康问题（Nemade，2017），甚至早在圣经时代。为了更好地理解我们目前对精神疾病的态度，有必要回顾一下古代对待抑郁症的态度。在那时，人们认为严重的抑郁症源于超自然力量的侵扰。事实上，考古发现古代人类的头骨上有大洞，据说这是为了释放邪恶的灵魂，所以在头骨上钻孔。值得庆幸的是，现代医学已能提供有效治疗。但在详细讨论抑郁症的治疗方法之前，需明确：并不是所有形式的重度抑郁症都需要抗抑郁药。为此，我们需要区分不同类型的抑郁症，以及何种类型的抑郁症可以从药物治疗中获益。

最轻微的形式是反应性情绪低落，即个体对生活事件产生的短暂情绪反应，可能持续数小时或数天。中度形式是悲伤状态，这是个体在面对生命中重大损失（如离婚、与所爱之人分离或丧亲）的正常反应。引发悲伤的情境可能包括离婚、与挚爱分离或丧亲。悲伤通常持续数月，但部分人群可能持续数年。最严重的是临床抑郁症或重度抑郁症，这是一种以社会功能丧失等病理特征为表现的疾病状态。本章将重点关注此类型抑郁症。重度抑郁症已成为全球导致残疾的主要原因之一，影响着至少 2%~4% 的人口。自 1990 年以来，重度抑郁症在全球范围内造成的负担不断增加，特别是中低收入国家，因为世界上大部分人口居住在这些国家。在这些国家，医疗保健服务通常较难满足患者的需求。重度抑郁症与社会劣势、广泛的身体疾病和寿命缩短有关（Chesney et al.，2014）。与许多获得更多研究资金的疾病相比，随着时间的推移，抑郁症在全球疾病负担中占据了更高的地位（Woelbert et al.，2019）。抑郁症的持续存在是个人和家庭痛苦的主要来源。

本章首先概述了导致重度抑郁症的一些假设，然后列出了可能导致重度抑郁症的常见身体障碍和药物治疗，更加细致地列出了不同类别的抗抑郁药，以及它们的作用模式和副作用，然后是关于副作用管理的概述。最后的部分是处理常见的治疗错误，以及患者需要了解的治疗相关信息。你需要理解这些理论，因为它们构成了理解抗抑郁药是如何起作用的基础。

二、抑郁症的生物学机制

尽管重度抑郁症的症状很明确，但它似乎是一种多样化的精神健康障碍，其病理生理学目前尚不清楚（Rahe et al.，2014）。除了生物易感性外，个人的社会因素似乎也在触发和维持该疾病中起着重要作用。这一观点得到了一项对重度抑郁症病因研究荟萃分析的支持，分析明确指出，该疾病很复杂，是生物影响和环境影响相互作用的结果（Menard et al.，2016）。早期生活中的创伤性经历对个体在后续压力情境中的应对策略与反应模式产生了深远影响。例如，童年时期被虐待或被父母忽视的受害者患抑郁症的可能性明显更高（Anacker et al.，2014）。目前还无法准确确定这些因素如何随时间推移相互作用，但近期对不同大脑区域的结构和功能的深入研究，为揭示重度抑郁症的神经机制、病程特点、临床表现及治疗反应提供了新视角。在此背景下，现在有几种假设试图解释抑郁症的基础，包括下丘脑 - 垂体 - 肾上腺轴功能障碍理论、认知和行为理论、神经发生假说、炎症理论（也称为“细胞因子模型”）和单胺假说等。所有这些假设都具有共同的生物学背景，并逐渐汇聚成更为全面的理解框架（Zunszain et al.，2011）。例如，抑郁症在感染性疾病、自身免疫性疾病和神经退行性疾病患者中非常普遍，同时抑郁症患者表现出更高水平的促炎细胞因子。由于发生在内分泌、免疫和中枢神经系统之间的交流，炎症反应的激活会影响神经内分泌过程，反之亦然，因此，下丘脑 - 垂体 - 肾上腺轴过度活跃和炎症反应可能是同一病理生理过程的一部分。然而，与当前抗抑郁药治疗直接相关的理论是单胺假说，我们接下来将讨论这个问题。在了解单胺假说之前，请完成活动 6.1。

活动 6.1　批判性思维

与抑郁症有关的神经递质是以兴奋性还是以抑制性的方式起作用？

参考提纲见本章末。

（一）抑郁症的单胺假说

科学研究发现，重度抑郁症患者的多个大脑活动区域中发生了显著改变。从生物学的角度来看，到目前为止还不能确定大脑中导致抑郁症的单一区域。对抑郁症患者大脑的研究普遍揭示，多个脑区之间的相互作用模式紊乱。受影响最严重的区域是中缝核、视交叉上核、下丘脑 - 垂体 - 肾上腺轴、腹侧被盖区、伏隔核和前扣带皮层。有一种假设认为，重度抑郁症的发病机制可能涉及这些脑区部分或全部的神经递质功能失调。

至少有三种经典的神经递质在抑郁症中起着关键作用：去甲肾上腺素、血清素（又称 5- 羟色胺，简称 5-HT）和多巴胺（图 6.1）。我们称这三种神经递质为单胺类。最初，关于哪种神经递质在抑郁症中最重要存在一些争论，但现在人们普遍认为这三种神经递质都很重要。

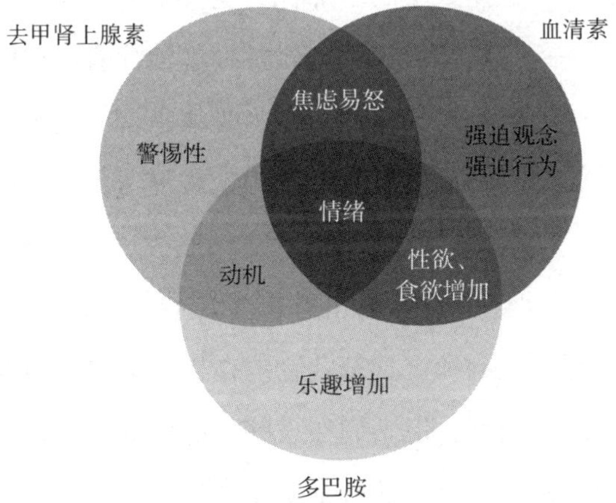

图 6.1　与抑郁症有关的三种单胺类神经递质

抑郁症的经典单胺假说以最简化的形式提出，抑郁症可能与大脑中这三种单胺类神经递质浓度的降低有关。该理论来自临床观察，即某些降低大脑中单胺神经递质浓度的药物，如利血平，可以诱发临床抑郁症。相反，情绪的高涨可能与过量的单胺神经递质有关。支持这一假设的证据包括来自药理学研究的数据，主要来源于动物实验数据，表明两类主要抗抑郁药物都是通过单胺发挥作用。单胺假说面临严峻挑战，主要是因为发现并非所有抑郁症患者的单胺神经递质水平都降低了。有趣的是，一些没有抑郁症但表现出暴力或冲动行为的人单胺水平往往会降低，尤其是 5-HT。而最重要的是，抗抑郁药可以非常迅速地提高某些大脑区域的单胺类神经递质水平，从而缓解症状，但在许多情况下，抗抑郁药的作用可能需要数周时间。因此，单胺神经递质与抑郁症之间的关系似乎并不简单，这激发了对更好解释的探索。因此，单胺假说已作相应调整，纳入了重度抑郁症发作期神经受体密度的变化的新观察结果。

（二）单胺假说和神经胶质细胞的作用

如上所述，抑郁症的单胺假说仅仅说明，低浓度的单胺神经递质会导致大脑中的低活动水平。反过来，这又导致了突触后受体数量的增加，以此作为活动减少的负反馈调节。我们将受体数量的增加称为受体上调。受体上调与重度抑郁症的临床症状的出现相一致。当抑郁症患者对抗抑郁治疗有反应时，突触后受体的数量会减少到正常水平，这一过程我们称之为受体下调。受体下调通常伴随着受体敏感性的降低。尽管单胺假说具有较强的理论解释力，但目前支持其观点的直接实验证据仍显不足。

为了寻找一个对于抑郁症更好的解释，星形胶质细胞假说越来越流行。神经胶质细胞在理解抑郁的机制和抗抑郁药物的作用方面具有潜在的作用。尽管它们是大脑中最丰富的细胞类型，但它们在大脑功能中的全部作用并没有得到充分的认识，它们被认为只是将更重要的脑细胞（神经元）连接在一起的黏合剂。现在很明显，神经胶质细胞，特别是星形胶质细胞，不是神经元活动的沉默旁观者，而是大脑功能的积极参与者。星形胶质细胞分泌的分子是在发育过程中树突状生长和突触发生所必需的。它们还为神经元提供营养（营养）和代谢支持，这对它们的正常功能至关重要。重要的是，星形胶质细胞似乎对细胞外单胺浓度的变化高度敏感。它们同时表达去甲肾上腺素和 5-HT 的转运体，这是几种经典抗抑郁药物的靶点。这就提出了抗抑郁药可以通过阻断星形胶质细胞对单胺类药物的再摄取而对星形胶质细胞产生直接作用的可能性。此外，星形胶质细胞也表达 5-HT_{1A}，5-HT_{2A}，5-HT_{2B} 和 5-HT_{5A} 受体，其中 5-HT_{5A} 受体主要是星形细胞特异性受体。在抑郁症患者中，星形胶质细胞会出现退化现象，特别是在前额叶皮质中的星形胶质细胞（Smialowskaet al.，2013）。过去 20 年的研究表明，功能失调的星形胶质细胞是某些重度抑郁症的潜在根本原因，这导致重度抑郁症的致病机制从以神经元为中心向以星形胶质细胞为中心转变（Wang et al.，2017a）。更复杂的是，现在有令人信服的证据表明，抑郁症和其他神经递质系统的缺陷之间存在关联，包括与 GABA 有关的神经元（Luscher et al.，2011）、谷氨酸能（Mitchell and Baker，2010）和胆碱能（Mineur and Picciotto，2010）系统。无论重度抑郁症的假说是什么，对抗抑郁药的既定理解是，它们通过增加突触中单胺神经递质的浓度来实现其疗效。在重度抑郁症的发展过程中，患者会出现各种症状，这些症状将在下一节中概述。

三、抑郁症的症状

抑郁症的症状多种多样，但最常见的症状如图 6.2 所示。有关这些症状的详

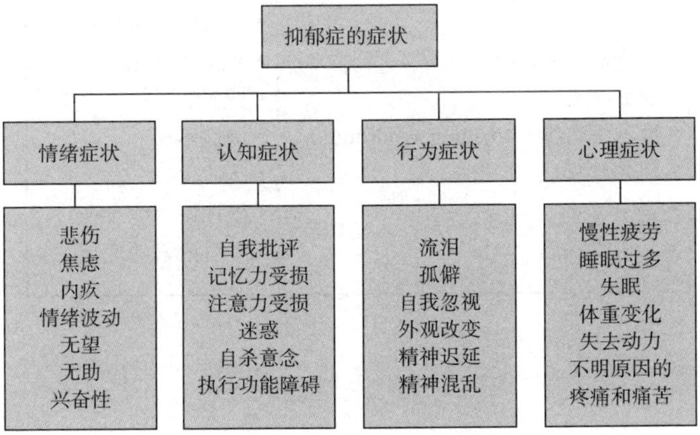

图 6.2　成人重度抑郁症的症状

细信息，请查阅有关精神病理学的教科书（本章最后的拓展阅读部分列出了有关书籍）。除了引发抑郁症的社会因素，还有一些身体疾病与抑郁症有关，我们接下来将讨论与抑郁症有关的常见身体疾病。

四、与抑郁症有关的常见疾病

在某些情况下，某些医疗条件会引发变化，最终影响已确定的单胺的神经传递，从而可能引发抑郁症。流感和甲状腺疾病（**甲状腺功能减退症**）等疾病就是明显的例子。因此，当一个人出现情绪障碍时，筛查甲状腺功能是一种很好的做法，因为大约 10% 的重度抑郁症患者是甲状腺素水平低的结果。表 6.1 概述了与抑郁症相关的常见躯体疾病。

表 6.1　可能导致成人抑郁的身体状况

• 维生素 B 缺乏症 • 维生素 D 缺乏症 • 锌缺乏症 • 硒缺乏症 • 镁缺乏症 • 流感 • 艾滋病毒 / 艾滋病 • 炎症状态 • **库欣综合征**（Cushing syndrome） • 甲状腺疾病 • 哮喘 • 心血管疾病	• 脑血管病 • 肝炎 • 梅毒 • 卟啉症 • 帕金森病 • 系统性红斑狼疮 • 多发性硬化 • 糖尿病 • 慢性疼痛 • 艾迪生病 • 慢性疲劳综合征 • 产后激素的变化

五、与抑郁症相关的疾病和药物

案例研究：弗雷德（Fred）

弗雷德是一名 27 岁的健身教练，因为他的抑郁症症状在服用了氟西汀 12 周后仍不见好转，所以他的全科医生将他转诊给精神科医生。在与精神病医生的面谈中，弗雷德首次透露，他正在服用合成代谢类固醇来帮助增肌。精神科医生告诉他，合成代谢类固醇可能是导致他患抑郁症的重要原因，因此建议他不要继续服用。弗雷德停止服用合成代谢类固醇后，他的情绪逐渐好转。他继续服用了 6 个月的抗抑郁药，然后逐渐停药。此后，他的抑郁症没有再复发过。

不幸的是，一些治疗性和非治疗性药物，包括因其副作用，可能会诱发抑郁症。众所周知，娱乐性物质如酒精，以及弗雷德在上述案例研究中使用的药物，均能改变患者的情绪，因此护士在评估患者时定期询问并记录有关药物或酒精使用情况非常重要。抑郁症患者使用酒精作为情绪兴奋剂是很常见的，但这只是权宜之计，因为酒精通常会使情绪恶化。此外，抑郁症患者增加咖啡因摄入量作为克服疲劳的一种方式是很常见的；咖啡因具有一些温和但短暂的抗抑郁特性。虽然这似乎是个缓解之策，但过量摄入咖啡因会引发失眠，进而阻碍抑郁症的康复进程。表 6.2 中列出了一些已知会引起抑郁症的药物和物质。

表 6.2　可能诱发成人重度抑郁症的药物

• 抗高血压药 • 糖皮质激素和其他激素	• 抗菌药物和抗真菌药物（如氟喹诺酮类药物，β - 内酰胺类药物）

续表

• 抗帕金森病的药物（如左旋多巴，卡比多巴） • 抗焦虑药（如安定） • 避孕药 • 抗肿瘤药物	• 镇痛药 • 酒精 • 镇静剂（如 Z 类药物，苯二氮草类） • 巴比妥酸盐 • 食欲抑制剂

六、经典抗抑郁药及其副作用

在许多方面，我们可以认为抗抑郁药的发现是偶然的。研究人员在 20 世纪 50 年代对治疗结核病的新药进行了试验，发现该药物具有提升情绪的作用。这一初步发现导致了两类第一代抗抑郁药的诞生：单胺氧化酶抑制剂和三环类抗抑郁药。最近，选择性 5- 羟色胺再摄取抑制剂是第二代抗抑郁药，选择性去甲肾上腺素再摄取抑制剂是 20 世纪 90 年代推出的第三代抗抑郁药。

（一）三环类抗抑郁药

三环类抗抑郁药在重度抑郁症的治疗史上占有重要地位，因为它们是继单胺氧化酶抑制剂之后发现的第二类抗抑郁药。正是他们的作用模式帮助形成了抑郁症的理论，多年来，三环类抗抑郁药是重度抑郁症的一线治疗药物。根据一项涉及 2564 名参与者的 39 项研究的早期系统综述，即使在低剂量（每天 75 mg 或 100 mg）下，三环类抗抑郁药也能有效治疗抑郁症（Furukawa et al.，2003）。尽管它们仍然被认为是非常有效的，但它们正逐渐被选择性 5- 羟色胺再摄取抑制剂和其他新型抗抑郁药所取代。尽管如此，我们仍然偶尔使用三环类抗抑郁药来治疗对新型抗抑郁药治疗无效的难治性抑郁症。我们还使用三环类抗抑郁药治疗其他疾病的继发性抑郁症，如精神病、癌症、艾滋病、痴呆和中风后抑郁症。从安全角度来看，三环类抗抑郁药不具有成瘾性，它们比单胺氧化酶抑制剂更可取。

三环类抗抑郁药的作用模式

三环类抗抑郁药的作用是阻止单胺神经递质从突触间隙运输回突触前神经元。抗抑郁药的这种治疗作用与抑郁症的单胺假说完全一致。大多数 TCAs 主要作为选择性去甲肾上腺素再摄取抑制剂起作用，通过阻止 5-HT 和去甲肾上腺素从突触间隙被再摄取回突触前神经元的机制来发挥作用。这些机制涉及 5-HT 转运蛋白和去甲肾上腺素转运蛋白，并在其他地方进行了描述。这些蛋白质转运系统的失活会导致突触中 5-HT 和去甲肾上腺素的积累，从而增加神经传递的机会。尽管单胺多巴胺与抑郁症有关，但三环类抗抑郁药对多巴胺转运蛋白的作用非常小，因此作为多巴胺再摄取抑制剂的功效非常小（见表 6.3）。

表 6.3　三环类抗抑郁药作用的神经递质类型

通用名称	去甲肾上腺素	5-HT	单胺氧化酶	多巴胺
丙咪嗪	++	+++	–	0
地昔帕明	++++	0	0	0
阿米替林	+	++++	0	0
去甲替林	+++	++	0	0
曲米帕明	++	++	0	0
多塞平	+++	++	0	0
氯丙咪嗪	+++	+++++	–	–

注：加号越多，抑制作用越强。

开具三环类抗抑郁药的最佳方法是从低剂量开始，然后每三到五天增加剂量。大多数三环类抗抑郁药具有线性药代动力学特征（即剂量的变化将导致血清水平成比例的变化）。一旦血清水平达到**稳定状态**，我们可以在睡前单次服用三环类抗抑郁药，因为它们的半衰期相对较长。它们在 7 至 28 天内显示出治疗效果。然而，有时患者可能会在几个月后对抗抑郁药物失去反应，这种情况我们称之为“抗抑郁药疗效减退综合征”（the poop-out syndrome）。

三环类抗抑郁药的副作用

除了抑制神经递质转运系统的作用，多数三环类抗抑郁药还对特定受体位点表现出高亲和力拮抗作用，如各种 5-HT 和阿尔法 -1（α_1）肾上腺素受体，其中一些可能有助于其治疗效果和副作用。例如，三环类抗抑郁药对拮抗组胺（H_1 和 H_2）受体具有不同但较高的亲和力，这可能导致体重增加和嗜睡等副作用。出于这个原因和前面所提到的其他原因，对于有睡眠问题的患者，最好在剂量滴定后的晚上将三环类抗抑郁药作为单次大剂量处方。这避免了嗜睡对白天日常活动的干扰。对于伴有激越症状的抑郁症患者，则适宜在白天给药，以帮助个人安定下来并防止过度疲惫。由于三环类抗抑郁药会导致体重增加，因此对超重或肥胖者要谨慎用药。三环类抗抑郁药还拮抗毒蕈碱乙酰胆碱受体，这会导致不良副作用，如便秘、口干、视力模糊、鼻干、尿潴留和认知障碍。因此不建议老年患者使用。大多数（并不是全部）三环类抗抑郁药是钠通道的有效抑制剂，这解释了它们对心脏的不良影响，但也可以解释它们对治疗神经性疼痛的积极作用。

三环类抗抑郁药伴有一系列常见副作用，包括焦虑、情绪迟钝（冷漠 / **快感缺乏**）、意识模糊、烦躁不安、静坐不能、超敏反应、出汗、性功能障碍、肌肉抽搐、虚弱、恶心和呕吐、心动过速，以及极少数情况下的心律不齐。在极少数情况下，三环类抗抑郁药可引起横纹肌溶解或肌肉分解。如果继续治疗，通常会对其中一些不良反应产生耐受性。如果以低剂量开始治疗，然后逐渐增加（滴定），副作用也可能不那么严重，尽管这也可能延迟有益效果。

三环类抗抑郁药最严重的副作用之一是心律不齐（心律失常），理论上它们可以阻止心肌纤维的收缩，降低心脏收缩力，并增加缺血性心肌的侧支血液循环。当然，在过量服用时，它们表现出心脏毒性，延长心律并增加心肌兴奋性。这使得三环类抗抑郁药不适合那些患有心脏病或有此类疾病家族史的人。一般而言，抗抑郁药可能会产生停药综合征。这与戒毒不同，将在后面的章节中解释。

（二）单胺氧化酶抑制剂

单胺氧化酶抑制剂是第一种被开发的抗抑郁药。然而，由于多种原因，包括许多其他治疗选项的涌现以及对这些药物安全性认知的相对不足，单胺氧化酶抑制剂的使用受到了限制。如今，单胺氧化酶抑制剂已经降级为抑郁症的三线甚至四线治疗药物。它们大多已被更新、更安全的选择性 5- 羟色胺再摄取抑制剂和其他安全的非选择性 5- 羟色胺再摄取抑制剂或非典型抗抑郁药所取代（见后续章节）。

单胺氧化酶抑制剂的作用方式

单胺神经递质，即 5-HT、去甲肾上腺素和多巴胺，被释放到突触间隙中，在那里它们通过与突触后受体结合来传递化学信息。在传递信息后，部分单胺神经递质被重新吸收回突触前神经元；部分单胺神经递质被单胺氧化酶降解。因此，单胺氧化酶抑制剂的工作原理是通过抑制这种酶的活性，阻止其对神经递质的破坏，进而使单胺在突触间隙中积累。

单胺氧化酶有两种类型：A 型和 B 型。单胺氧化酶 -A 主要代谢 5-HT、多巴胺、去甲肾上腺素神经递质以及酪胺，广泛存在于大脑、肠道、肝脏、胎盘和皮肤中。单胺氧化酶 -B 则主要代谢微量多巴胺和微量元素（如酪胺和苯丙基乙胺），主要存在于大脑、血小板和淋巴细胞中。因此，单胺氧化酶 -A 和单胺氧化酶 -B 联合使用的效果可能具有强大的抗抑郁作用，因为它们不仅能增加 5-HT 和去甲肾上腺素，还能增加多巴胺。

单胺氧化酶 -A 和单胺氧化酶 -B 在体内都有另一种作用：调控酪胺的水平。酪胺是一种化学物质，在足够高的水平下能引起高血压和头痛。当一种单胺氧化酶抑制剂抑制单胺氧化酶的活性时，它会导致更高水平的酪胺，如果患者的饮食中富含酪胺，这反过来就会导致高血压。身体通常有巨大的处理酪胺的能力，一般情况下，摄入大约 400 mg 的酪胺后，部分人才可能会出现血压升高的情况。即使是高酪胺含量的饮食，其酪胺含量也不太可能含有超过 40 mg。然而，当一个人服用单胺氧化酶抑制剂时，它可能只需要 10 mg 的膳食酪胺就会使血压升高（Stahl，2013）。有时，酪胺的高峰值会导致血压的突然升高。这被称为“高血压危象”，这可能导致中风甚至死亡。

与使用单胺氧化酶抑制剂相关的最重大风险，是其与非处方药和处方药、非法药物或药物以及一些草药（如圣约翰草，即贯叶连翘）的潜在相互作用。为避免不良后果，许多患者会携带单胺氧化酶抑制剂信息卡，以便急救医务人员了解应避免使用的药物。例如，对于正在接受单胺氧化酶抑制剂治疗的患者，那么肾上腺素的剂量应该至少减少 75%，并延长给药间隔。此外，单胺氧化酶抑制剂会与其他药物或某些食物相互作用，这可能特别危险（这将在其他部分中讨论）。酪胺含量很高的食品和饮料包括发酵物质，如基安蒂葡萄酒和其他陈年葡萄酒，以及陈年奶酪。肝脏也是众所周知的酪胺来源，一些肉类提取物和酵母提取物，如牛肝菌、马麦酱和维吉麦酱等，含有极高水平的酪胺，应避免食用这些药物。

降低酪胺风险的一种方法是使用单胺氧化酶 -A 的可逆抑制剂，这是单胺氧化酶抑制剂的一个亚类，可选择性和可逆性抑制单胺氧化酶。与单胺氧化酶抑制剂相比，单胺氧化酶 -A 可逆抑制剂相对较新，但尽管选择性 5- 羟色胺再摄取抑制剂具有良好的安全性，但它们对临床实践的影响要小得多。目前市场上的一些单胺氧化酶 -A 可逆抑制剂药物包括吗氯贝胺、溴法罗明、美曲吲哚、米那普林和吡吲哚。

单胺氧化酶抑制剂倾向于在酶的生命周期内（即 14~28 天）与酶顽强且不可逆地结合，从而使酶永远无法发挥作用，只有在合成新的酶后酶的活性才会恢复。另一方面，单胺氧化酶 -A 可逆抑制剂则在其与酶结合的过程中展现出可逆性，这意味着抑制剂与酶的结合可以解除，不会永久性地抑制酶的活性。这种可逆性使得酶能够在抑制剂被移除后继续参与代谢过程，包括破坏去甲肾上腺素这一导致高血压危象的神经递质。在阅读有关这些药物安全性的下一节之前，请试试活动 6.2。

活动 6.2　循证实践与研究

查阅教科书或在互联网上研究患者在接受单胺氧化酶抑制剂治疗期间应避免食用的不同类型的食物。

参考提纲见本章末。

重要的是，不要将单胺氧化酶抑制剂与其他精神活性物质、抗抑郁药、止痛药或兴奋剂（无论是合法的或非法的）联用。某些联合用药可引起致命反应，常见的例子包括选择性 5- 羟色胺再摄取抑制剂、三环类抗抑郁药、哌替啶、 曲马多和右美沙芬。

单胺氧化酶抑制剂的常见副作用

如前所述，单胺氧化酶抑制剂与含有酪胺的食物相互作用，吃这些食物会出现高血压危象。如果服用单胺氧化酶抑制剂的患者报告或表现出严重胸痛、严重头痛、颈部僵硬或疼痛、瞳孔增大、心跳加快或缓慢、对光的敏感性增加、出汗增加（可能伴有发烧或寒冷、皮肤潮湿），或恶心和呕吐，应立即抢救。

此外，单胺氧化酶抑制剂的其他常见副作用包括视力模糊、尿潴留、性功能障碍、体位性低血压（尤其是以躺着或坐着的姿势起床时）、嗜睡、轻度头痛、食欲亢进导致的体重增加、多汗、睡眠时肌肉抽搐、烦躁不安、颤抖、疲倦、虚弱或睡眠困难。单胺氧化酶抑制剂少见的其他副作用是发冷、便秘、食欲下降和口干。

（三）选择性 5- 羟色胺再摄取抑制剂

目前，选择性 5- 羟色胺再摄取抑制剂可能是使用最广泛的抗抑郁药，其临床应用远远超出了重度抑郁症的治疗范围。它们的广泛使用是因其良好的安全性，并且它们至少与老的三环类抗抑郁药一样有效。与三环类抗抑郁药一样，人们最初认为选择性 5- 羟色胺再摄取抑制剂通过抑制单胺类物质的再摄取，从而增加突触间隙中单胺类物质的浓度来发挥其功能，但这种作用模式可能过于简单。

根据抑郁症的单胺假说，神经元轴突末端存在 5-HT 缺乏现象，并伴有突触后膜受体的上调。该假设的最新修正现在涉及 5-HT 自身受体的作用。我们观察到，在 5-HT 神经元的突触前轴突末端和胞体 - 树突的**自受体**（aotoreceptors）——5-HT_1 也存在类似缺乏现象。当我们服用选择性 5- 羟色胺再摄取抑制剂时，它会立即阻断 5-HT 再摄取泵，导致 5-HT 最初仅在神经元的胞体 - 树突（突触前）区域增加。增加神经元的胞体 - 树突区域的 5-HT 浓度使 5-HT_1 自受体脱敏或下调，从而引发 5-HT 的释放并流入神经元和突触的轴突末端（Stahl，2013）。反过来，突触间隙中 5-HT 的增加也会产生治疗效果。

尽管目前所有的选择性 5- 羟色胺再摄取抑制剂都具有抑制 5-HT 再摄取的共同特性，但个体对每种选择性 5- 羟色胺再摄取抑制剂的反应可能非常不同。一些患者可能从一种选择性 5- 羟色胺再摄取抑制剂中获得治疗效果，而另一种却没有效果；或者患者可能耐受一种选择性 5- 羟色胺再摄取抑制剂，而另一种没有耐受。这是因为每种选择性 5- 羟色胺再摄取抑制剂对单胺转运体都有不同程度的选择性，而纯选择性 5- 羟色胺再摄取抑制剂对去甲肾上腺素和多巴胺转运体只有较弱的亲和力（表 6.4）。

表 6.4　选择性 5- 羟色胺再摄取抑制剂作用的神经递质的类型

通用名称	去甲肾上腺素	5-HT	单胺氧化酶	多巴胺
氟西汀	0	+++++	0	0
帕罗西汀	+	+++++	0	0
舍曲林	0	+++++	0	+
氟伏沙明	0	+++++	0	0
西酞普兰	0	+++++	0	0
依西普兰	0	+++++	0	0

注：加号越多，作用就越大。

除了阻断 5-HT 以及（在一定程度上）去甲肾上腺素和多巴胺的再摄取泵之外，选择性 5- 羟色胺再摄取抑制剂还具有次级药理作用。事实上，没有两种选择性 5- 羟色胺再摄取抑制剂具有相同的次级药理作用，其中可能包括 5-HT_{2C} 拮抗作用、毒蕈碱胆碱能拮抗作用和分子伴侣 sigma 1 受体作用。选择性 5- 羟色胺再摄取抑制剂的次级结合特征可能是导致不同患者的疗效和耐受性差异的原因。5-HT 对 5-HT_{2C} 受体的作用是抑制多巴胺和去甲肾上腺素的释放。然而，我们知道抑制 5-HT_{2C} 受体的药物（如氟西汀），会产生相反的作用，抑制多巴胺和去甲肾上腺素释放到突触中。这就可以解释为什么许多患者，甚至从第一次服用氟西汀开始，就能感觉到精力充沛和疲劳减轻的作用，并伴随着注意力的改善。5-HT_{2C} 拮抗剂的一个缺点是，它的提神作用会带来副作用，特别是对于那些有躁动或失眠的患者来说。选择性 5- 羟色胺再摄取抑制剂的选择和推荐每日剂量见表 6.5。

表 6.5　选择性 5- 羟色胺再摄取抑制剂的选择和推荐每日剂量

通用名称	推荐每日剂量
西酞普兰	10~60 mg
依西普兰	5~20 mg
氟西汀	20~80 mg
帕罗西汀	20~50 mg
氟伏沙明	50~300 mg
舍曲林	50~200 mg

选择性 5- 羟色胺再摄取抑制剂的常见副作用

本节将讨论选择性 5- 羟色胺再摄取抑制剂的一般副作用。值得注意的是，大多数副作用在治疗的前四个星期内出现并消退，这通常是身体对新药适应的过程。然而，存在一种特殊情况，即某些副作用可能持续超过两周而不消退。同样在这段适应期内，药物开始展现出其最佳的治疗效果。一般来说，大多数选择性 5- 羟色胺再摄取抑制剂可引起以下一种或多种症状：快感缺乏、冷漠、恶心和呕吐、嗜睡或头痛、极其生动或奇怪的梦境、头晕、疲劳、瞳孔散大（瞳孔扩张）、尿潴留、体重减轻 / 增加、骨折和受伤的风险增加、抑郁和焦虑感增加（有时可能引起惊恐发作）、震颤（以及老年患者易得的帕金森综合征的其他症状），自主神经功能障碍，包括直立性低血压、出汗增加或减少、静坐不能、肾功能损害、自杀意念（自杀念头）、光敏性和性行为改变。

性副作用

选择性 5- 羟色胺再摄取抑制剂可引起各种形式的性功能障碍，例如无法达到性高潮、勃起功能障碍和性欲减退。最近的证据表明，17%~41% 的患者会出现此类副作用（Landen et al., 2005）。这些抗抑郁药的副作用是由于刺激了突触后 5-HT_2

和 5-HT_3 受体，导致黑质释放的多巴胺和去甲肾上腺素减少，进而导致性功能障碍。对于主要作用机制涉及肾上腺素或多巴胺系统的药物，性功能障碍的发生率似乎要低得多，尤其是男性。越来越多的证据表明，性功能障碍在选择性 5- 羟色胺再摄取抑制剂停药后往往会持续存在，这种情况称为选择性 5- 羟色胺再摄取抑制剂后性功能障碍（post-SSRI sexual dysfunction，PSSD），但其患病率目前尚不清楚。虽然没有明确的治疗方法，但低功率激光照射和光疗已经显示出一些有希望的结果（Bala et al.，2018）。

选择性 5- 羟色胺再摄取抑制剂停药综合征

案例研究：梅根（Megan）

梅根今年 43 岁，患有抑郁症。她每天服用 60 mg 的帕罗西汀，持续 8 周。因为她感觉好多了，所以要求医生降低剂量。医生以 20 mg 为单位逐渐减少剂量。在剂量减少的几天内，她开始出现严重的流感样症状：头痛、腹泻、恶心、呕吐、发冷、头晕、疲劳和失眠、激动、注意力不集中、生动的梦境、人格解体、易怒和自杀念头。

选择性 5- 羟色胺再摄取抑制剂停药综合征是指主要使用选择性 5- 羟色胺再摄取抑制剂或选择性去甲肾上腺素再摄取抑制剂抗抑郁药减少、停药或中断后可能发生的疾病。这种情况通常从减少剂量或完全停药时开始，具体取决于药物的半衰期和患者的新陈代谢。在上面的案例研究中，梅根表现出选择性去甲肾上腺素再摄取抑制剂停药综合征的症状。目前，选择性去甲肾上腺素再摄取抑制剂停药综合征尚无普遍接受的定义，但 1997 年舒兹伯格（Schatzberg）等人指出：

“选择性 5- 羟色胺再摄取抑制剂停药症状，是指当选择性 5- 羟色胺再摄取抑制剂突然停用、漏服或减少剂量时也会出现。此外，这些症状不能归因于任何其他原因，当重新使用原来的药物或用药理学类似的另一种药物替代时，这些症状可以逆转……生理症状包括平衡问题、胃肠道和流感样症状以及感觉障碍和睡眠障碍。心理症状包括焦虑和（或）烦躁、哭闹、易怒和攻击性。”

大多数抗抑郁药物的停药反应持续时间较短，通常在停药后的一天到三周内自然消退。但在少数情况下，这些反应可能很严重，持续数周，并导致严重的健康问题。有助于诊断该病症的三个常见特征是：（1）在停用抗抑郁药后几天内突然发病；（2）未经治疗时，症状持续时间短；（3）恢复服用抗抑郁药后，症状会迅速缓解。该综合征可能有多达 50 种不同的症状（图 6.3 中列出了一些症状）。选择性 5- 羟色胺再摄取抑制剂停药综合征的确切性质尚不确定，但可能包括大脑和身体的电生理变化，以及多巴胺系统的异常或过度兴奋的免疫系统。选择性 5- 羟色胺再摄取抑制剂停药综合征有可能被误诊为生理或心理健康障碍，从而导致对“错误”诊断提供不适当的治疗。这种情况可能会被误认为是原来服用抗抑郁药治疗的潜在抑郁症复发，因此熟悉这种情况的症状及其表现以避免误诊非常重要。半衰期短的选择性 5- 羟色胺再摄取抑制剂，例如上述案例研究中梅根使用的帕罗西汀，更有可能引起停药综合征。那些半衰期较长的选择性 5- 羟色胺再摄取抑制剂（例如氟西汀）与该综合征的相关性较小。此外，由于其半衰期长，氟西汀常用于治疗停药综合征，方法是开出单次 20 mg 剂量，或开始给患者低剂量，然后缓慢**滴定测量**（Stahl，2013）。

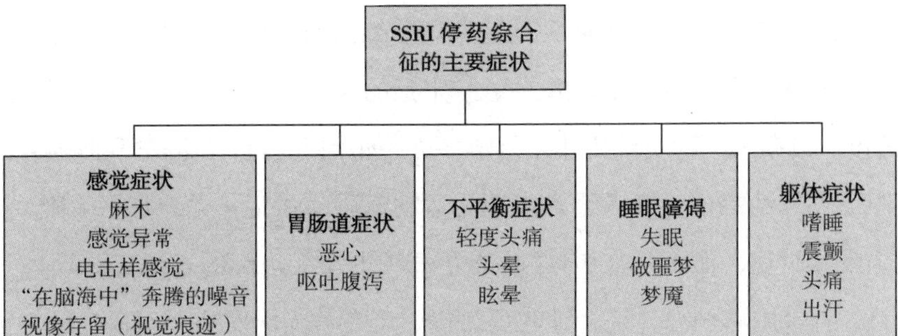

图 6.3　选择性 5- 羟色胺再摄取抑制剂停药综合征的主要症状

5- 羟色胺综合征

案例研究：简（Jane）

简是一名 54 岁女性，有抑郁症病史，曾服用大剂量的氟西汀。因为治疗八周后仍然出现急性抑郁症状，医生决定在氟西汀之外开具文拉法辛。在开始使用文拉法辛的 24 小时内，简变得意识模糊和烦躁，并出现一段时间的反应迟钝。她的生命体征为体温 38.5 ℃，脉搏 115 次 / 分。她还报告了恶心和腹痛。神经系统检查显示，她的四肢在任何刺激下都会出现肌阵挛。停用文拉法辛后，医生给予简静脉输液以降低肾功能衰竭的风险。她还每隔 4 小时静脉注射 1 mg 劳拉西泮，她的心动过速、高渗状态和肌阵挛症状有所缓解。

5- 羟色胺综合征是一种可能危及生命的不良反应，可能在治疗性使用抗抑郁药后发生。这不是一种特异性的药物反应，如果中枢神经系统中的 5-HT 过多，进而过度刺激 5-HT_2 受体，就会出现这种情况。许多药物和药物组合会产生 5- 羟色胺综合征。大多数类型的抗抑郁药，5-HT 释放剂，如苯丙胺、阿片类镇痛药和 5- 羟色胺再摄取抑制剂，如上面的简的案例，都可能导致这种情况。

5- 羟色胺综合征易被误诊为其他疾病，如酒精或药物戒断综合征、非惊厥性癫痫发作和脑炎等。特别是，5- 羟色胺中毒的典型临床特征与神经阻滞剂恶性综合征相似（见第 12 章），包括神经肌肉兴奋，如**反射亢进**、**肌阵挛**和肌强直。然而，神经阻滞剂恶性综合征患者通常表现为**运动障碍**伴强直，意识水平下降，并且更可能出现缄默症，而不是与 5-HT 中毒更相关的漫无边际的言语（图 6.4）。更重要的是，神经阻滞剂恶性综合征起病缓慢，可在数天内发病，而不是像 5- 羟色胺综合征那样在数小时内发病。

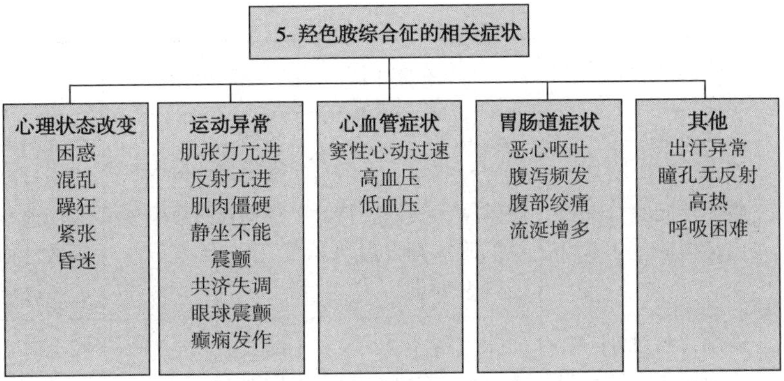

图 6.4 5-HT 综合征的常见症状

由于 5- 羟色胺综合征的症状与其他疾病存在重叠，因此全面了解当前和近期药物用药史非常重要，排除使用非法药物和膳食补充剂也很重要。在诊断 5- 羟色胺综合征时，需要注意患者的瞳孔大小和反应性、皮肤颜色、出汗的情况、口腔黏膜是否干燥以及是否存在肠鸣音。

在轻度至中度表现中，5- 羟色胺综合征通常在停用致病药物后一到三天内消退。相比之下，严重的 5- 羟色胺中毒是一种医疗急症，严重体温过高和肌纤维分解（横纹肌溶解症）的存在可能会使病情复杂化，因此需要重症监护支持（见第 11 章）。严重病例可能是由于药物相互作用，特别是单胺氧化酶抑制剂与其他抗抑郁药或 5- 羟色胺释放剂（如安非他明）相互作用。迅速认识到毒性和停用致病药物是最重要的，因为严重 5- 羟色胺综合征的死亡率估计在 2% 至 12% 之间。表 6.6 显示了不同类型的 5- 羟色胺综合征及其特征。

表 6.6 5- 羟色胺综合征的体征和症状

严重性	自主体征	神经系统体征	精神状态	其他
轻度	低热或无发热 心动过速 瞳孔散大 出汗或寒战	间歇性震颤 静坐不能 肌阵挛 轻度反射亢进	焦躁不安 紧张	—

续表

严重性	自主体征	神经系统体征	精神状态	其他
中度	心动过速加重 发热（高达 41 ℃） 腹泻伴肠鸣音亢进 出汗但肤色正常	反射亢进 诱发性阵挛 眼阵挛（缓慢、持续的眼球侧方运动） 肌阵挛加重	易惊 意识模糊加重 躁动伴过度警觉	横纹肌溶解 代谢性酸中毒 肾功能衰竭 弥散性血管内凝血（高温继发）
重度	体温常超过 41 ℃（因肌张力增高引起）	肌张力增高（下肢 > 上肢） 自发性肌阵挛 明显肌阵挛或反射亢进	谵妄 昏迷	同上

儿童和青少年的自杀倾向

全球范围内，儿童及青少年重度抑郁症已成为重大公共卫生问题，其诊断率大幅增加，全球患病率为 2.6%（Polanczyk et al.，2015）。然而，针对该人群使用抗抑郁药物的治疗方案引发了关于其安全性的激烈争论。由于抗抑郁药物被认为可能诱发自杀意念及行为，多国监管机构对其在儿童及青少年中的使用发出黑框警告。根据多项荟萃分析综述，有足够的证据表明选择性 5- 羟色胺再摄取抑制剂会增加儿童和青少年的自杀风险（Dubicka et al.，2006；Hammad et al.，2006；Sparks and Duncan，2013）。2004 年，美国 FDA 汇总了多项研究，发现服用选择性 5- 羟色胺再摄取抑制剂的儿童和青少年出现自杀意念和自杀行为的风险在统计学上显著增加了 80%，同时激越症状发生率增加了 130%。同年，英国药品和保健品监管局（MHRA）判定氟西汀是唯一一种对抑郁症儿童具有良好风险效益比的抗抑郁药，尽管它也与增加自残和自杀意念的风险有关。

一般来说，抗抑郁药的风险效益比往往有利于 25~64 岁年龄组的患者，而对 25 岁以下年龄组的患者则不太有利。这是因为抗抑郁药有增加年轻人自杀倾向的副作用。在这方面，NICE 指南建议仅在与特定的心理治疗结合使用的情况下，并且仅在单独的心理治疗超过四到六周没有反应的情况下才给儿童开选择性 5- 羟色胺再摄取抑制剂。有必要对儿童和青少年服用选择性 5- 羟色胺再摄取抑制剂进行密切监督，特别是在治疗的早期阶段和剂量改变之后（NICE，2015a）。在英国，氟西汀往往是治疗儿童重度抑郁症的一线抗抑郁药，舍曲林和西酞普兰可作为二线治疗药物。特别禁止儿童使用帕罗西汀、文拉法辛、三环类抗抑郁药和圣约翰草（NICE，2015a）。

（四）非典型抗抑郁药

除了目前介绍的抗抑郁药，还有一系列作用方式越来越复杂的抗抑郁药，包括 5- 羟色胺 - 去甲肾上腺素再摄取抑制剂（serotonin-noradrenaline reuptake inhibitor，SNRI）、去甲肾上腺素再摄取抑制剂（noradrenaline reuptake inhibitor，NRI）、去甲肾上腺素多巴胺再摄取抑制剂（noradrenaline dopamine reuptake inhibitor，NDRI）和 5-HT 拮抗剂再摄取抑制剂（serotonin antagonist reuptake inhibitor，SARI）。在这些类别中，我们将更详细地介绍 SNRI，因为它们越来越受欢迎。

5- 羟色胺 - 去甲肾上腺素再摄取抑制剂

5- 羟色胺 - 去甲肾上腺素再摄取抑制剂（SNRI）通过抑制 5-HT 和去甲肾上腺素神经递质的再摄取起作用。这导致突触间隙中 5-HT 和去甲肾上腺素的浓度增加，从而增加神经传递。大多数 SNRI，包括文拉法辛、去甲文拉法辛和度洛西汀，对 5-HT 的选择性是去甲肾上腺素的几倍，而米那普仑对去甲肾上腺素的选择性是 5-HT 的三倍。SNRI 与较旧的三环类抗抑郁药共有的一个特性是它们对神经性疼痛有效。此外，它们对前额叶皮层的多巴胺有作用，但在大脑的其他地方没有作用。因此，SNRI 不仅能增强大脑中的去甲肾上腺素和 5-HT，还能增强前额叶皮层中的多巴胺。这最后一项作用可以解释它们在治疗重度抑郁症方面优于选择性 5- 羟色胺再摄取抑制剂。

由于 SNRI 比 SSRI 开发得更晚，因此它们的数量相对较少。然而，SNRI 才是那些被广泛使用的抗抑郁药之一，因为它们的抗抑郁药效略高于选择性 5- 羟色胺再摄取抑制剂（显然是由于它们的双重机制），并且副作用略轻。然而，

NICE 指南认为，与其他抗抑郁药相比，SNRI 在临床上没有重要的优势（NICE，2015b）。

由于 SNRI 和 SSRI 在提高 5-HT 水平方面的作用相似，因此它们具有许多相同的副作用（尽管程度各异）也就不足为奇了。最常见的副作用包括食欲不振、体重下降和失眠。还可能出现嗜睡、头晕、乏力、头痛、瞳孔散大、恶心和呕吐、性功能障碍和尿潴留。有两种常见的性副作用：对性的兴趣减弱（性欲减退）和难以达到高潮（性高潮障碍）。相比于 SSRI，SNRI 的副作用通常更温和。尽管如此，性功能障碍仍是导致患者无法坚持服用 SSRI 和 SNRI 类药物的主要原因之一。

七、抑郁症的治疗和管理

NICE 指南提倡采取循序渐进的方法管理抑郁症。他们建议首先提供或推荐人们进行侵入性最小、最有效的干预。因此，非药物干预措施（例如谈话疗法）应该成为许多抑郁症患者的主要治疗方法（NICE，2015b）。针对抑郁症的一系列心理治疗和心理社会干预措施已被证明可以缓解抑郁症的症状，并且越来越多的证据表明心理社会疗法可以帮助人们从长期抑郁中恢复（NICE，2015b）。然而，并不是每个人都对心理社会治疗有充分的反应。对于那些不这样做的人来说，使用抗抑郁药可能是一种可行的替代方案，并且人们认可其长期有效性。

抗抑郁药对抑郁症的严重程度表现出一致的益处目前尚不清楚，但一般来说，症状越严重，药物获益越显著。因此，抗抑郁药作为一线治疗的建议适用于中度至重度抑郁症。在该群体中，大约 20% 的人不需要任何治疗即可缓解，30% 的人对安慰剂有反应，50% 的人对抗抑郁药物有反应（NICE，2015b）。

直到最近，人们认为抗抑郁药需要大约两到四个星期才能开始发挥作用。但这种观点受到了挑战，因为来自临床试验的证据表明，症状可以立即改善，在第一周出现最大程度的改善。一项对 47 项研究进行的荟萃分析发现，35% 的改善出现在第 0 周和第 1 周之间，25% 的改善发生在第 1 周和第 2 周之间（Posternak and Zimmerman，2005）。向患者强调抗抑郁药通常需要很长时间才能起作用，这一点仍然很重要。我们现在知道，抗抑郁药的效果对某些人来说可以立竿见影，而对另一些人来说可能需要八周或更长时间。一项名为“缓解抑郁症的序贯治疗替代方案”（sequenced treatment alternatives to relieve depression，STAR*D）的大型里程碑式研究招募了 2876 名患者并对他们进行了长达 12 周的随访，结果表明抗抑郁药物的平均反应时间为 5.7 周。然而，在某些情况下，患者对抗抑郁药的平均反应时间可能会更长（Trivedi et al.，2006）。

（一）抗抑郁药的选择

没有一种抗抑郁药被证明优于另一种抗抑郁药，但它们的副作用确实不同，这通常是选择抗抑郁药的决定性因素。在这方面，与患者讨论抗抑郁药治疗方案很重要，其中应包括抗抑郁药的选择和任何可能的副作用，例如失眠、性副作用、停药症状或镇静。NICE 指南建议一线抗抑郁药治疗应为选择性 5- 羟色胺再摄取抑制剂（NICE，2009b）。提出这一建议的部分原因是此类药物的风险较低，并且它们与其他抗抑郁药一样有效。然而，选择性 5- 羟色胺再摄取抑制剂与出血风险增加之间存在关联，特别是在老年人或服用其他可能损害胃肠道黏膜或干扰凝血的药物（包括草药，如银杏叶）的人中。

如果患者以前接受过抗抑郁药治疗，请从他们那里了解它们是否有效。在某些情况下，患者使用一类抗抑郁药可能不会改善，在这种情况下，最好改用另一种抗抑郁药。

活动 6.3　批判性思维

比尔（Bill）是一位 57 岁的男性，他因患抑郁症而向全科医生求诊，抱怨情绪低落、精力和注意力丧失以及食欲不振。医生给他开了 50 mg 的阿米替林，每天服用两次。六周后，比尔找到护士，说他的抑郁症几乎没有改变，反而感觉更糟。比尔对他的精力不足和镇静状态感到担忧。他询问你对药物的看法。

- 你建议比尔做什么？

参考提纲见本章末。

我们通常先开较低剂量的抗抑郁药，然后逐渐增加剂量。16 岁至 55 岁之间的成年人应接受推荐剂量范围内的剂量，55 岁以上的成年人应接受较低剂量。

抑郁症的治疗大致可分为 3 个阶段：急性期、巩固期和维持期。急性治疗通常从第一次开始，一直持续到患者不再出现症状，这可能需要长达 8 周的时间。下一阶段是巩固期，在此期间进行巩固治疗以避免症状复发，这可以在急性期之后持续长达 6 个月。现有证据表明，巩固期的抗抑郁药物使用剂量应与疾病急性阶段使用的剂量相同。因此，建议患者保持相同的剂量以获得最大效果。

对于首发抑郁症，可以在急性期结束时逐渐减少剂量。告知患者逐渐停用抗抑郁药对于预防戒断综合征非常重要。停用抗抑郁药后，建议患者警惕任何复发迹象，例如睡眠不佳、疲倦或食欲不佳。如果这些症状反复出现，建议患者联系医疗团队的成员。

现有证据表明，那些在 18 岁之前患有抑郁症的人，以及有情绪障碍家族史的人很可能会出现疾病复发的情况。在这种情况下，应该警惕并建议患者终身治疗以避免复发的可能性。如果不存在这些危险因素，可以逐渐停用抗抑郁药物。如果患者有三次或以上抑郁发作，建议终身药物治疗（NICE，2009b）。

（二）副作用的管理

第 12 章讨论了常见副作用的管理。然而，护士可能会注意到，在抑郁症患者中，他们的绝望感和悲观感是普遍存在的。当他们遇到令人不安的副作用时，他们很可能会停止服药，特别是当这些副作用发生在患者享受药物的积极治疗效果之前很久就出现了。因此，了解如何管理常见的副作用非常重要。此外，知道在患者服用过量抗抑郁药的情况下该怎么做也很重要。

药物过量

与三环类抗抑郁药等传统抗抑郁药相比，选择性 5- 羟色胺再摄取抑制剂在过量服用时似乎是更安全的。对每个处方数量的死亡案例研究支持这种相对安全性。然而，选择性 5- 羟色胺再摄取抑制剂中毒的病例报告表明，其可能会产生严重的毒性，并且有大量单次摄入后死亡的报道。与三环类抗抑郁药相比，这种情况并不常见，因为选择性 5- 羟色胺再摄取抑制剂具有广泛的治疗指数，因此大多数患者在轻微过量服用后会有轻微症状或没有症状。报告的选择性 5- 羟色胺再摄取抑制剂过量后最严重影响的是 5- 羟色胺综合征。SSRI 药物过量的治疗主要基于对症和支持性治疗。患者可能需要医疗护理来缓解躁动，维持呼吸道通畅，以及治疗 5- 羟色胺综合征。通常需要进行心电图监测以检测任何心脏异常。关于三环类抗抑郁药，急性过量的初始治疗包括通过使用活性炭进行洗胃。此外，可能有必要给予患者呼吸辅助，以及静脉注射碳酸氢钠作为解毒剂，以对抗因药物过量而引起的代谢性酸中毒的影响。

（三）避免常见的治疗错误

对于表现不安和躁动等症状的抑郁症患者，开具氟西汀等选择性 5- 羟色胺再摄取抑制剂类药物可能会加重症状。相比之下，由于三环类抗抑郁药具有镇静作用，因此可能更适合用于躁动性抑郁症患者。此外，许多选择性 5- 羟色胺再摄取抑制剂具有较长的半衰期并具有赋能作用。因此，早上给予单剂量以降低失眠的风险是合适的。相比之下，许多三环类抗抑郁药具有镇静作用，我们可以在晚上以单剂量进行使用，以帮助睡眠并避免白天嗜睡。许多抑郁症患者容易不遵医嘱用药，因此制定策略以提高高危人群的用药依从性非常重要。对于那些使用不合规物质的患者要特别警惕，如酒精的使用，使用此类物质是使抗抑郁药失去疗效的常见原因。抗抑郁药应有足够的时间起效，患者在复查前最多可以服用相同剂量 8 周。避免突然或快速停用抗抑郁药，因为这可能导致患者患有戒断综合征。

老年人或有心脏病史的人应避免使用三环类抗抑郁药，因为此类药物具有心脏毒性。尤其是老年人由于使用三环类抗抑郁药可能会增加患心脏病的风险。

八、患者须知

• 告知患者，虽然抑郁症的心理症状可能需要长达 4 周才能开始改善，但身体症状可能会在治疗初期有所缓解。

• 如果患者在早期阶段出现细微的改善指标，例如更放松、睡眠更好和食欲改善，请向患者强调这些指标，以帮助患者建立积极心态。

• 告诉患者他们可能会出现的药物副作用，建议通过调整剂量或改用另一种抗抑郁药来管理这些副作用。

• 建议患者在服用抗抑郁药时避免饮酒，因为酒精会抑制药物作用。

• 告知患者抗抑郁药不会上瘾，但不应突然停药，因为这会导致戒断综合征。

• 建议患者进行锻炼，避免服用酒精或咖啡因等兴奋剂。这些物质会损害睡眠，这会导致抑郁症的恢复时间延长或恢复不良。

• 应向服用单胺氧化酶抑制剂的患者提供一份他们应避免的富含酪胺的食物清单。

本章小结

抑郁症的主要症状是食欲不振、睡眠不佳、注意力不集中、情绪低落、精力不足和自杀倾向。大多数类型的抑郁症无须药物治疗即可消退，但在许多情况下需要服用抗抑郁药。

大多数抗抑郁药通过增加突触中单胺类神经递质的水平起作用。三环类抗抑郁药通过阻止这些神经递质在突触前神经元中的吸收来实现这一点。单胺氧化酶抑制剂通过抑制破坏这些神经递质的酶来实现相同的目的，从而增加它们在突触中的浓度。选择性 5- 羟色胺再摄取抑制剂是一线治疗药物，因为它们具有良好的安全性，但也可以使用其他抗抑郁药。所有抗抑郁药都同样有效，但副作用不同。因此，抗抑郁药的选择应考虑安全性和副作用。抗抑郁药不应因害怕停药综合征而突然停药或过快停药。单胺氧化酶抑制剂的使用受到限制，因为它们具有高风险性，并且应避免食用富含酪胺的食物。

参考提纲

活动 6.1　批判性思维

在抑郁的情况下，它们是兴奋性的，因此会引起抑郁症的症状。

活动 6.2　循证实践与研究

应避免的食物类型包括香蕉皮、豆腐、蚕豆荚、奶酪、鱼、人参、蛋白质提取物、肉类（非新鲜和肝脏）、香肠、博洛尼亚大红肠、意大利辣香肠、萨拉米香肠、酸菜、虾酱、汤和酵母。

活动 6.3　批判性思维

比尔的精力不足很可能因他目前正在服用的药物阿米替林。这种药物的副作用之一是镇静，特别是如果在白天服用，就像比尔的情况所示。一个可行的方案是比尔在夜间服用单剂量 100 mg，或者你应该告知比尔使用选择性 5- 羟色胺再摄取抑制剂或 5-HT- 去甲肾上腺素再摄取抑制剂作为替代方案。这些药物不太可能引起镇静作用，但您应该警告比尔这两类药物导致睡眠不佳、性功能障碍或 5-羟色胺综合征的风险。

拓展阅读

Preston J D，O’ Neal J H，Talaga，M C.（2017）*A Handbook of Clinical Psychopharmacology*. 8th ed. Oakland，CA：New Harbinger.

这是一本写得很清楚的书，对非医学背景的人特别有用。它很好地解释了非药物精神保健的方法。

Stahl S M.（2013）*Stahl’s Essential Psychopharmacology*：*The Prescriber’s Guide*，4th edition. Cambridge：Cambridge University Press

这是一本精神药理学的综合指南，写得很清楚，并配有优质插图。

Taylor D M，Barnes T R E，Young A H.（2018）*The Maudsley Prescribing Guidelines in Psychiatry*. 13th ed. London：Informa Healthcare.

这是一本非常有用且易于理解的书籍，它基于循证处方原则并包含一般药物管理手册。它对开处方者特别有用。

第 7 章
双相情感障碍的管理和治疗

译者：鲁鑫

章节目标

通过本章学习，你将能够：

1. 概述双相情感障碍的主要临床特征及其病理生理机制；

2. 识别不同类型的心境稳定剂及其作用机制和副作用；

3. 与患者沟通重要的治疗方案，并明确在双相情感障碍治疗中应避免的常见错误。

一、引言

案例研究：伊丽莎白（Elizabeth）

伊丽莎白是一位29岁的已婚母亲，育有两个年幼的孩子，她有复发性和致残性抑郁症病史。在就诊前几周，她陷入深度抑郁状态，因缺乏精力和食欲而行动困难，甚至产生了自杀的念头。在就诊时，医生给她开了每天30 mg的抗抑郁药物帕罗西汀。在服用一段时间的抗抑郁药后，她的情绪很快就恢复到兴奋的状态，随即她自行停药，但病情很快就复发了。因此，她住进了医院。入院时，医生询问她和她家人的病史。她透露，19岁时，她从马上摔了下来，并导致了脑震荡。她描述了从13岁以来的情绪波动史，在她十几岁的时候，她开始酗酒和服用娱乐性药物。她还透露，她的父亲和祖母都患有情绪波动症。她的祖母曾因一种她不知道的疾病住院，她的家人们都拒绝谈论此事。

鉴于她对抗抑郁药的特殊反应模式，医生对其重度抑郁症的诊断还未明确。医生给她开了氟西汀，但氟西汀反而加剧了她的情绪波动，所以停用氟西汀。医生怀疑伊丽莎白患有双相情感障碍，让她每天服用 800 mg 碳酸锂。一周之内她就明显好转，思维更清晰，工作效率更高，抑郁情绪减少，情绪波动减少，精力充沛。在服用碳酸锂治疗的五周内，伊丽莎白描述这种感觉为“棒极了”。她被转诊去接受支持性心理治疗，这帮助她安定下来，给了她更多的信心，让她重新找回掌控自己生活的感觉。

早在公元前 5 世纪，情绪或情感障碍就被人们所察觉。希波克拉底是第一个认识到情绪障碍可能是由于“大脑紊乱”引起的医生。如今，我们知道情绪障碍至少可以分为三类：混合状态、单相情感障碍和双相情感障碍。它们通常会给患者的生活造成严重的障碍和问题，甚至会导致残疾。在大多数情况下，病情反复发作是情绪障碍的特征。每次发作持续的时间从几周到几个月不等。

双相情感障碍通常以四种类型的疾病发作为特征：躁狂、重度抑郁、轻度躁狂和混合状态。患者在病程中可能同时出现上述症状。因此，情绪障碍的表现可能会有很大差异。重度抑郁症是最常见的情绪障碍，这已经在第 6 章中讨论过了。本章将聚焦于双相情感障碍中的躁狂症，首先我们需要更详细地了解双相情感障碍。

二、什么是双相情感障碍?

双相情感障碍是一种情绪障碍，其特征是抑郁和躁狂交替发作。我们将双相情感障碍分为Ⅰ、Ⅱ、Ⅲ和Ⅳ四种基本类型。Ⅰ和Ⅱ是最常见的类型，Ⅰ型双相情感障碍的终身患病率为 1%，Ⅱ型双相情感障碍的终身患病率为 4%，自杀率介于 15%~20%。这些疾病往往在社会经济和教育水平较高的人群中更常见。双相情感障碍会增加自杀风险，还会提升患身体疾病的风险，例如缺血性心脏病、糖尿病、慢性阻塞性肺病、肺炎和意外伤害。大约三分之二的双相情感障碍患者会并发另一种精神健康障碍，通常是焦虑、药物滥用或冲动控制障碍。

双相情感障碍的病理生理机制目前尚不确定，但其具有高度遗传性已达成共识。至少 65% 的患者有双相情感障碍家族史，女性的患病率高于男性。多个基因，如 *CACNA1C*（L- 型钙通道蛋白基因）、*ANK3*、*ZNF04A* 等，被认为与双相情感障碍的发生有关。*CACNA1C* 是编码 L 型钙通道（L-type calcium channels，LTCCs）α 1 亚基的基因，这个亚基是钙通道功能的核心部分，决定了钙通道的主要特性。LTCCs 在树突发育、神经元存活、突触可塑性、记忆形成、学习和行为中发挥重要作用（Bhat et al.，2012）。*CACNA1C* 基因不仅与双相情感障碍有遗传联系，还涉及抑郁症和精神分裂症（Moon et al.，2018）。在这方面，I 型双相情感障碍与精神分裂症具有密切的遗传相关性，而Ⅱ型双相情感障碍与重度抑郁症的相关性更强（Stahl et al.，2019）。除了遗传因素，神经影像学研究显示，在双相情感障碍患者中，情绪处理、情绪调节和奖赏回路存在异常（Phillips and Swartz，2014）。神经影像学研究还表明，双相情感障碍患者在情绪刺激和奖赏处理神经回路中，杏仁核活动呈现出异常活跃的状态。此外，结构成像研究显示，双相情感障碍患者的大脑皮层区域存在异常的体积减小（灰质和白质体积）。此外，炎症标志物，特别是肿瘤坏死因子（tumor necrosis factor，TNF）超家族和炎症细胞因子（inflammatory cytokines，I-Ls），可能与疾病的神经进展有关（Castano-Ramirez et al.，2018）。一项纳入了 13 项研究的荟萃研究也支持这一观点，该研究共纳入 556 名双相情感障碍患者和 767 名健康对照者。研究发现，与健康对照组相比，双相情感障碍患者的炎症标志物升高，如肿瘤坏死因子 -α（TNF-α）、可溶性肿瘤坏死因子受体 1（suluble tumor necrosis factor receptor-1，sTNF-R1）和可溶性白细胞介素 -2 受体（soluble inlerleukin-2 receptors，sIL-2R）（Munkholm et al.，2013）。

通常，I 型双相障碍的患者表现为躁狂发作、抑郁发作和混合发作。这种疾病的病程特点是快速循环，即患者在一年内至少经历四次情绪状态的变化。实际上，许多患者每年都会经历四次以上的情绪变化。在一些患者中，这种快速循环表现为抑郁发作和躁狂发作之间的快速交替。在躁狂发作期间，患者可能会经历情绪异常升高，并伴有自尊心膨胀、言语增多、思维奔逸和冒险行为增加等症状（图 7.1）。躁狂症很少单独作为原发疾病出现；因此，躁狂症状的存在意味着双相情感障碍，即使个体没有明显的抑郁史。双相情感障碍因其伴随的情绪及精神症状复杂性，难以简单地将其归入如精神分裂症等单一精神疾病类别中。

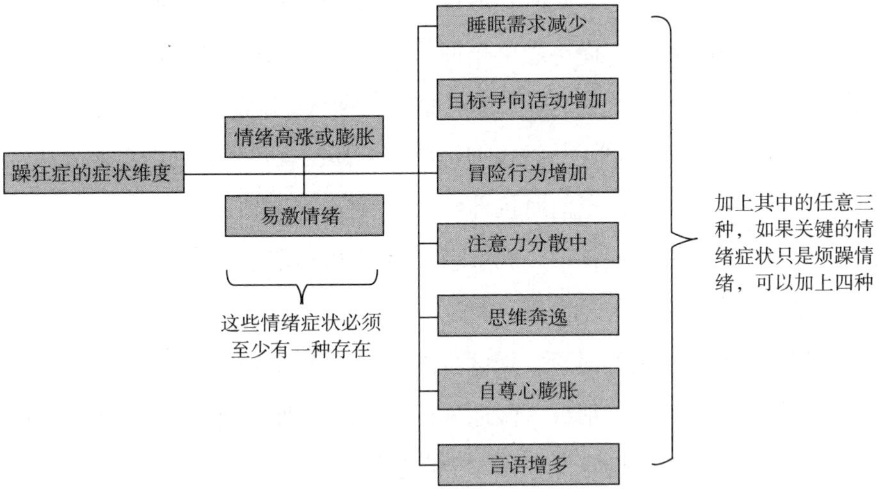

注：根据 DSM-5，躁狂的关键症状，除了第二组中至少三个症状，患者必须至少表现出情绪升高或易怒的症状

图 7.1　躁狂症的症状维度

区分双相抑郁症与单相抑郁症或重度抑郁症

情绪障碍领域最新的发展之一是发现许多初诊为重度抑郁症的患者，实际上患有双相情感障碍，特别是Ⅱ型双相情感障碍。在过去，许多双相情感障碍患者仅接受抗抑郁单药治疗，这可能会增加情绪波动，导致混合发作和轻度躁狂发作向躁狂发作转化。上述案例研究中的伊丽莎白就是典型的仅接受单相抑郁症治疗的患者，而实际上她处于双相情感障碍的抑郁阶段。尽管区分双相情感障碍患者和重度抑郁症患者很重要，但实际上，双相情感障碍患者在抑郁发作期与重度抑郁症患者表现出相同的症状。为了能够有效区分，我们需要考虑家族史和治疗反应情况等其他信息。双相情感障碍的家族史是一个其他指标，表明即使患者当前

症状是单相重度抑郁症，也有可能患有双相情感障碍。此外，过去的病症也可以提供重要的线索，包括以前的轻度躁狂发作，发病的年龄早，抑郁症状的频率高，身体不适的时间比例高，以及症状的缓解或急性发作。

当前的症状表现也可以提供重要的线索，如睡眠时间增加、暴饮暴食、伴随的焦虑和精神运动性迟缓。同时，情绪波动大、精神病性症状和自杀倾向可能表明某人患有双相抑郁症，而不是单相抑郁症。因此，在与患者沟通时，注意这些症状是很重要的，尤其是对于那些难以治疗的抑郁症患者。

例如，如果患者尝试了几种抗抑郁药，但都没有效果，这也可能表明他们患有双相情感障碍抑郁症。以前对抗抑郁药的反应，如失眠、躁动和焦虑，也可以用于区分双相抑郁症。同样地，观察患者对药物的反应是很重要的，因为这是判断是否需要使用心境稳定剂的有用依据。

虽然这些观点不能绝对肯定地区分重度抑郁症和双相抑郁症，重要的是，医疗人员需保持高度警觉，细致入微地分析，以便识别那些表面上呈现单相抑郁特征，实则可能潜藏着双相情感障碍风险的患者。

如前所述，双相情感障碍包括抑郁症状和躁狂症状。抑郁发作症状已在第6章中概述；因此，本章只讨论躁狂发作症状，简要回顾与之相关的常见躯体症状及可能诱发躁狂反应的药物。本章的最后部分讨论了常见的治疗错误，以及患者需要知道什么。现在，让我们来深入探索双相情感障碍中的躁狂发作。

三、什么是双相躁狂?

案例研究：盖尔（Gale）

18岁的盖尔成绩优异，她在期末考试结束后踏上美国夏日之旅。

旅行结束她后被送往医院。假期最后一周，她出现言语增多，脾气暴躁，情绪高涨的表现。当她回到英国的时候，她的父母对其一反常态的行为深感担忧。由于盖尔出现暴力威胁，家庭医生将其转诊至医院。入院时，她表现出过度欣快、活动亢进、易怒，且与医护人员过度亲密，自称将成为"明星"前往好莱坞，频繁更换衣物。夜班护士报告其首夜完全未眠。刚到病房两天，其他患者就开始抱怨她的干涉和专横。医生定期给她开氟哌啶醇和碳酸锂，并在必要时加用劳拉西泮。经过十天的治疗，她的病情有所好转。她透露，在她生病之前，发病前因获得剑桥大学有条件录取通知书而承受巨大 A-level 考试压力。她还透露，她的外祖母患有双相情感障碍。

双相情感障碍的躁狂发作是一种异常的精神和情绪状态，共同特征是精力过剩，同时伴有其他症状，如冲动行为、语速快、鲁莽消费等，在某些情况下还会出现精神病症状，如上述盖尔的案例研究。躁狂发作患者在整个发作过程中经历持续且异常的情绪高涨、膨胀或易怒等症状。情绪高涨的夸张程度超出了大多数人的经验，并且它可能与个人生活中的任何事情无关。盖尔在入院初期的行为是双相情感障碍的躁狂发作的典型症状。

我们可以将双相情感障碍的躁狂发作描述为一个明显的异常，且至少持续一周的情绪高涨或情绪易怒。躁狂发作的程度可分为轻度、中度或重度（图 7.2）。如果躁狂病情严重，可能会出现精神病症状——但并非总是如此（图 7.1）。

对于躁狂的诊断，情绪升高 / 膨胀或易怒的情绪是必须出现的。除了这两种症状，还应出现以下至少三种症状：自尊心膨胀、浮夸、言语增多、睡眠需求减少、冒险行为增加、目标导向活动增加和注意力分散（图 7.1）。

阶段 1 与轻度躁狂相对应	阶段 2 明显躁狂	阶段 3 部分严重躁狂患者表现
1. 精神运动活动增加 2. 情绪不稳定（易激惹） 3. 欣快感或夸大倾向 4. 思维连贯但切题性下降	1. 精神运动活动显著增强 2. 情绪波动加剧（易激惹） 2. 敌意与愤怒表现 3. 攻击性或爆发性愤怒 4. 思维奔逸、认知混乱 5. 可能伴发夸大妄想或偏执妄想	1. 思维过程不连贯 2. 关系妄想、定向障碍、谵妄 3. 疯狂的精神运动活动 4. 显著的精神病性症状

图 7.2　躁狂症的病程，可以是急性的，也可以是渐进的（Carlson and Goodwin，1973）

（一）与躁狂症相关的常见疾病和药物

许多精神疾病可能只是潜在的身体疾病和治疗药物的继发表现。表 7.1 所示的生理疾病可表现为躁狂症症状。

表 7.1　与引发躁狂症有关的身体状况

可能引起躁狂的常见身体障碍	
• 神经系统疾病，如：亨廷顿病、锥体外系疾病和肝豆状核变性 • 中枢神经系统感染，病毒性脑炎 • 脑外伤 • 脑肿瘤 • 脑血管事故 • 颞叶癫痫	• 皮克病（慢性缩窄性心包炎） • 甲状腺功能亢进 • 透析性痴呆 • 糙皮病（维生素 B_3 缺乏症） • 维生素 B_{12} 缺乏症 • 产后躁狂 • 流行性感冒 • 多发性硬化

（二）会导致双相躁狂的药物

关于药物导致情绪障碍的报道最早可追溯到 20 世纪 50 年代，当时首次发现了利血平与抑郁症之间的关联。除了非法药物，一些非处方药也与药物性躁狂发作有关。药物引起的躁狂症多发生在患者服药期间，以及在药物中毒或戒断期间。表 7.2 列出了已知能引起躁狂症的药物。

表 7.2　引起躁狂症的药物

与躁狂症相关的药物	
• 普罗环素 • 可卡因 • 皮质类固醇 • **致幻剂** • 双硫仑	• 溴化物 • 异烟肼 • 异丙胺酰苄肼 • 阿片类药物 • 安非他明 • 西米替丁

四、双相情感障碍的治疗

与其他精神疾病相比，双相情感障碍在首次发作后复发的风险特别高。首次发作后第一年复发率约为 50%，四年后复发率超过 70%。因此，这对疾病的长期管理具有重要意义。双相情感障碍的治疗至少有两个重要目标：第一，减轻症状；第二，通过药物和其他社会心理干预措施稳定疾病。

目前，多种不同类别的药物被用于双相障碍的治疗。在抑郁阶段，抗抑郁药和心境稳定剂是首选治疗方案。然而，仅用抗抑郁药治疗而不同时使用心境稳定剂会引起双相躁狂症的发作和快速循环，因此不推荐单独使用抗抑郁药。NICE 指南建议，如果患者在接受抗抑郁药单一疗法时出现躁狂或轻度躁狂，那么患者应该停止服用抗抑郁药（NICE，2014）。如果一个人患有中度或重度双相抑郁症，且尚未接受药物治疗，氟西汀联合奥氮平或喹硫平的联合用药方案可以作为治疗选项，这取决于个人的偏好和以前对治疗的反应（关于抗抑郁和抗精神病治疗的详细信息，分别见第 6 章和第 8 章）。

在躁狂阶段，抗精神病药物和心境稳定剂是治疗的选择。已经证实对治疗双相情感障碍的躁狂症有效的抗精神病药物有奥氮平、利培酮、喹硫平、阿立哌唑和阿塞那平。在特殊情况下，有可能开具单一的抗精神病药物，但只有将它们与心境稳定剂联合使用，才能显示出最大的临床效果。对于 13 岁及以上的儿童及青少年患双相情感障碍躁狂症，治疗的选择通常是阿立哌唑（NICE，2013）。下一节将讨论使用心境稳定剂治疗双相情感障碍的问题。

（一）心境稳定剂

心境稳定剂是长期治疗双相情感障碍的主要药物。其作用是将一个人的情绪维持在一个合理的水平，防止未来情绪低落（抑郁）或情绪高涨（躁狂）的发作。有几种类型的心境稳定剂，但历史最悠久的药物是锂盐。

锂盐

锂是一种天然存在的水溶性金属，它不与血浆蛋白结合，而且能够穿过血脑屏障。自 19 世纪以来，锂盐一直被用于治疗双相情感障碍，但人们对它的使用兴趣一度减弱，直到第二次世界大战后才在澳大利亚重新恢复。即便如此，在世界范围内采用这种疗法治疗双相情感障碍呈现出缓慢的发展趋势，主要是因为这种疗法曾导致患者死亡。在美国，直到 1970 年锂盐才被许可用于躁狂症的治疗，且仅在严格实施血锂浓度监测的条件下应用，以降低锂中毒风险。

尽管锂盐用于治疗双相情感障碍已经很长时间了，但它的作用机制仍不完全清楚。一个主流观点认为，锂盐是通过改变钠在神经和肌肉细胞膜上的转运而起作用的。

另一种理论是，锂盐对大脑中的神经递质系统有多重影响，包括减少神经末梢去甲肾上腺素和多巴胺的释放，并短暂地增加 5-HT 的释放，这可能是其稳定情绪特性的关键（Meyer，2011）。此外，它还在神经化学、电生理和行为等多个层面上调节胆碱能系统的反应。锂盐还可以增强 γ- 氨基丁酸（gamma-aminobutyric acid，GABA）在大脑中的抑制作用，降低谷氨酸对神经传递的兴奋作用。

无论锂盐的作用机制如何，它对患有某些情绪障碍的人的有效性是毋庸置疑的。它在治疗和预防躁狂发作方面特别有效。一项纳入 7 项试验的系统回顾和荟萃分析（1580 名参与者）指出：在预防整体情绪发作方面，锂盐比安慰剂更有效（Severus et al.，2014）。锂盐和丙戊酸的直接比较在早期的研究中已经给出答案。研究发现，与单独使用丙戊酸治疗相比，单独使用锂盐或锂盐加丙戊酸治疗更有可能预防复发。此外，锂盐单药预防性治疗可能与锂加丙戊酸一样有效（Geddes et al.，2010）。因此，锂盐仍然是治疗和预防双相躁狂症的一线选择。然而，锂盐在治疗双相抑郁和快速循环的双相情感障碍方面效果较差（Malhi et al.，2012b）。尽管锂盐在治疗双相抑郁症上的效果相对有限，但它在预防自杀和自残方面仍展现出显著的作用，且可能具备神经保护和免疫调节的潜在特性（Rybakowski，2018）。

在患者开始使用锂盐之前，明确告知他们需要对甲状腺功能和肝功能进行监测是很重要的。在开具锂盐的处方前，肾功能评估是不可或缺的环节，主要通过测量尿素和电解质水平以及肾脏肌酐清除率来综合评估。肌酐是肌肉蛋白代谢的产物，分布于血液循环及全身体液中。肾脏过滤肌酐的速率与其功能状态成正比。如果肌酐滤过率低，肌酐滤过率的低下往往意味着肾脏排出锂的速度减缓，导致锂盐在血浆中积聚，从而导致中毒。锂盐还可能引起心电图变化，最常见的是非特异性 ST-T 波改变和波形扁平。随着年龄的增长，这个问题变得更加严重。因此，在给 50 岁以上的患者或有心脏病倾向的患者开具锂盐处方之前，进行心电图检查是非常重要的。

在临床上，锂盐通常以其盐类形式被应用，如碳酸锂、硫酸锂、氯化锂或柠檬酸锂。这些锂盐配方的吸收速率不同。具体而言，氯化盐制剂和硫酸盐制剂在口服给药后 1 小时内达到峰值血浆浓度，而碳酸盐制剂为 4 小时。这是因为碳酸锂是各种锂盐中水溶性最低的一种，因此它在上消化道的吸收比其他制剂要慢。然而，所有锂盐在分布体积、生物利用度和半衰期方面都具有相似的药代动力学特性。

锂盐在胃肠道完全吸收，不经过首过消除。药物的血浆峰值水平出现在给药后一至两小时，但如果我们给缓释制剂，峰值时间可延长至 12 小时。如果患者服用高剂量的锂盐，最好使用缓释制剂来克服锂立即释放带来的问题。在大脑中，由于锂盐通过血脑屏障的渗透性较低，因此锂盐的浓度在摄入后大约需要 24 小时才能达到峰值。

血液中的治疗性药物水平通常会指导锂的使用剂量。在急性治疗期间，平均每日剂量往往在 900~2400 mg。服药一周后，应监测患者的血清锂水平，然后每周测量一次，直到血清锂水平稳定。虽然文献中关于目标血清锂水平存在一些差异，但一般血清锂水平应在 0.5~1.0 mmol/L 范围内，且不应超过 1.5 mmol/L。在疾病的急性期，锂血清治疗水平应为 0.8~1.2 mmol/L，但在特殊情况下，其上限可高达 1.5 mmol/L。这是因为处于急性躁狂阶段的患者对锂的耐受性可能会增强（Girardi et al.，2016）。血清浓度为 1.5~2.5 mmol/L 时毒性较低，在 2.5~3.5 mmol/L 时毒性中等，在超过 3.5 mmol/L 时出现严重症状。表 7.3 显示了锂的血清水平和可能出现的中毒症状。

表 7.3　锂中毒血浆浓度分级及临床表现

血浆锂离子浓度(mmol/L)	严重程度（Hansen 和 Amdisen 分类）
1 级（低毒性）：1.5~2.5	恶心、呕吐、震颤、反射亢进、躁动、共济失调、肌无力
2 级（中等）：2.5~3.5	迟钝、僵硬、张力亢进、低血压
3 级（严重）：大于 3.5	昏迷、抽搐、肌阵挛、循环衰竭

注：在最后一次给药后 12 小时进行检测。浓度范围仅为指示性，并基于长期接触锂的患者。急性摄入锂时，这些范围可能不适用（Baird-Gunning et al.，2017）。

一般来说，锂盐的治疗指数很窄，这意味着安全治疗水平和毒性血清水平非常接近。尽管如此，锂盐仍然是治疗双相情感障碍的基石。在治疗的维持阶段，药物的平均日剂量应在 400~1200 mg。如果一个人患有中度或重度双相抑郁症，并且已经在服用锂盐，应检查他的血浆锂水平。如果剂量不足，则应增加剂量。若锂盐剂量已达最大耐受剂量而患者仍处抑郁状态，医生可以将药物改为氟西汀与奥氮平联合使用，或者根据患者的偏好和之前对治疗的反应单独使用喹硫平（见后面的章节）。在继续学习之前，请完成活动 7.1。

活动 7.1　批判性思维

医生给患者开了 400 mg 碳酸锂缓释片。在给药过程中，护士注意到缓释片缺货，因此给了患者两片碳酸锂普通片，每片 200 mg。

你能解释一下这样做的风险吗？

参考提纲见本章末。

副作用

众所周知，锂盐的副作用包括消化不良、恶心和呕吐等胃肠道症状。其他副作用包括脱发、体重增加、痤疮、肌肉震颤、镇静、肾小球滤过率降低、认知障碍、肌肉协调能力减弱、排尿过多、白细胞异常增加、视力模糊、性功能障碍和水肿。特别地，呕吐或腹泻导致的钠离子流失会引起代偿效应，从而导致锂过量滞留，进而导致锂毒性。在这种情况下，减少锂盐的剂量是很重要的。同时，大量出汗也会导致血液中锂含量的增加。临床上，通常不鼓励同时快速增加锂盐和抗精神病药物，因为这可能增加神经毒性的风险。

长期使用锂盐可导致甲状腺激素分泌减少和肾功能损害，甚至在某些情况下可导致甲状腺功能减退和 3 期慢性肾脏疾病。有趣的是，在锂盐治疗期间，女性比男性更容易出现这些并发症。此外，长期锂盐治疗也可引起高钙血症（血浆总钙浓度异常升高）。

特殊注意事项

在老年患者中使用锂盐时，需特别注意其肾脏对锂排泄的承受能力。我们通过检测肾功能来确认肾脏能否有效排泄锂。确保摄入足够的盐和液体是很重要的，因为随着年龄的增长，肾功能会下降，排出锂的能力也会下降。慢性心力衰竭和高血压等疾病，这些随着人们年龄增长而变得更常见的疾病，会损害肾脏的排泄功能。这可能导致药物在体内长时间存留。即使在安全的治疗范围内，老年患者也容易出现认知障碍和神经组织损伤。因此，建议患者从相对较低的剂量开始服用锂盐，但要注意，在相对较低的血药物浓度下也可能发生副作用。缓释制剂可能有助于减少由于峰值血浆水平而发生的副作用。在继续学习之前，请尝试活动 7.2。

活动 7.2　循证实践与研究

独自思考或小组讨论，研究导致血液中锂水平增加的相关药物。
参考提纲见本章末。

应尽量避免在孕妇中使用锂盐，特别是在妊娠早期。怀孕期间使用锂盐与胎儿畸形和早产的风险增加有关。使用锂盐还可能导致严重的婴儿中毒，尽管这种情况是可逆的。

我们还发现，若母亲在服用锂盐的同时进行母乳喂养，其乳汁中的锂含量可能对婴儿造成不利影响，导致不自主运动、脱水、甲状腺功能减退、发绀、心脏杂音和嗜睡等症状的出现。如果母亲希望母乳喂养，医护人员应告知她服用锂盐对婴儿的风险。同时，监测婴儿的锂含量和甲状腺功能也很重要。

观察患者在用锂前后的行为，并警惕不良副作用和锂盐的毒性是很重要的。一旦发现异常情况，应立即报告给处方医生并停止给药。表 7.4 给出了锂中毒的常见体征和症状。

表 7.4　锂中毒影响的器官及表现（改编自 Baird Gunning et al.，2017）

器官系统	表现形式
心血管系统	心房游走性心律，窦性心动过缓，ST 段抬高，Brugada 综合征，QT 间期延长，罕见的危及生命的心律失常
神经系统	嗜睡，共济失调，精神错乱，躁动，神经肌肉兴奋性（不规则粗大震颤，束肌震颤，肌阵挛性抽搐，反射亢进）。严重的锂中毒可表现为癫痫发作，包括非惊厥性癫痫持续状态
肠胃	恶心、呕吐、腹泻、肠梗阻

如果出现呕吐、大汗淋漓或腹泻等症状，护士应监测液体摄入量并调整盐的摄入量。要提前告知患者，在开始治疗的最初几天内，他们可能会感到全身不适、口渴和尿频，但这会在几周内消退。同时，告知患者随餐服用锂盐，以尽量减少胃肠道紊乱。在继续学习之前，请完成活动 7.3。

活动 7.3　批判性思维

史蒂文（Steven）是一名 40 岁的男子，每天服用 1000 mg 的锂盐，他刚刚告诉你，8 月份不能来就诊，因为他将在塞浦路斯度假两周。

史蒂文在度假时应该采取什么预防措施？

参考提纲见本章末。

锂盐副作用的管理

有关精神药物副作用的更多详情，请参阅第 11 章。锂盐副作用的处理概述如下：

• 锂中毒：使用锂盐最严重的副作用之一是可能导致锂中毒。因此，了解锂中毒的管理非常重要。如果患者服用过量的锂盐，第一步是考虑洗胃，如果他们在前一小时内摄入了超过 40 mg/kg 体重的锂。除了治疗症状，第二步是纠正体液和电解质失衡。在这方面，你可以考虑使用氯化钠静脉注射溶液（0.9%）。之所以使用这种溶液，是因为肾脏对锂的处理和钠一样。如果患者没有持续肾功能衰竭或充血性心力衰竭，建议每天给予 3 L 等渗氯化钠溶液（0.9%）。在特殊情况下，您可以使用低剂量多巴胺来增加锂的排泄，但通常不建议使用强制利尿。第三步是调节肾功能。在这方面，血液透析是快速清除体内锂的首选治疗方法。可能受益于血液透析的是那些出现严重中毒和临床症状进行性恶化的患者，一般在中毒 8~12 小时内进行血液透析效果好。血液透析可使锂的血清半衰期缩短至 3~6 小时。它还可降低细胞内锂的浓度，缩短症状持续时间。血液透析后，由于锂从细胞内向细胞外扩散缓慢，因此要警惕血清锂浓度的反弹增加（Baird-Gunning et al.，2017）。

• 肾脏问题：与许多药物不同，锂盐依赖于肾脏从体内排出。因此，任何轻微的肾功能的干扰或改变都可能导致锂的积累。口渴（多饮）和多尿是常见的副作用。即使出现多尿症，也要鼓励患者多喝水。多尿在大约 60% 长期接受锂盐治疗的患者中很常见。如果肌酐急剧升高，停药并监测肌酐，在再次服药前进行肾小球滤过率测定。或者，减少锂盐的剂量甚至完全停止。一些患者如果在睡前服用锂盐，可能会减少烦渴症状。

• 神经系统和认知问题：这些问题包括记忆障碍、嗜睡、虚弱、姿势性震颤和头痛。近 50% 的患者在使用锂盐治疗期间的某个阶段会经历短暂的手部轻微震颤，但 90% 的患者症状会得到缓解。锂盐可能会增加患者的锥体外系副作用。在极少数情况下，它可能导致神经阻滞剂恶性综合征。为缓解此状况，减少锂盐剂量或延长用药间隔。建议患者减少咖啡因和其他兴奋剂的摄入。在某些情况下，受体阻滞剂可考虑用于减少震颤。对老年患者和脑外伤患者，建议使用低剂量的锂盐。在某些情况下，震颤、精神混乱、昏迷和说话含糊不清可能是锂毒性的迹象，要排除这种可能性，需要测量血液中的锂含量。值得注意的是，尽管透析等方法可用于解毒，但目前尚无针对锂毒性的特异性解毒剂。

• 内分泌问题：长期接受锂盐治疗的患者中，约 20% 出现甲状腺功能减退；这通常会影响甲状腺激素的分泌，且在大多数情况下患者有明显的临床症状。因此，建议每六个月检查一次甲状腺功能。如果促甲状腺激素水平升高，可进一步检查甲状腺素水平。

• 心脏问题：这些问题主要表现为心电图的细微变化。对有心脏病史或年龄超过 50 岁的患者进行常规心电图检查，并定期监测脉搏，避免使用诱发慢性心律失常的药物。

• 皮肤问题：包括痤疮、脱发、银屑病和瘙痒等。如果症状持续存在，可以考虑是服用心境稳定剂的原因。使用抗痤疮药物，尽管这些配方可能效果有限。

（二）抗惊厥剂

几种抗惊厥剂已被确定为双相情感障碍的治疗选择。它们可以替代锂作为一种预防性的治疗；然而，并不是每一种抗惊厥剂都能起到心境稳定剂的作用。此外，它们的疗效和耐受性也存在明显差异。一种常用的抗惊厥剂是丙戊酸。

丙戊酸

丙戊酸，或称“丙戊酸酯”，于 1882 年首次合成，在 1963 年法国科学家皮埃尔・埃马尔（Pierre Eymard）发现它的抗惊厥特性之前，它主要作溶剂使用。近年来，丙戊酸在治疗双相情感障碍中的应用有所增加，但与大多数抗惊厥药一样，其作用机制尚不明确。一种主流观点是，丙戊酸通过降低神经元的兴奋性发挥作用。另一种理论则认为它是通过干扰钙通道和间接阻断谷氨酸信号传导而发挥作用。第三种理论是，这种药物通过一种尚未发现的机制增加了 GABA 的浓度。

研究证据似乎表明，丙戊酸对治疗双相情感障碍很有效（Bond et al., 2010）。它对治疗躁狂发作是有效的，尤其是在混合发作、继发性或快速循环障碍时。口服丙戊酸可以使躁狂发作快速稳定，尽管根据科克伦的综述报道，支持丙戊酸对长期治疗双相情感障碍的疗效的证据有限（Cipriani et al., 2013）。丙戊酸可能需要几天到几个月的时间来稳定双相情感障碍。

在丙戊酸治疗之前，重要的是要进行一些检查，包括血常规、凝血功能和肝功能。通常开处方者有责任确保这些检查的完善，护士负责在多学科团队内协调患者完成这些检查。在使用丙戊酸治疗的前几个月内，定期监测肝功能和血小板计数；同样地，开处方者负责开具检查这些项目的医嘱。一旦患者的症状稳定下来，检查的次数可以减少到每年两次。和锂一样，丙戊酸也与体重增加有关；因此，要密切监测患者的体重。如果患者已经超重，且身体质量指数（BMI）大于或等于 25，则应进行糖尿病检查（空腹血糖）。如果检测呈阳性，你应该把患者的体重管理或营养建议转介给专家，通常是营养师。如果接受丙戊酸治疗的患者体重增加超过其初始体重的 5%，那么进行糖尿病或**血脂异常**筛查是很重要的。

丙戊酸治疗双相情感障碍的通常起始剂量为每天 750 mg，分次服用，逐渐增加剂量，直到达到治疗水平或直到副作用大变得无法忍受。丙戊酸的剂量范围在 750~2000 mg，单次或分次服用。丙戊酸通常在胃肠道吸收迅速，其达到峰值浓度的时间因制剂的不同而不同（即常释、缓释），可在 2~17 小时不等。丙戊酸的推荐治疗血浆浓度为 350~800 μmol/L。它主要在肝脏代谢，在健康的成人中，它的平均半衰期为 9~19 小时。

副作用

丙戊酸常见的副作用是消化不良和 / 或体重增加。其不太常见的症状是疲劳、组织肿胀（通常发生在下肢）、痤疮、头晕、嗜睡、脱发、头痛、恶心、镇静和颤抖。即使在正常范围内，丙戊酸也可能引起血液中氨过量，或高氨血症，从而导致脑损伤。极少数情况下，丙戊酸可引起血液异常、肝功能损害、黄疸、血液中血小板异常减少（血小板减少症）和凝血时间延长。丙戊酸具有诱导线粒体毒性的特性。这通常会恶化线粒体相关疾病，如 **Alpers-Huttenlocher 综合征**、共济失调神经病变谱、**亚急性坏死性脑脊髓病**和乳酸性酸中毒。由于这些副作用，大多数医生会要求进行血液监测，每周一次，然后减少到每两个月一次。据报道，在服用这种药物的最初几个月里，有 20% 的患者出现短暂的肝酶升高。

在罕见病例中发现，肝炎是黄疸的首发症状。也有报告称，长期使用丙戊酸治疗后，患者出现**认知功能障碍**、帕金森症状，甚至出现可逆性脑萎缩（假性脑萎缩）。

特殊注意事项

孕妇应避免使用丙戊酸，因为婴儿畸形的发生率可高达 11%。欧洲药物管理局（EMA）的药物警戒风险评估委员会发布建议，建议在怀孕期间不要使用丙戊酸盐，除非妇女患有一种对其他抗癫痫药物无效的癫痫。委员会进一步建议不要在有生育潜力的妇女中使用丙戊酸，除非她们遵循全面的“怀孕预防计划”（Wieck and Jones，2018），英国药品和保健品监管局（MHRA）批准了这一建议（Iacobuci，2018）。尽管有上述严格建议，丙戊酸在治疗双相情感障碍中的使用率，特别是在育龄妇女中，仍在持续增长（Macfarlane and Greenhalgh，2018）。这背后反映出临床上的两难困境：如何在保障母亲心理健康的同时，最小化对胎儿发育的潜在致畸风险。我们目前对丙戊酸致畸作用机制的了解较少，可能与表观遗传效应或氧化应激有关。

值得注意的是，在孕妇服用丙戊酸时，婴儿的血清水平可能高于母亲。此外，药物在婴儿体内的半衰期可能比母亲体内的半衰期长，给婴儿带来相当大的健康问题。与母亲使用丙戊酸相关的婴儿健康风险包括脊柱裂、房间隔缺损、腭裂、尿道下裂、多指畸形、神经管缺陷、神经功能障碍和一般的发育缺陷，可涉及多达 70% 的儿童。婴儿患低血糖的风险可能相对较高。非致畸相关因素包括子宫内生长受限、婴儿肝毒性和分娩期间胎儿窘迫。

尽管药物对婴儿的半衰期高于母亲，但没有明确的证据表明母亲在服用丙戊酸后进行母乳喂养会对婴儿造成伤害（Uguz and Sharma，2016）。在必须使用丙戊酸的特殊情况下，你应该告知父母可能涉及的风险，并监测母亲和婴儿的肝酶。

丙戊酸过量的管理

过量的丙戊酸可导致震颤、木僵、呼吸抑制、昏迷、代谢性酸中毒和死亡。为了更有效地治疗，请收集以下关键信息：过量服用的确切时间、服用的量、患者既往病史及正在使用的其他药物。还可能需要进行身体检查，以提供有关毒性性质的线索。丙戊酸中毒的患者，其身体通常出现以下症状：体温过高 / 低、心动过速、呼吸抑制、精神错乱、嗜睡、头晕、幻觉、易怒和头痛。关于丙戊酸中毒的治疗，请考虑毒物清除方法，包括对在前一小时内服用丙戊酸的无症状患者使用活性炭。只有医疗保健专业人员才能使用院前活性炭治疗，并且只有在没有禁忌证的情况下才可使用。不要因为使用活性炭而延迟呼叫紧急支援。对于摄入丙戊酸并处于昏迷状态的患者，考虑在院前按治疗阿片类药物过量的剂量给予纳洛酮，特别是如果患者有呼吸抑制（Manoguerra et al.，2008）。关于其他丙戊酸副作用的管理，请参见“锂副作用的管理”，以及第 12 章中的精神药物的一般管理。

（三）卡马西平

卡马西平最初是由科学家沃尔特·辛德勒在瑞士发现的，最初被用于治疗三**叉神经痛**。自 1965 年以来，它在英国就被用作抗惊厥药，直到 20 世纪 70 年代，它在日本被用作心境稳定剂。与锂和丙戊酸不同，卡马西平的作用机制是很清楚的。它的工作原理是阻断钠离子通道，从而使神经元不那么兴奋。此外，有假设认为，它还通过阻断钙和钾离子通道发挥作用，增强 GABA 的抑制作用（见第 3 章）。

卡马西平对治疗躁狂症状、快速循环和混合性双相状态有效，通常需要几周的时间生效。总的来说，它在治疗躁狂方面与丙戊酸和锂一样有效。但是，有证据表明卡马西平在治疗重度抑郁症方面更有效。

在患者开始卡马西平治疗之前，应进行血常规以及肝、肾和甲状腺功能检查。确保在开始治疗后，前两个月每 2~4 周进行一次血常规检查，并在整个治疗过程中坚持每 3~6 个月进行一次血常规检查。关于肾脏、甲状腺和肝脏功能，每 6~12 个月进行一次复查。

在双相情感障碍的治疗中，初始剂量通常是每天 400 mg，每周可以增加 200 mg，通常是分剂量的。在急性情况下，每日剂量可高达 1200 mg，维持剂量可在每天 800~1200 mg。值得注意的是，卡马西平口服悬液达到血清峰值水平高于同等片剂。因此，我们通常开始使用较低剂量的卡马西平悬液，然后缓慢加量。控释制剂可以显著减少副作用，当患者正在服用其他镇静剂或抗惊厥药时，卡马西平应缓慢增加。然而，缓慢增加的缺点是它延迟了治疗效果。卡马西平的推荐血浆水平为 17~54 μmol/L，它的半衰期大约为第一次用药后的 30 小时。血药浓度峰值出现在服用治疗剂量后 6~24 小时；然而，使用过量的卡马西平需要 72 小时才能达到峰值水平。

副作用

正是药物对钠通道的过度作用导致了卡马西平的副作用，这些副作用包括镇静、头晕、精神错乱、共济失调、头痛、恶心、呕吐、腹泻、口干、视力模糊、月经紊乱、体重增加和皮疹。卡马西平还表现出罕见且危及生命的副作用，如**再生障碍性贫血**、粒细胞缺乏症、心脏问题，甚至诱发自杀意念和行为。它还会导致罕见且严重的皮肤病，如史 - 约综合征和中毒性表皮坏死松解症。

史 - 约综合征是一种危及生命的疾病，影响皮肤，细胞死亡导致表皮与真皮分离。史 - 约综合征和中毒性表皮坏死松解症的特征是在皮肤颜色改变（紫色）时出现水泡。患者会出现广泛的皮肤损伤，通常这些损伤主要发生在身体躯干。尽管史 - 约综合征的发病率很低，但死亡率高达 12.5%，中毒性表皮坏死松解症的死亡率高达 33.3%。值得注意的是，某些种族群体，特别是中国人、泰国人和马来西亚人，更容易出现史 - 约综合征和中毒性表皮坏死松解症，因为他们有一个高频率的基因变异：人类白细胞抗原（*HLA-B**1502）。在这些种族人群中，史 -

约综合征和中毒性表皮坏死松解症的发病率是白种人的 10 倍，且卡马西平的副作用是最常见的原因。因此，上述人群如果需要使用卡马西平治疗，使用前筛查 *HLA-B**1502 等位基因是很重要的（Tangamornsuksan et al.，2013）。关于史 - 约综合征和中毒性表皮坏死松解症的管理，见第 12 章。

卡马西平中毒的管理

卡马西平过量的情况很普遍，占所有抗惊厥药过量的 30%（Spiller，2001）；首例卡马西平过量用药的报道可追溯至 1967 年。当血清浓度超过 40 mg/L 时，显著毒性症状便会出现。卡马西平中毒的一个常见诱因是联合使用其他药物，如拉莫三嗪和左乙拉西坦。此外，任何抑制细胞色素 P450（CYP450）的抑制剂，如葡萄柚汁，都会导致卡马西平水平升高（Garg et al.，1998）。故意过量服用卡马西平并不常见，通常是在严重抑郁症患者想自杀时（Al Khalili and Jain，2019）。我们可以将卡马西平中毒分为以下三个水平：（1）血清水平为 11~15 mg/L 时，可能出现定向障碍和共济失调；（2）血清水平为 15~25 mg/L 时，可能引发攻击性和幻觉；（3）血清水平为 25 mg/L 时，可能导致癫痫发作和昏迷。由于卡马西平在胃肠道的吸收具有不稳定性，因此过量服用后，急性症状的发作往往会有所延迟。这些症状可能包括头晕、共济失调、嗜睡、昏迷和全身癫痫发作。卡马西平中毒会引起心脏传导异常，可导致心律失常。据报道，脑电图上出现**纺锤波昏迷**可能与急性卡马西平毒性有关。抗胆碱能症状是卡马西平中毒的常见症状。此外，还有**高色性贫血**和轻度横纹肌溶解，以及由此产生的运动障碍的报道。

护士应密切观察患者，一旦发现症状恶化，应立即进行神经系统检查。在任何情况下，都应确保麻醉和**插管**工具包随时处于床边备用状态，以便在症状突然恶化或预期恶化时能够迅速进行插管。同时，每 4 小时进行一次心电图检查并监测卡马西平的血清水平也是至关重要的。

卡马西平中毒的治疗策略涵盖生理清除、活性炭吸附和血液透析或**血浆置换**。活性炭能有效结合卡马西平，阻止其从胃肠道吸收进入血液，并可通过阻断药物的肠肝循环来促进其消除。活性炭血液灌注是另一种可以改善卡马西平过量的临床技术。血液灌注是一种通过含有经过处理的活性炭或离子交换树脂的试管来从血液中清除毒素的方法。然而，它也有一些风险，如低钙血症和血小板减少症。活性炭将与血浆蛋白竞争卡马西平的结合。由于 13% 的卡马西平毒性病例存在死亡风险，因此需要一个积极的治疗计划，其中包括血液灌注、血液透析和多种剂量的活性炭。不过，如果能在过量后迅速控制症状，大多数卡马西平中毒患者的预后都是良好的。

特殊注意事项

卡马西平的消除是通过肾脏进行的，因此肾功能障碍患者应使用较低的剂量。此外，在那些有肝功能损害的患者中谨慎使用卡马西平是很重要的，因为已经有报道肝功能衰竭的病例。通常情况下，卡马西平的使用是有限制的。就像锂和丙戊酸一样，我们应该限制卡马西平在妊娠期的使用，因为有报道称卡马西平致胎儿畸形的发生。如果给孕妇服用卡马西平，我们应该监测整个怀孕期间药物的血清水平。值得注意的是，这种药物会导致胎儿出生缺陷和维生素 K 缺乏。如果母亲在服用卡马西平的同时母乳喂养，那么监测婴儿的血清水平并告知母亲肝功能障碍的体征和症状是很重要的。卡马西平常见副作用的管理见第 12 章。

（四）拉莫三嗪

自 1994 年以来，拉莫三嗪一直被用于治疗癫痫部分性发作。直到 2003 年，这种药物才被用作双相情感障碍的心境稳定剂。它是一种公认的抗惊厥药，而且已经在全球 30 多个国家获得监管部门的批准，用于治疗和预防双相抑郁症。像大多数心境稳定剂一样，人们对拉莫三嗪的作用机制尚不完全清楚。实验室药理学研究表明，拉莫三嗪可以抑制钠通道，从而抑制谷氨酸等兴奋性神经递质的释放。关于拉莫三嗪的一件有趣的事情是，虽然大多数心境稳定剂主要通过控制双相情感障碍的躁狂期发挥作用，但拉莫三嗪往往在双相情感障碍抑郁症的治疗和预防中最有效（Amann et al.，2011）。最重要的是，它可以治疗双相抑郁症，而不会引发躁狂、轻躁狂、混合状态或快速循环。截至目前，关于拉莫三嗪在治疗躁狂期症状方面的确切疗效，尚缺乏充分证据支持。拉莫三嗪被推荐作为双相情感障碍患者急性抑郁发作的首选治疗药物，并适用于维持治疗阶段。当拉莫三嗪以**亚治疗剂量**使用时，可展现出轻微的抗抑郁效果。

目前，在开始使用拉莫三嗪之前不需要监测血浆。一般来说，药物应该以非常低的剂量开始，以尽量减少皮疹的发生率（见下面的“副作用”）。前两周的起始剂量通常为每天 25 mg。我们可以增加到每天 50 mg，再持续 3 周。第 5 周，我们可以将药物增加到每天 100 mg，然后在第 6 周增加到每天 200 mg（最大剂量）。如果患者停止服用拉莫三嗪 5 天或更长时间，最佳的疗程可能是重新使用初始剂量，以尽量减少皮疹的发生率。特别需要注意的是，患者在遭遇病毒感染、出现皮疹或接种疫苗后的两周内，应避免使用拉莫三嗪。

副作用

拉莫三嗪常见的副作用包括头痛、头晕和失眠。其他的副作用包括痤疮和皮肤刺激（如上所述）、噩梦、盗汗、身体疼痛和痉挛、肌肉疼痛、口干、口腔溃疡、牙釉质损伤、疲劳、记忆和认知问题、易怒、体重变化、脱发、性欲改变、尿频、恶心和食欲变化。在非常少数的病例中，拉莫三嗪也会导致史 - 约综合征。

特殊人群注意事项

与多数抗惊厥药物相比，女性对拉莫三嗪的副作用更为敏感，这可能与拉莫三嗪与雌性激素间的相互作用有关。这引发了服用含雌激素避孕药女性的担忧，该避孕药已被证明可使血清中拉莫三嗪水平降低 66%（Reimers，2019）。当妇女在口服以雌激素为基础的避孕药时可能需要增加拉莫三嗪的剂量，以维持其疗效水平。同样，当女性停用避孕药后，拉莫三嗪的副作用可能会加剧。这可能包括“无药丸”周，其中拉莫三嗪的血清水平被证明增加了两倍。相较于仅服用口服避孕药的女性，同时服用拉莫三嗪与口服避孕药的女性体内**促卵泡激素**和**黄体生成素**水平显著上升。

拉莫三嗪的使用通常受到限制，只有在其潜在益处明显大于风险的情况下才应使用，因为有初步证据表明它可能导致婴儿腭裂。拉莫三嗪可通过母乳排出，因此在治疗期间通常不建议母乳喂养。婴儿的血清水平可能在母亲血清水平的 25% 到 30% 之间，这可能导致婴儿出现危及生命的皮疹。鉴于拉莫三嗪具有抑制睡眠的作用，建议患者在早晨服用此药。来自病例研究和回顾性研究的证据表明，拉莫三嗪过量通常是良性的。然而，也有报道拉莫三嗪过量导致心脏骤停和死亡的病例。大多数报告拉莫三嗪暴露的病例观察到轻微或无毒性；然而，大量药物暴露与严重的中枢神经系统抑制、癫痫发作、心传导延迟、广泛性复杂心动过速和死亡相关。对于血清浓度大于 25 mg/L 的成人，可能会有严重的毒性。对于 4 岁以下的儿童，摄入超过 525 mg 拉莫三嗪可能会产生严重的中枢神经系统抑郁和癫痫发作（Alyahya et al.，2018）。在继续学习之前，请试试活动 7.4。

活动 7.4　批判性思维

你刚刚拜访了查尔斯（Charles），他是社区中的一名双相情感障碍患者。他最近把心境稳定剂换成了拉莫三嗪。在探视期间，你注意到查尔斯出现了皮疹、皮肤损伤和出血。

你会采取什么行动?

参考提纲见本章末。

对于常见的拉莫三嗪副作用的管理，请参见上面关于卡马西平、锂和丙戊酸钠的概述。

五、非典型抗精神病药物

在过去，典型的和非典型的抗精神病药物都被用作双相情感障碍的辅助治疗，但有新的证据表明这些药物可以作为心境稳定剂。奥氮平和喹硫平主要用于双相情感障碍的治疗，但其他抗精神病药物如利培酮、齐拉西酮、阿立哌唑和氯氮平也被使用，尽管其荟萃分析证据尚不充分（Lindstrom et al.，2017）。通常，症状的严重程度以及抗精神病药物的副作用是选择抗精神病药物的决定因素。如果患者存在妄想和幻觉等精神病症状，建议使用抗精神病药物。第二代药物和心境稳定剂联合治疗对躁狂发作的效果好于单独使用任何一种药物的单一治疗（Malhi et al.，2012a）。关于抗精神病药物的作用机制，以及副作用及其管理，见第 8 章。

六、避免常见的治疗错误

由于锂盐的治疗指数较低且具有毒性，无论是急性治疗还是长期治疗中都需要仔细监测不良反应。锂盐禁用于 12 岁以下患者，因为没有关于该年龄组安全性或有效性的数据，而且剂量尚未确定。即使处于躁狂期，仍需监测患者的自杀意念。脱水问题需特别注意，特别是对于可能过度活跃的躁狂患者，因此你应该鼓励患者摄入足够的液体。一般来说，双相情感障碍患者需要终身治疗。停止使用心境稳定剂通常会导致病情复发，甚至更加严重。如果必须停药，应在 6 周内逐渐停药。缓释药物不应该被压碎，因为这会导致快速吸收，引起中毒症状。

七、患者须知

• 锂盐、丙戊酸、卡马西平、拉莫三嗪和其他药物，如奥氮平和喹硫平，都是治疗情绪问题的药物。它们还有助于预防复发。一定要服用且要按规定的说明服用。

• 包括锂盐、丙戊酸、拉莫三嗪和卡马西平在内的心境稳定剂，通常不会导致成瘾。

• 通过分剂量服用，可以有效减轻心境稳定剂可能引起的多种副作用。

• 由于锂盐的治疗剂量和毒性剂量非常接近，应定期进行血液检查，以确保血液中锂的含量在治疗范围内。

• 双相情感障碍是生理上的疾病，而不是道德缺陷或性格缺陷。这是一种可治疗的遗传病。但当病情严重时，患者可能丧失对行为的自控能力。

• 应告诫服用锂盐的患者避免自行使用非处方非甾体抗炎药（如布洛芬），医疗提供者也应尽量避免为此类患者开具此类药物，若必需，则需密切监测患者状况。

• 抗惊厥药和某些心境稳定剂可能增加婴儿出生缺陷的风险。因此，若患者计划怀孕或已有怀孕计划，应及时与处方医生沟通以获取专业建议。

• 应与患者讨论改变生活方式以促进身心健康的问题。这包括避免睡眠不足（哪怕只有一晚），避免轮班工作、酗酒、服用违禁药物以及咖啡因和减充血剂等其他干扰睡眠的物质。

• 冬季减少光照会引发双相抑郁症，而过度暴露在阳光下，尤其是在夏天，则会引发躁狂症。

• 有许多自助团体为双向情感障碍患者及其家人提供支持。你应该提供患者所在地区的这些组织和其他相关组织的信息。

本章小结

双相情感障碍属于一组情绪障碍，其特点通常是抑郁和躁狂交替出现。在疾病的抑郁发作期，患者可能表现出严重抑郁症的典型症状，如情绪低落、冷漠、注意力不集中、食欲和睡眠不佳、认知改变和自杀意念。在疾病的躁狂发作阶段，患者通常表现出一种与他们所处环境不匹配的欣快情绪。其他症状可能包括易怒、浮夸、思想混乱、妄想和幻觉。

单相抑郁症和双相抑郁症之间存在着细微的差异。双相抑郁症往往发生在较年轻的人群中，几乎是突然发作。此外，双相抑郁症的恢复可以是自发的，患者可能在抑郁症状缓解后进入躁狂发作阶段。心境稳定剂是一种可以防止患者出现极端情绪（抑郁或躁狂）的药物。最常用的心境稳定剂是锂盐、丙戊酸、卡马西平和拉莫三嗪。

参考提纲

活动 7.1　批判性思维

缓释药物的设计是为了使少量药物释放到血液中，以避免毒性水平。因此，如果高剂量服用普通锂片，它们将很快被血液吸收，从而提高血清水平，并有锂中毒的风险。

活动 7.2　循证实践与研究

降低肾小球滤过率的药物：

• 非甾体抗炎药；

• 肾素血管紧张素系统抑制剂。

促进肾小管重吸收的药物：

• 噻嗪类利尿剂；

• 安体舒通。

具有不确定机制的药物：

• 钙通道阻滞剂（地尔硫卓、维拉帕米）；

• 长期服用硝苯地平可降低锂离子清除率。

活动 7.3　批判性思维

由于史蒂文 8 月份要去塞浦路斯，天气可能会很热，因此他可能会出很多汗。反过来，这可能会使他的血锂含量上升到有毒水平。你应该劝他多喝水。或者，更合适的是，你应该要求处方医生检查他的锂水平，以便在他度假期间减少剂量。

活动 7.4　批判性思维

你应该建议查尔斯停止服用拉莫三嗪，直到确认皮疹和病变不是拉莫三嗪的副作用造成的。同时，你应该立即联系查尔斯的开处方者和全科医生。

拓展阅读

Preston J D，O’Neal J H，Talaga M C.（2017）*A Handbook of Clinical Psychopharmacology*. 8th edition. Oakland，CA：New Harbinger.

这是一本通俗易懂的书，特别适合非医学背景的人士。它深入浅出地阐述了心理保健的原则和方法，包括非药物干预策略。

Stahl S M.（2013）*Stahl's Essential Psychopharmacology*：*The Prescriber's Guide*. 4th ed. Cambridge：Cambridge University Press.

这是一个全面的精神药理学指南，被清楚地写下来，配有很好的插图。

Taylor D M，Barnes T R E，Young A H.（2018）*The Maudsley Prescribing Guidelines in Psychiatry*. 13th ed. London：Informa Healthcare.

这是一个非常有用的，易于理解的循证处方和一般药物管理手册。它对开处方者特别有用。

第 8 章
精神障碍的管理和治疗

译者：谭如意

章节目标

通过本章学习，你将能够：

1. 了解精神分裂症或精神病的关键病因及治疗精神病的生物机制；

2. 理解不同类别抗精神病药物的治疗机制及药物产生副作用的原因；

3. 熟悉特殊群体的治疗和管理、要避免的常见错误及与患者沟通的内容。

一、引言

精神分裂症被定义为严重的精神障碍，其特征是思维异常和扭曲的感知。1887 年，神经学家埃米尔 - 克拉佩林（Emil Kraepelin）首次将这种疾病确定为一种单独的精神疾病，至今已有 100 多年的历史。有关精神分裂症的文字记录可追溯到古埃及，更远可追溯到公元前 20 世纪。精神分裂症的典型病症包括抑郁症、痴呆症和思想障碍等，《埃伯斯纸莎草书》（*Ebers Papyrus*）、《心书》（*Book of Hearts*）中对这些病症进行了详细描述；而在古埃及，心脏和思想似乎具有密切联系（Joachim，1890）。精神分裂症的公共卫生重要性显而易见。流行病学研究表明，精神分裂症通常在青春期或成年早期发病，全球人群患病率为约 0.7%，且男性发病率显著高于女性，约为女性的两倍。研究发现，生活在高纬度国家的人，其精神分裂症的患病率有所增加。与常见的精神病一样，精神分裂症的症状多种多样，但可大致分为五维症状：阳性症状、阴性症状、情感、认知、混乱。如需更全面地了解精神分裂症的五维症状，请参阅一本关于精神分裂症及其症状的专业书籍，图 8.1 列出了精神分裂症的常见症状表现（我们将交替使用“精神分裂症”和“精神病”这两个术语）。

精神分裂症是最常见的一种精神病，本章概述了精神分裂症的药物治疗。本章首先概述了与精神病有关的身体疾病和药物，鼓励人们用平等的眼光将精神病视为一种常规疾病，这种疾病是社会、心理和生物因素复杂相互作用的结果。随后，

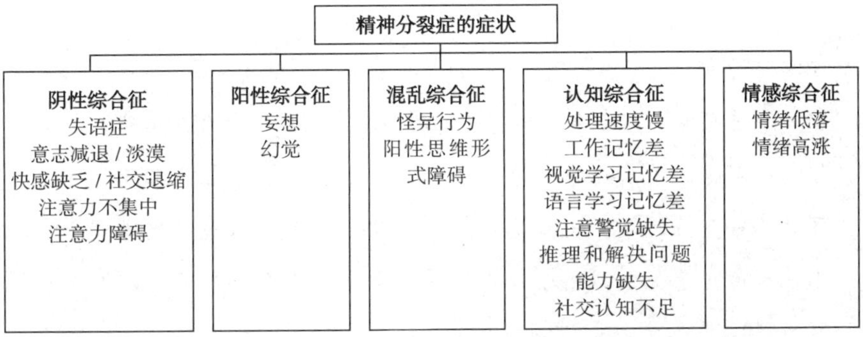

图 8.1　精神分裂症的常见症状域—认知综合征最近已被列为精神分裂症症状框架的一部分，关键认知症状的评估应与《改善精神分裂症认知的测量和治疗研究》相一致

本章探讨了精神分裂症的多巴胺理论，该理论可为了解抗精神病药物的作用机制提供必要的背景知识。在讨论抗精神病药物的常见副作用之前，本章探讨了第一代（常规）和第二代（非典型）抗精神病药物之间的区别。本章的最后几节讨论了如何管理不同类型的副作用、治疗期间要避免的错误以及患者需要了解的内容。

二、与精神病相关的身体疾病

某些躯体疾病可能导致患者发展出我们称为继发性精神病的精神分裂症样症状。在问诊患者（详见第 4 章）时，了解其全部病史至关重要，因为这是做出良好临床决策的先决条件。如果患者的精神病症状继发于身体健康障碍，优先治疗基础躯体疾病是必要且更有效的策略。一些可能导致继发性精神病的躯体疾病见表 8.1。

案例研究：尼尔（Neil）

清晨，一名有酗酒史和露宿史的 45 岁男子被发现在街上徘徊。

他没有喝醉，但十分困惑，不记得自己在哪里。他只知道自己叫尼尔。警方注意到他经常自言自语，并试图从地上“捡起不存在的东西”。他还不停抱怨昆虫爬遍全身，并抓挠自己的皮肤。根据1983年《心理健康法》的规定，他被送往医院治疗。由于害怕鬼魂及地板上的蜘蛛，他拒绝睡觉。由于病因不明，医疗团队决定在至少一周内不服用药物的情况下监测他的病情。然而，尼尔逐渐消瘦，这表明他在入院前营养摄入不足。医生为其开具维生素补充剂的医嘱，并将其作为护理计划“鼓励摄入充足的液体和营养”的一部分。尼尔的病情逐渐好转，他能够说出自己的全名和住址，并记起自己因戒酒而入院治疗的医院。

表 8.1　能导致继发性精神病的躯体疾病

• 艾迪生病	• 路易体痴呆
• 库欣综合征	• 多发性硬化
• 大脑损伤	• 黏液性水肿
• 维生素缺乏症：叶酸	• 胰腺炎
• 维生素 D_3 缺乏症	• 烟酸缺乏症
• 中毒状态（谵妄）	• 恶性贫血
• 亨廷顿病	• 卟啉症
• 甲状腺功能亢进	• 颞叶癫痫

总之，能诱发精神病的躯体疾病种类繁多。因此，关注患者的身体状态尤为重要，因为这可以提供有助于解释其精神状态的重要信息。上述尼尔的案例研究是躯体化障碍如何导致男性患者出现健康症状的典型案例。在这一案例中，酒精戒断反应和营养不良可能通过各种机制出现沉淀症状，包括神经递质系统的抑制和兴奋机制的失衡。因此，全面评估患者的问题是实施准确治疗和促进良好康复

的第一步。现在你已经了解一些躯体疾病是如何导致继发性精神病的，请尝试完成活动 8.1。

活动 8.1　批判性思维

你负责的病房最近新收入一名女性患者，68 岁，独居。临床症状：身体消瘦，定向力缺失，焦躁不安。医生在她的病历上写道“电解质试验”。

- 老年患者电解质试验的重要性可能是什么？

参考提纲见本章末。

三、与精神病相关的药物

一些药物、化学物质、毒素或其他物质可能会诱发精神病症状。因此，在临床实践中了解可能引发精神病的药物至关重要。表 8.2 列出了其中一些药物和化学物质。

表 8.2　诱发精神病的化学物质及药物

化学物质	药物
左旋多巴	氟喹诺酮
致幻剂	皮质类固醇
抗胆碱剂	氯胺酮
消炎药	摇头丸
精神兴奋剂	巴比妥类药物

继续阅读之前，请完成活动 8.2。

活动 8.2　决策制订

你负责的病房新收入了一名男性患者，19 岁，该患者因 2 天前在其生日派对后精神病发作入院治疗，患者自述既往无精神病。现需要你为该患者进行入院评估，患者已同意提供尿液样本用于常规检查。

- 你的入院评估包括哪些内容？

参考提纲见本章末。

四、精神病症状是如何产生的

了解精神病症状的成因是理解抗精神病药物药理作用的基石。鉴于全面讲述精神病理超出了本书的范围，如有需要，请查阅相关主题的专业书籍。本章下一节将阐述常见的精神病机制理论。

精神病和许多心理健康障碍一样，普遍被认为是个体的内在生物因素和生活中遭受压力之间相互作用的结果。这一观点的最佳表述来自压力脆弱性模型（Zubin and Spring，1977），该模型表明当个体面临的压力变得无法应对时就会生病。此外，个体应对压力的能力因人而异：某人能轻松解决的问题可能足以导致另一个人出现抑郁或精神病症状。个体的脆弱性也与遗传因素密切相关。

目前，科学界已经确定了超过 100 个与精神分裂症存在高统计学意义的候选基因，其中最常被提及的包括神经调节蛋白 1（*NRG1*）、精神分裂症断裂基因 1（*DISC1*）及 22q11.2 缺失综合征（22q11.2DS）。这些基因与早期环境因素共同作用，在精神分裂症的发生发展中扮演重要角色。

精神分裂症的发展往往伴随着一系列大脑结构和功能的异常，包括特定区域如海马旁锥体、脑岛和内嗅皮层的神经元异常，以及浅部白质神经元密度的降低和深部白质神经元密度的相对增加。我们在精神分裂症中看到的其他结构异常包括整体灰质和白质体积减小、心室增大、一些边缘系统（如海马体、海马旁、丘脑、杏仁核、内嗅区以及扣带回）体积减小。但有研究显示，患有精神分裂症的超高风险人群大脑皮层异常，丘脑皮层回路的特定异常可能是精神病发展的生物标志物（Zhu et al.，2019）。超高风险指的是具有多种风险因素的人，这些因素极有可能导致精神分裂症等精神障碍的发展。在这方面，结构性神经发育异常与精神病发展的易感性有关。许多影像学研究表明，大脑结构异常往往与功能异常共存。一篇荟萃分析研究的证据表明，区域灰质体积的减少与一系列认知任务中大脑功能的损害有关，这种损害包括区域大脑低激活（Radua et al.，2012）。而与抗精神病药物作用机制最相关的一种功能异常是由卡尔森和林德奎斯特（Carlsson and Lindqvist，1963）首次提出的多巴胺理论。

早期的多巴胺理论认为，精神分裂症是由于中边缘通路的多巴胺活性过高或功能亢进所致，但这一概念并没有直接的实证依据。不过，近期正电子发射断层扫描研究表明，多巴胺功能障碍实际上在纹状体背侧区域最为严重（图 8.2）。此外，在纹状体的其他分支（如联想区和感觉运动区）也存在多巴胺功能障碍，但与既往观点不同，纹状体边缘亚区的多巴胺功能障碍并不显著（McCutcheon et al.，2017）。这些发现直接表明，精神分裂症患者突触前纹状体多巴胺会升高，而且这种升高也存在于精神病高危人群出现症状之前（Egerton et al.，2013）。这一发现推动了经典多巴胺理论的修正。

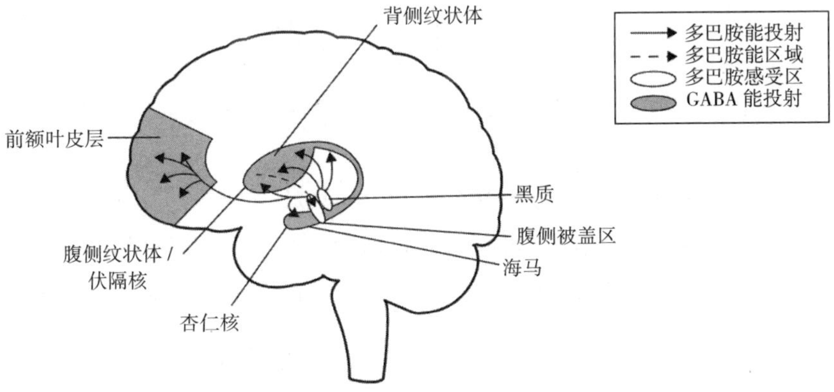

图 8.2　四条重要的多巴胺回路：中脑皮层、中脑边缘、结节漏斗束和黑质纹状体

已发现的神经生物学异常可转化为各种症状，尤其是突触前纹状体多巴胺功能障碍可通过多种机制引起精神病的临床表现。重要性或显著性刺激的分配涉及过度的自发背侧纹状体多巴胺信号。因此，纹状体中多巴胺活动的增加会导致动机突显失常。动机突显是一种认知活动，指的是与奖赏相关的刺激如何吸引人的注意力，并成为目标导向行为的焦点的过程（Kapur et al.，2005）。换言之，精神分裂症患者对中性或不相关刺激的反应会异常放大，进而形成精神分裂症的阳性症状，如偏执性妄想或参照系观念。在这些症状中，日常发生的事情可能会被赋予更多离奇的意义。近年来，神经影像学技术被用于研究精神分裂症患者的固有动机突显，这在很大程度上支持了这一假设（Wijayendran et al.，2018）。

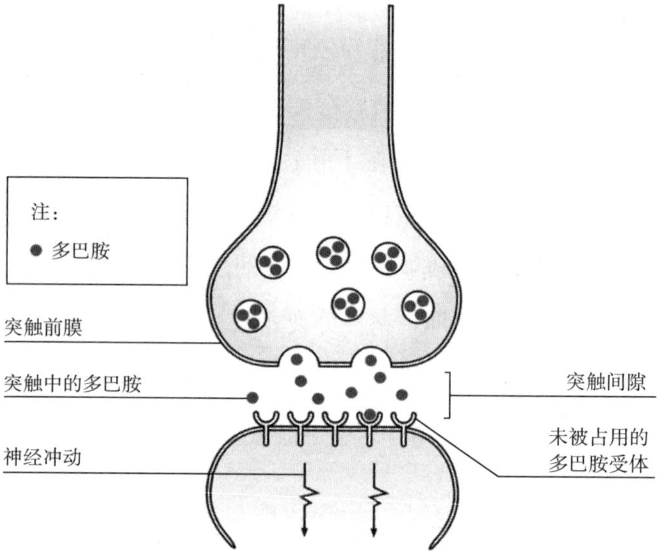

图 8.3　多巴胺正常释放到突触间隙中

关于精神分裂症的阴性症状和认知症状，20 世纪 80 年代末迎来了多巴胺假说的首次重大理论重构。这一重构源自对精神分裂症患者持续性认知缺陷的深入理解，以及对前额叶多巴胺在认知功能中发挥核心作用的科学发现（Davis et al.，1991）。当前，主流观点认为精神分裂症患者可能经历前额叶多巴胺功能减退（即多巴胺功能低下），进而引发包括淡漠、失神在内的阴性症状及认知障碍。

这一观点得到了最新研究的支持，这些研究为精神分裂症患者背外侧前额叶皮层多巴胺释放能力受损提供了体内证据。此外，研究还揭示了多巴胺功能减退与工作记忆衰退等认知症状之间的紧密联系（Slifstein et al.，2015）。然而，现阶段大部分证据的实证基础有限。精神分裂症是一种异质性疾病，因此没有任何一种脑区或神经递质可以解释所有患者的全部症状。

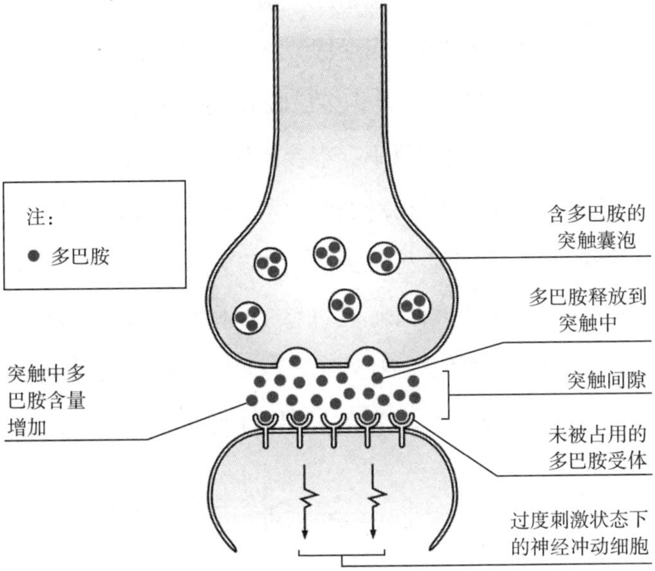

图 8.4　多巴胺功能亢进症：多巴胺向突触间隙的释放量增加，从而导致精神病的阳性症状

（一）阳性症状的治疗

能有效治疗精神病（尤其是精神分裂症）的药物始于 20 世纪 40 年代。法国外科医生亨利·拉罗利特（Henri Laborit）深信，许多与手术相关的死亡都是由于患者的恐惧造成的，他因此发现了镇静剂异丙嗪和氯丙嗪，事实证明这两种药都非常有效。20 世纪 50 年代中期，氯丙嗪的使用被推广至精神病诊所，人们发现该药不仅能产生镇静作用，还能显著地逆转精神分裂症患者的精神症状。氯丙嗪的发现促进了其他几种抗精神病药物的问世，我们现在仍将其称为第一代抗精神

病药物。

如前所述，精神分裂症是由多巴胺传递紊乱导致的奖赏预测异常和显著性归因异常引起的，进而引发精神分裂症的阳性症状，如妄想、幻觉和思维紊乱。所有抗精神病药物都通过阻断或拮抗多巴胺来发挥作用。虽然人们已经做出了一些努力来开发绕过多巴胺系统的抗精神病药物，但迄今为止，阻断多巴胺 D_2 理论仍然是抗精神病药物发挥作用的必要条件。先前与现在的研究均表明，D_2 拮抗剂在治疗精神病方面相较于其他药物干预更为有效（Amato et al.，2018；Pilowsky et al.，1993）。它们通过阻断纹状体中多巴胺 D_2 在突触后受体上的传递，从而抑制或削弱动机突显。抗精神病药物不会直接消除阳性症状，但会提供一种神经化学环境来阻断多巴胺的作用；因此，新的异常突显不太可能形成（图 8.6）。在抗精神病药物作用的初期，患者会感觉到症状的疏离感，即妄想和幻觉被削弱，而非立即消除。只有随着时间的推移，而且只有在某些患者身上，症状才会完全消失。与普遍的看法相反，抗精神病药的疗效不会延迟，而且在开始治疗后的头几天就会起效。头两周的改善程度要大于之后的任何时期（Kapur et al.，2006）。

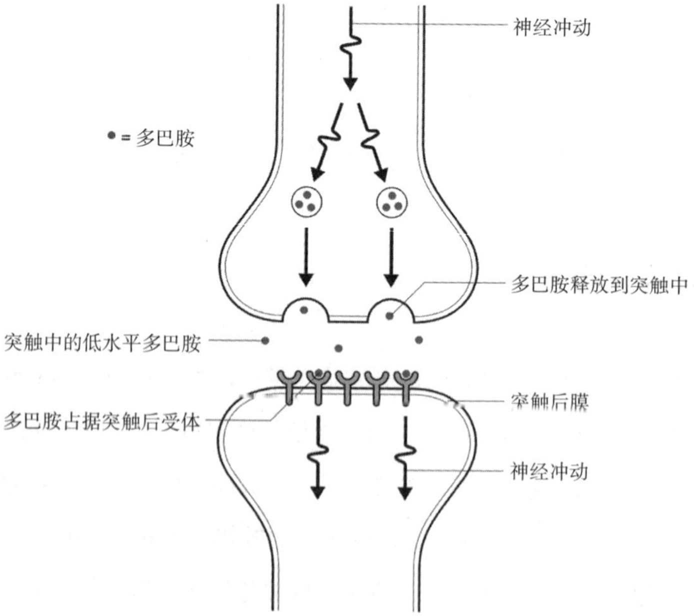

图 8.5　多巴胺功能减退症：突触间隙中多巴胺释放水平低，导致阴性、认知和情绪症状

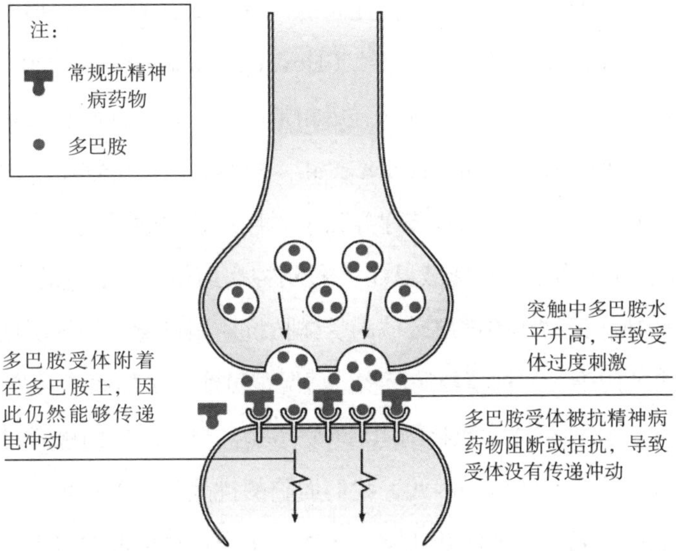

图 8.6　抗精神病药物拮抗突触后多巴胺受体，逆转多巴胺过度刺激的影响

然而，阻断多巴胺受体并非对所有精神病患者都是有效的治疗手段。例如，有些首发精神分裂症患者对抗精神病药物治疗没有反应。一项对 323 名首发精神分裂症患者进行了长达 10 年的随访研究发现，74 名患者在 10 年的随访中对抗精神病药物没有反应。其中，62 名患者从治疗开始就对抗精神病药物没有反应（Demjaha et al.，2017）。这促使人们认为目前关于抗精神病药物如何起作用的解释可能过于简单。要更全面地了解抗精神病药物反应性的内在机制，就不应简单地描述抗精神病药物与其靶受体之间的化学相互作用，而应考虑抗精神病药物在细胞和回路水平上引起的改变（Amato et al.，2019）。此外，对于机制的解释不应只考虑抗精神病药物对中枢 D2 受体的作用，还应考虑与其他神经递质受体（如肾上腺素能、5- 羟色胺能等）的相互作用。

（二）阴性症状的治疗

前额叶（尤其是眶额叶）区域白质体积减小，前扣带回、岛叶皮层和左颞叶皮层体积减小，以及脑室扩大与阴性症状的严重程度有关。这种损失甚至在症状出现之前就已存在，并随着病程而持续（Hovington and Lepage，2012）。同样，有阴性症状的患者，其额叶、前额叶、后扣带回、丘脑、顶叶和纹状体区域的脑血流灌注也会减少（Winograd-Gurvich et al.，2006）。从生物化学的角度来看，中皮层通路中较低的皮层多巴胺传递导致了阴性症状。通过拮抗多巴胺活性降低区域的多巴胺受体（多巴胺功能减退症），抗精神病药物治疗这些症状的效果较差。事实上，抗精神病药物在中皮层区域的受体拮抗作用可能会加重阴性、认知和情绪症状。如果使用第一代抗精神病药物，情况很可能也是如此，但并无明确证据。

在服用第一代抗精神病药物的患者中，多达 25%~60% 的患者对治疗基本无效或只是部分症状得到缓解。因此，我们面临的挑战是找到一种药物，它不仅能调节间叶区域的多巴胺过度活跃状态，还能纠正中皮质区域的多巴胺失衡。换言之，我们需要找到一种既能有效治疗阳性症状和阴性症状，又能将锥体外系症状降至最低的抗精神病药物。在某种程度上，第二代抗精神病药物部分地应对了这一挑战，接下来我们将对此进行讨论。在继续阅读之前，请尝试完成活动 8.3。

活动 8.3　批判性思维

四天前，你负责的病房收入了一位女性患者，46 岁，长期接受精神健康服务。患者认为邻居一直在用安装在家的闭路电视监视她，而她大部分时间都躺在床上睡觉。医生给她开具了以下医嘱：20 mg 氟哌啶醇，每日口服。

- 你对这位患者口服如此大剂量的氟哌啶醇有何担忧？
- 你将如何改善上述现状？

参考提纲见本章末。

（三）第二代“非典型”抗精神病药物

如前所述，较早的第一代抗精神病药物，如氟哌啶醇，虽能有效治疗精神病的阳性症状，但它们可能会导致其他问题，如阴性症状的恶化，不过最近的证据似乎表明这种情况可能被夸大了（Marques et al.，2014）。为验证这一观点，一项纳入了 150 项双盲研究、涉及 21533 例患者的荟萃分析将第一代抗精神病药物与第二代抗精神病药物进行了比较研究，发现一些第二代抗精神病药物（如喹硫平、舍吲哚、齐拉西酮和佐替平）在治疗阴性症状方面的疗效仅与第一代抗精神病药物相当。然而，这些研究中的大多数患者只进行了 12 周的干预，并且在疾病的不同阶段也不尽相同。大规模的实用性研究，如最新抗精神病药物在精神分裂症研究中的成本效用，尚未证明第二代和第一代抗精神病药物在治疗阴性症状方面具有任何显著差异（Jones et al.，2006）。尽管自然研究提供了这些证据，但人们仍倾向于使用第二代抗精神病药物，因为据称它们在改善功能性结果和认知功能方面更具优势，但其益处并不明显。那么，什么是第二代“非典型”抗精神病药物?

从药理学的角度来看，非典型抗精神病药物可能是指一种能够有效治疗精神分裂症症状，但不会诱发锥体外系副作用或催乳素的药物。下面我们将讨论非典型性抗精神药物这两个不同特点的作用机制，其中第一个特点与 5-HT 在界定非典型性中的作用有关。

5-HT 在界定非典型性中的作用

除了拮抗多巴胺 D_2 受体外，几乎所有第二代抗精神病药物都会阻断 5-HT 受体（主要是 5-HT_1 和 5-HT_2）。根据大脑区域的不同，精神病药物对 5-HT 的阻断有两种不同的功能。在纹状体区域，5-HT 受体阻断会减缓多巴胺向突触间隙的释放，从而减轻纹状体中多巴胺活动过度引起的阳性症状（注：阳性症状是多巴胺活动过度造成的，尤其是在背侧纹状体区域）。

在中皮层区域，第二代抗精神病药物（如奥氮平）对突触前 5-HT 受体的阻断会导致更多的多巴胺释放到突触中。如前所述，这一理论从根本上改善了阴性、认知和情绪症状（注：阴性、认知或情绪症状是由中皮层区域多巴胺活性不足引起的）。

正如我们之前所讨论的，所有抗精神病药物的缺点之一就是会阻断非治疗通路（如黑质）上的多巴胺受体。黑质纹状体通路是大脑中四条主要多巴胺通路之一（图 8.2），它参与身体运动的调节。它是**基底神经节**（纹状体是基底节的一部分）运动环路系统的一部分。以前，我们认为在精神错乱症中，黑质纹状体通路的多巴胺输出是正常的，但最近的证据表明，黑质纹状体通路是多巴胺失调最严重的区域，它可能在精神错乱症的病理中扮演重要角色（Kuepper et al.，2012）。由于多巴胺在调节身体运动方面的重要性，抗精神病药物对多巴胺受体的阻断会导致锥体外系副作用，即各种与运动和协调相关的副作用。使用氟哌啶醇等第一代抗精神病药物时尤其如此。如果我们使用如奥氮平等第二代抗精神病药物，情况则略有不同。第二代抗精神病药物对突触前 5-HT 受体的阻断会导致更多的多巴胺释放到突触间隙中，从而抵消了同一种药物对突触后多巴胺受体的阻断作用。

抗精神病药物还作用于第四条多巴胺通路，即结节漏斗束通路（图 8.2）。在这条通路上，精神分裂症患者的多巴胺水平正常。因此，抗精神病药物阻断结节漏斗束不仅没有治疗价值，反而会刺激激素分泌，导致相关的副作用。这些副作用包括催乳素水平升高、月经周期紊乱、视觉问题、头痛和性功能障碍等。如果我们使用如氟哌啶醇等第一代抗精神病药物，其对多巴胺 D_2 受体具有强烈而持久的阻断作用，情况尤为明显。如果我们使用第二代抗精神病药物，如氯氮平、奥氮平或喹硫平，情况则略有不同。

维持催乳素在正常水平

在结节漏斗束通路中，多巴胺 D_2 受体的拮抗作用原本会触发催乳素的释放，但与此同时，该区域内 5-HT 受体的拮抗作用则有效抑制了催乳素的释放。多巴胺和 5-HT 拮抗作用的这种对立和同时作用，使得患者在使用第二代抗精神病药时，机体仍能将催乳素维持在正常水平。从理论上讲，抗精神病药物能够将催乳素维持在正常水平是第二代“非典型”抗精神病药物的另一个定义。

多巴胺 D_2 受体的松散阻断

“非典型性”的最后一个定义与“快速释放理论”有关。该理论认为，非典型抗精神药物与突触中的 D_2 受体结合松散且释放速度较快，这可能是它们较少诱发锥体外系副作用和高催乳素水平的原因（Bostoen et al.，2012）。这与第一代抗精神病药物形成了鲜明对比，后者对多巴胺 D_2 受体的阻断更牢固、更持久。一些权威人士认为，这可能是“非典型性”的唯一必要且充分的标准（Kapur and Seeman，2001）。然而，对这一假设的支持仅限于几十年来在不同实验条件下进行的相对较少的几项研究，其他调查则对这一理论的实用性提出了质疑（Meltzer，2013）。要证实这一假设的有效性，还需要更多的研究。在继续阅读之前，请尝试完成活动 8.4。

活动 8.4　批判性思维

你认为下列哪种药物最容易导致患者出现性功能障碍？

- 氟哌啶醇
- 奥氮平
- 喹硫平

参考提纲见本章末。

（四）部分激动剂与精神病的治疗

最近，阿立哌唑等第三代抗精神病药物以其独特的作用机制和更小的副作用在临床实践中得到应用。我们称这些药物为部分激动剂，因为它们具有双重作用机制。它们同时具有激动剂和拮抗剂的特性，换言之，根据不同的情况，它们可以部分刺激（作为神经递质）或部分阻断（作为抗精神病药）。在多巴胺突触活性较高的区域，如纹状体区域（涉及阳性症状），药物的拮抗特性更为突出，但只能造成部分拮抗（即部分阻断受体），从而带来治疗效果。在多巴胺活性较低的中皮层区域，药物的拮抗特性更为突出，会造成部分激动（即部分激活受体），从而减轻阴性、情绪和认知症状。目前临床上使用的部分激动剂有几种，但应用最广泛的仍是阿立哌唑。

阿立哌唑可有效治疗精神分裂症的阳性和阴性症状，且锥体外系及代谢副作用最小。对短期和长期研究的早期系统评价发现，它与精神分裂症的阳性、阴性、认知和情感症状的改善有关（Stip and Tourjman，2010）。另一项纳入了 14 项研究的最新系统评价也支持这一观点，该研究表明阿立哌唑与其他抗精神病药物具有相似的疗效，但具有更好的安全性（即锥体外系副作用显著减少，抗帕金森病药物的使用减少，无运动症状）。此外，与氯氮平、利培酮和奥氮平相比，阿立哌唑导致的体重增加以及血糖和胆固醇水平的改变明显较低（Ribeiro et al.，2018）。

五、常见的抗精神病药物副作用

尽管抗精神病药物无法根治精神病，但它们却是治疗精神病和帮助精神病患者康复的核心药物。因此，抗精神病药物的益处毋庸置疑。2014 年，坎宁安・欧文斯（Cunningham Owens）指出，这些药物在扭转数百年来非专业和专业人士对精神病的误解方面发挥了重要作用，它们还在为一些最脆弱、最容易被误解的患者实施人性化护理模式方面发挥了作用。

从疗效的角度来看，多数抗精神病药物都是同等有效的，只有氯氮平比其他药物具有微弱优势。一项纳入了 212 项治疗试验的荟萃分析支持了这一观点（Leucht et al.，2013）。

与所有药物一样，抗精神病药物也是整体治疗方案的一部分，包括治疗和非治疗作用。非治疗作用主要是副作用，这些副作用主要分为锥体外系和非锥体外系两类，前者源于药物对黑质纹状体通路的干扰，后者则涉及药物对其他生理系统的作用，如拮抗组胺、毒蕈碱和 α - 肾上腺素受体以及结节漏斗束通路。下文将详细讨论患者常见的副作用。

（一）锥体外系副作用

多巴胺正电子发射计算机断层扫描研究表明，抗精神病药物对黑质 D_2 受体的拮抗作用与锥体外系副作用密切相关。当第一代抗精神病药物对该区域纹状体部分的 D_2 受体的拮抗作用超过 80% 时，出现锥体外系副作用的可能性最大。第二代抗精神病药物（如奥氮平）在多巴胺受体拮抗作用达到约 65% 时才具有较强的抗精神病活性，这可能是其临床疗效好、锥体外系副作用小的部分原因（Kapur and Seeman，2001）。锥体外系副作用的风险因素包括第一代抗精神病药物和第二代抗精神病药物的选择（氯氮平的风险最低，利培酮的风险最高）、高剂量、年龄、既往锥体外系症状病史以及并发症。锥体外系副作用有多种形式，包括肌张力障碍、运动迟缓、假性帕金森病和迟发性运动障碍等。

肌张力障碍

肌张力障碍是一种表现为自主肌张力异常的疾病，其特征是肌肉不由自主地收缩或痉挛，最常见于头部和颈部，给患者带来疼痛和恐惧感。例如，患者的下颌可能被迫张开，从而导致脱位；患者还可能会出现喉痉挛，从而危及生命。急性肌张力障碍在使用氟哌啶醇等第一代抗精神病药物治疗时很常见，在所有服用第一代抗精神病药物的患者中，10% 的患者会出现肌张力障碍这一副作用，通常是在开始治疗后数小时内出现。肌张力障碍最常见于肌内注射强效抗精神病药物的患者和 40 岁以下的年轻男性，在有药物滥用史和肌张力障碍家族史的患者中也很常见。据报道，在使用利培酮长效注射剂的人群中，约有 8.2% 的人出现急性肌张力障碍。对于急性肌张力障碍的高危人群，一般建议使用抗胆碱能药物如丙环苷进行预防性治疗（见第 12 章）。

活动 8.5　批判性思维

戴夫（Dave），男，23 岁，因自杀未遂入院。患者自述一段时间以来因听到“魔鬼的声音”和坏人对他的诽谤而一直备受困扰。医生给他开具了以下医嘱：三氟拉嗪，15 mg，每日口服。服药 3 天后，患者病情恶化，变得更加烦躁不安、易怒，有时还具有攻击性。

- 在制订护理计划时，你可能会考虑哪些问题？

参考提纲见本章末。

静坐不能

静坐不能是一种肌肉不适和内心不安的主观感觉，以坐时不得不移动双腿和无法在某个地方站立不动是观察到的最明显特征。在接受第一代抗精神病药物治疗的患者中，约有 25% 会出现静坐不能，且多发生在治疗的头三个月。服用第二代抗精神病药物的患者也会出现这种症状，但发生率大大降低。女性出现静坐不能的风险是男性的两倍。关于不同类别的抗精神病药物在诱发运动迟缓方面的倾向性，学术界一直存在争议。一些研究人员认为，第一代和第二代抗精神病药物的静坐不能发生率并无差别（Shirzadi and Ghaemi，2006）。例如，临床抗精神病药物干预效果试验（clinical antipsychotic trials of intervention effectiveness，CATIE）研究发现，利培酮和苯丙那嗪都会导致 7% 的患者出现静坐不能（Miller et al.，2008）。抗精神病药物诱发急性静坐不能的基本特征是患者主观上抱怨坐立不安，并至少伴有以下一种动作：（1）坐着时烦躁不安或摆动双腿；（2）站着时双脚摇晃或“原地踏步”；或（3）踱步以缓解烦躁不安或无法静坐或站立数分钟。作为治疗过程中可能出现的最为困扰和致残的副作用之一，静坐不能常与较高药物剂量相关，并可能与其他锥体外系副作用同时存在。评估静坐不能相对有效的方法之一是使用评分量表，如 Barnes 静坐不能评分量表（Barnes Akathisia Rating Scale）（Barnes，1989）。

假性帕金森病

抗精神病药物诱发的帕金森氏症或假性帕金森氏症的症状包括肌肉僵硬、齿轮样强直、拖曳步态、弯腰驼背和流口水。面具脸、异常行动迟缓（运动迟缓）和对环境漠不关心（共济失调）也是帕金森综合征的一部分，但常常被误诊为精神分裂症的阴性症状。在接受抗精神病治疗的患者中，约有 15% 会出现假性帕金森病，通常在开始治疗后 5~90 天内发病。假性帕金森病的病理生理机制是：由于抗精神病药物的作用，黑质纹状体通路的多巴胺活性降低，这种活性的降低会导致乙酰胆碱（胆碱能）活性的代偿性增加。这可能是药物诱发帕金森病部分症状的原因。

所有年龄段的患者都有可能患上假性帕金森病，但女性患病的概率是男性的两倍，而老年人患病的风险尤其高。值得注意的是，在临床实践中，由于假性帕金森病的某些症状与精神分裂症的阴性症状及抑郁症状存在重叠，因此给部分患者的准确诊断带来了挑战。如果不能识别和治疗假性帕金森病的症状，可能会导致患者的发病风险和死亡率上升。临床上可以使用如丙咪嗪等抗胆碱能药物来治疗假性帕金森病（见第 12 章），但可能有必要改用引起帕金森病倾向较低的抗精神病药物。

案例研究：皮特（Peter）

皮特，男，34 岁，患精神分裂症 6 年余，长期注射癸酸氟哌啶醇控制症状。起初他对治疗效果很满意，但治疗大约六个月后，他对这种药物越来越不满意，抱怨这种药物把他变成了“僵尸”，还让他的脖子和肌肉疼痛难忍。在一次复诊会议上，医生同意逐步停用癸酸氟哌啶醇注射液，转而使用利培酮。三个月后，皮特的精神状态有所改善，社交活动也更加活跃，他还经常坐公交车去看望住在附近的祖母。

皮特因长期注射癸酸氟哌啶醇而出现锥体外系副作用。癸酸氟哌啶醇是第一代抗精神病药，它不仅能阻断中脑皮质层和中脑边缘通路上的多巴胺受体，还能阻断黑质纹状体通路上的多巴胺 D_2 受体。而正是癸酸氟哌啶醇的拮抗作用导致患者出现假性帕金森病等副作用，许多出现此类副作用的患者都会抱怨肌肉僵硬和疼痛，尤其是颈部、下颌和四肢。当把癸酸氟哌啶醇换成第二代抗精神病药利培酮后，皮特出现的锥体外系症状减轻，这很可能与利培酮所导致的锥体外系副作用降低有关。

迟发性运动障碍

从历史的角度来看，迟发性运动障碍是指由于抗精神病药物受体拮抗黑质多巴胺区域而导致的迟发性和持续性异常运动。该病症较为罕见，通常在用药治疗六个月后才出现。其症状包括舌头、下巴、躯干或四肢无休止地不自主运动，可能是不规则的，也可能是刻板的。最常见的是舌头震颤、吸吮、转舌、舔舌、咀嚼和侧颚运动、嘴唇撅起和面部扮鬼脸。此外，手指运动和双手紧握也十分常见。在接受抗精神病药物治疗的门诊患者中，迟发性运动障碍的总体患病率为20%~50%（Aquino and Lang，2014）。该运动障碍也发生在未经治疗的精神分裂症患者中。在涉及11000名未接受抗精神病药物治疗患者的19项研究中，自发性运动障碍的患病率约为5%。另有研究显示，精神分裂症患者的兄弟姐妹发生迟发性运动障碍的风险高于匹配的对照组（Tenback and van Harten，2011），这表明部分患者存在遗传风险。迟发性运动障碍的其他风险因素包括高龄、女性、脑损伤或痴呆病史、存在严重情感障碍以及长期服用抗精神病药物。一项系统评价显示，连续3年使用第一代抗精神病药物，老年人迟发性运动障碍的患病率高达57%（O’Brien，2016）。这种运动障碍不仅加剧了患者对残疾的主观感受，还加深了他人在“怪异”行为方面的客观印象，从而对患者的疾病康复和社会融入构成障碍。

激素和性副作用

在本章前半部分，我们介绍了抗精神病药物作用于非治疗性的第四条多巴胺通路，即结节漏斗束多巴胺通路。这条通路中的多巴胺与80多年前发现的催乳素的产生有关。催乳素参与调控300多种不同的生理功能，主要的生理功能包括刺激和维持乳汁分泌、妊娠期间乳房增大、抑制下丘脑促性腺激素释放激素、维持卵巢正常功能和孕激素分泌等（Peuskens et al.，2014）。抗精神病药拮抗多巴胺，可能引发激素失调或内分泌紊乱的副作用，主要表现为月经不调、乳汁分泌过多（溢乳）和乳房过度发育（乳腺增生症），以及高催乳素血症导致的性功能障碍。使用各类抗精神病药物时，性副作用都很常见，而且对生活质量有严重影响，但患者很少报告这种副作用。此外，精神卫生专业人员往往不会询问患者有关性功能障碍的问题。与第二代抗精神病药物相比，第一代抗精神病药物更容易导致高催乳素血症，研究显示氟哌啶醇与高达60%的高催乳素水平有关（Serretti and Chiesa，2011）。而在所有服用第一代抗精神病药物的男性患者中，高达 60% 出现阳痿和射精问题（Knegtering et al.，2006）。所有第二代抗精神病药物都可能诱发高催乳素血症，尤其是在治疗初期。与高催乳素血症相关的第二代抗精神病药物包括氨磺必利、利培酮和帕利培酮，而阿立哌唑和喹硫平的相关性最小。阿塞那平、伊洛哌酮和鲁拉西酮等新型抗精神病药物与氯氮平和奥氮平一样，均具有催乳素升高的特征。抗精神病药物的催乳素升高通常与剂量有关。相比之下，喹硫平和阿立哌唑等抗精神病药物对催乳素的影响极小，即便使用大剂量也是如此。除了催乳素升高对性功能的影响外，抗精神病药物诱发性功能障碍还有其他解释机制。

首先，催乳素的升高会产生一些副作用，如降低血浆中睾酮、雌激素、黄体生成素和促卵泡激素水平，这些激素的减少会导致性副作用。其次，正常生理状态下，多巴胺能在性唤起和性高潮中发挥作用；而抗精神病药物拮抗多巴胺 D_2 受体则会导致性欲减退和性高潮障碍。而且抗精神病药物的组胺阻断作用会导致镇静作用，从而降低性能力。此外，许多抗精神病药物会拮抗 α-肾上腺素受体，这可能会影响勃起、阴道润滑和射精能力。女性则会出现性高潮功能障碍和性欲减退，这很可能与 α-肾上腺素能活性和钙通道阻断有关。

而评估患者性功能障碍的一个特殊问题在于：部分精神分裂症患者可能会因其原发疾病及其带来的社会后果而经历性行为的改变（Dembler-Stamm et al.，2018）。相关研究显示，未服用抗精神病药物的患者发生性功能障碍的比例高达 25%（Ravichandran et al.，2019）。这使得难以区分由药物引起的性功能障碍和由疾病引起的性功能障碍。

案例研究：杰克（Jack）

杰克，男，25 岁，因凌晨被人发现在街上喃喃自语、大喊大叫而被送入院治疗。根据病情，主治医生给他开具了以下医嘱：氟哌啶醇 15 mg，每日分次服用。用药一周后，杰克因药物导致其生殖器发生改变而不断抱怨。因他以前从未表达过这种观点，主治医生也意识到杰克的精神状态正在恶化。讨论后，主治医生将杰克的药量增加到每天 20 mg。但患者却继续反复声称他的生殖器发生了熔化并变形为女人的生殖器。由于大剂量氟哌啶醇服用史 + 患者主诉，精神科会诊医生建议检查杰克的催乳素水平，检验结果显示杰克的催乳素水平达到 30 μg/L，远超正常值。鉴于此，主治医生建议杰克停止使用氟哌啶醇，转而使用喹硫平，并逐步增加剂量。服用喹硫平一个月后，杰克未出现因药物引起的生殖器变形。

杰克的病例展示了精神分裂症患者有时会使用隐喻的方式与医护人员进行交流。这也从侧面反映医务工作者必须认识到第一代抗精神病药物通常会引起性副作用。杰克的精神状态可能正在恶化，但在很多情况下，精神分裂症患者可能会用隐喻（**继发性妄想**）来表达自己的想法，以阐述对他们来说很重要的问题。当杰克说自己的生殖器因服用药物而消失时，这是他解释自己所经历药物性副作用的方式。有关性副作用的管理详见第 11 章。

（二）抗精神病药物的非锥体外系副作用

如前所述，抗精神病药物对其他受体也具有亲和力，如毒蕈碱受体、组胺受体和 α - 肾上腺素受体。每种抗精神病药物都会以独特的方式与这些非多巴胺受体相互作用，这也是每种药物产生独特副作用的原因。临床工作者在选择抗精神病药物时必须牢记这一关键点。下文将介绍抗精神病药对毒蕈碱受体、组胺受体和 α - 肾上腺素受体的作用，以及副作用的产生原因。

毒蕈碱受体

毒蕈碱受体实际上是在一些神经元的质膜上发现的乙酰胆碱受体。它们在组织中分布广泛，尤其是在副交感神经系统中，同时发挥抑制和兴奋作用。它们在平滑肌的收缩过程中也发挥重要作用，特别是在气道、回肠、虹膜和膀胱等部位的平滑肌中表现尤为明显。此外，毒蕈碱受体还在分泌腺中发挥作用。

抗精神病药物阻断毒蕈碱受体会导致口干、视力模糊、便秘和认知迟钝等不良反应。一般来说，引起锥体外系副作用最多的抗精神病药物也具有较弱的抗胆碱能（毒蕈碱）作用，这类药物包括氟哌啶醇在内的丁酰苯类药物。然而，氟哌啶醇对毒蕈碱受体的亲和力极低或几乎无作用，因此它很少引发胆碱能副作用。因此，氟哌啶醇等丁酰苯类药物成为对毒蕈碱类副作用不耐受患者的首选药物。相比之下，产生较小毒副作用的抗精神病药物往往会产生明显的胆碱能效应，吩噻嗪类抗精神病药（如氯丙嗪）和大多数第二代抗精神病药（如奥氮平）就是这类药物的典型代表。

由于抗精神病药物对中枢和外周毒蕈碱受体具有抑制作用，过量服用（尤其是第二代抗精神病药物）可能导致抗毒蕈碱性谵妄的出现。最常见的药物是氯氮平、奥氮平和喹硫平，其次是利培酮、齐普拉唑和阿立哌唑。抗毒蕈碱类药物的毒性包括高热、心动过速、视力模糊、皮肤潮红干燥、肠鸣音消失、尿潴留、躁动不安、嗜睡、昏迷、自言自语，当体温过高时还可能出现脱衣行为和重复性抠衣行为。其中，视力模糊和畏光可能与瞳孔散大有关。抗毒蕈碱作用还会减缓食物通过胃部的速度，从而延长药物在体内的滞留时间，患者可能会对发生的事件失忆。建议临床医务工作者对症治疗抗毒蕈碱性谵妄。

α - 肾上腺素受体

肾上腺素受体是一类靶向去甲肾上腺素和肾上腺素神经递质的受体。许多机体细胞都存在这类受体，去甲肾上腺素或肾上腺素的兴奋性结合通常会引起“战斗或逃跑”的交感反应（见第 4 章）。肾上腺素受体有两大类，即 α 受体和 β 受体，每一类又分为几种亚型。本部分仅关注与抗精神病治疗相关的 α 受体及其作用。当去甲肾上腺素与 α_1- 和 α_2- 肾上腺素受体结合时，会引起血管收缩、血压升高和认知警觉性提高。当抗精神病药拮抗这些受体时，则会导致头晕、嗜睡和血压下降。低效抗精神病药和第二代抗精神病药对 α_1- 肾上腺素受体的拮抗

作用较 α_2- 肾上腺素受体更强。

组胺受体

组胺是一种在许多过敏反应中起主要作用的物质（见第 4 章）。当组胺与受体发生反应时，人体的神经化学结构会发生改变，从而更加清醒和警觉。不过，组胺受体的拮抗作用与体重增加和嗜睡等不良反应有关。一般来说，氯丙嗪等低效抗精神病药物和奥氮平等第二代抗精神病药物往往会拮抗 H_1 亚型。长期使用大剂量第二代抗精神病药物，尤其是氯氮平或奥氮平，可能导致患者体重增加和代谢综合征。这些抗精神病药物对下丘脑中的 H_1 受体具有抗兴奋作用，这可能是解释该现象的机制。在使用低效或第二代抗精神病药物进行短期治疗期间，下丘脑中组胺受体的拮抗作用会迅速增加热量摄入，从而导致体重增加。在长期使用第二代抗精神病药物治疗期间，下丘脑中的组胺受体拮抗剂会减少体内热量的产生（产热减少）。此外，拮抗这些受体可能会同时减少白脂肪组织中脂肪的分解和增加脂肪的形成，从而导致脂肪堆积（He et al.，2013）。最近的证据还表明第二代抗精神病药物在改变肠道微生物组方面的作用。有观点认为，第二代抗精神病药物诱发的体重增加与药物改变微生物组环境的作用有关，但具体机制目前尚不清楚（Bretler et al.，2019）。

如前所述，服用抗精神病药物的患者会出现体重过度增加，易患上与肥胖相关的疾病，如心血管疾病和 2 型糖尿病。代谢综合征一词被用来描述这组心血管代谢风险因素，一项荟萃分析研究显示第二代抗精神病药（如奥氮平和氯氮平）与患者较高的糖尿病发病率有关（Holt，2019）。而利培酮和喹硫平与较高的糖尿病发病率无关。综上，代谢综合征对患者的健康造成了很大风险，因此预防或在发生代谢综合征后进行管理非常重要（见第 12 章）。在讨论血液学影响之前，请完成活动 8.6 来检验你对抗抑郁药的理解。

活动 8.6　批判性思维

为什么奥氮平主要在睡前服用？

参考提纲见本章末。

对血液系统的影响

案例研究：米莉（Millie）

米莉，女，44 岁，白种人，既往患有抑郁症并伴精神病症状，现因症状控制不佳入院治疗。入院两周后病情好转，出院带药拉莫三嗪、米氮平、奥氮平和文拉法辛。四月后，患者出现严重的眼部溃疡、鹅口疮和发热性中性粒细胞减少症，紧急入院治疗。入院实验室检查结果显示：WBC 0.6×10^9/L，中性粒细胞 18/mm^3，外周血和气管分泌物培养出微生物病原体。患者进一步接受抗生素和非格司亭治疗，但仍然出现多器官功能障碍，五天后死于脓毒性休克。

抗精神病药物对血液系统的副作用包括白细胞数量的异常增加或减少，即**白细胞增多症**或白细胞减少症，这通常发生在开始服用抗精神病药物后的 6~8 周，如上述米莉的案例。白细胞减少是由于某些抗精神病药物对骨髓产生了抑制作用。多数情况下，除氯氮平外，大多数抗精神病药物都不会导致白细胞减少。粒细胞减少症是白细胞减少症的一种表现形式，因骨髓产生粒细胞的能力严重下降，该病症可危及患者生命。案例中米莉服用的奥氮平会抑制骨髓产生粒细胞的能力，粒细胞缺乏症通常在开始服用抗精神病药物 3~4 周后出现。它对人的影响与剂量有关，对老年人和女性的影响更为严重，如上述案例中的米莉。粒细胞减少症的死亡率高达 30%，氯氮平是引起粒细胞减少症最常见的药物，同时奥氮平和氯丙嗪等吩噻嗪类药物也具有导致中性粒细胞减少症和粒细胞减少症的重大风险。

对心血管系统的影响

低血压和抗胆碱能药物诱发的心动过速可直接导致心血管疾病，目前人们对精神疾病患者心血管疾病的发病率表示担忧和关注。尽管该病的高发病率是生活方式和生物因素双重作用的结果，但抗精神病药物与心血管疾病的关系早已家喻户晓。一般来说，与乙酰胆碱受体有亲和力的抗精神病药物（抗心绞痛药或抗胆碱药）会引起心血管并发症，这些药物包括低效的第一代药物（如氯丙嗪）和第二代抗精神病药物。第二代抗精神病药物，如奥氮平、利培酮和喹硫平，是一组化学成分不同的药物，其对心血管系统的影响类型和程度也各不相同。

大多数抗精神病药物常见的心血管风险是意外猝死，有关抗精神病药物导致意外猝死的报道始于20世纪60年代初。抗精神病药物导致猝死有几种机制，其中常见的机制是抗精神病药物会导致Q-T间期延长，从而诱发尖端扭转型心动过速。心动过速的主要特征是室性心动过速，在心电图上具有明显的特征，而室性心动过速可进一步发展为室性心律失常，最终导致心室颤动和猝死。

包括第二代抗精神病药在内的所有抗精神病药对心血管的其他影响是低血压，在极少数情况下还会导致充血性心力衰竭和心肌炎。除了齐拉西酮和阿立哌唑外，所有第二代抗精神病药物都会在一定程度上增加血清甘油三酯水平，而氯氮平和奥氮平则易导致严重的甘油三酯水平过高。

使用第二代抗精神病药物诱发心血管不良反应的危险因素包括遗传、高龄、自主神经系统功能障碍、精神病、心血管疾病、女性、电解质紊乱（尤其是低钙和低镁）、血清中抗精神病药物浓度升高（Mutsatsa，2015）（见第1章）。

神经阻滞剂恶性综合征

案例研究：罗吉夫（Rajiv）

罗吉夫，男，25岁，既往有偏执型精神分裂症，停止服药后因急性精神病发作入院治疗。现病史：患者自述出现幻听、幻觉，表现出较强攻击性和衣衫不整，说话声音大，思维紊乱。他还坚信军情五处在其卧室里安装了窃听器。鉴于患者的严重病情，主治医生给予5 mg氟哌啶醇肌内注射，共2次；并在患者试图攻击另一名患者后，对其进行了约束。第二天早上，罗吉夫大汗淋漓，生命体征显示：脉搏 140 次 / 分，血压 145/96 mmHg，呼吸 26 次 / 分，体温 40 ℃。体格检查显示：全身僵硬，四肢颤抖，精神状态与谵妄一致。实验室检查：血清肌酸激酶水平升高，电解质、血尿素氮和肌酐水平均在正常范围内，尿液毒理学检查呈阴性。结合既往病史和现病史，患者被诊断为神经阻滞剂恶性综合征，并遵医嘱停用所有药物。

神经阻滞剂恶性综合征，如同粒细胞缺乏症，是许多精神药物和抗精神病药物潜在的、危及生命的副作用。它可能发生在治疗过程中的任何时候，正如上述罗吉夫的案例所示。在服用抗精神病药物的患者中，神经阻滞剂恶性综合征的发病率介于0.02%~3%。其主要症状包括高热、肌肉僵硬、精神状态改变、动作迟缓（运动迟缓）和肌肉僵硬、血压不稳、大量出汗（全身湿疹）、心动过速和意识改变。案例中的罗吉夫表现出了大部分上述症状。伴随神经阻滞剂恶性综合征的还有几种生化异常，如血清**肌酸激酶**水平升高，案例中的罗吉夫就是如此。其他生化异常包括**醛缩酶**、**转氨酶**和**乳酸脱氢酶**升高，血清铁浓度降低，以及代谢性酸中毒和白细胞增多。尽管目前对神经阻滞剂恶性综合征的诊断仍存在争议，但普遍认为患者必须至少出现下列四种症状才能确诊：发热、身体僵硬、血清肌酸激酶水平升高、白细胞计数增加、意识改变和尿失禁。其中，发热和全身僵硬是确诊的必要条件，而案例中的罗吉夫同时具备这两项症状。

值得注意的是，不仅高效抗精神病药物如氟哌啶醇与神经阻滞剂恶性综合征有关联，第一、二代抗精神病药同样存在此风险。神经阻滞剂恶性综合征的症状通常会在 72 小时内显现，如果不进行干预，症状可能会持续 10~14 天。由于这些症状易与药物引起的躁动或精神病恶化混淆，因此在早期阶段极易被漏诊。神经阻滞剂恶性综合征好发于男性，特别是情绪激动、肌内注射大剂量抗精神病药物的男性，如案例中的罗吉夫。该综合征对年轻男性的影响更大，使用常规剂量抗精神病药物的死亡率就可达 30% 或更高。

该综合征的病理生理学机制目前尚不清楚。导致神经阻滞剂恶性综合征的因素可能有多种，包括脱水、并发症和躁动。与其病因有关的其他临床、系统和代谢因素包括躁动、抗精神病药物口服量不足、身体受到约束、中枢神经系统多巴胺活性或受体功能原有异常、缺铁性贫血、脑外伤、突然停用肌肉松弛剂以及躯体疾病造成的心理压力。

癫痫

所有抗精神病药物都会在一定程度上降低癫痫发作阈值，因此癫痫发作是抗精神病药物治疗的潜在早期并发症。在第一代抗精神病药物中，氯丙嗪似乎与癫痫发作风险关系最大；在第二代抗精神病药物中，氯氮平最有可能导致癫痫发作，利培酮、氟奋乃静、匹莫齐特、氟哌啶醇和三氟拉嗪则最不可能诱发癫痫发作。但一项纳入了 450 名患者的病例对照研究显示，癫痫患者使用抗精神病药物似乎不会增加癫痫发作的风险（Okazaki et al.，2014）。

然而，癫痫发作的实际风险很低，在所有接受抗精神病治疗的患者中仅占 0.5%~0.9%。快速增加剂量是癫痫发作的风险因素，其他因素还包括中枢神经系统疾病和脑电图异常。低起始剂量、使用最低有效剂量和避免不必要的抗精神病药物多重用药可降低与药物相关的癫痫发作诱发风险。建议对重症患者使用长效抗精神病药物。

（三）抗精神病长效针剂

20 世纪 50 年代抗精神病药物问世后不久，口服药物依从性差是一个严峻问题。这在一定程度上导致了长效注射剂的研发，第一种抗精神病长效针剂配方包含了烯丙基氟奋乃静和脱氧氟奋乃静。其相关临床试验结果表明，注射该长效药剂后精神分裂症的发病率显著降低。然而，由于担心副作用增加和缺乏临床疗效，精神卫生专业人员最初并不推荐对精神分裂患者使用抗精神病长效针剂。这种做法不仅被认为是试图将治疗强加给患者，没有充分尊重他们的感受或人权；还有可能会出现医疗法律问题。然而，随后的调查和试验提供了其益处的证据

（Schooler et al.，1980）。几项研究报告了抗精神病长效针剂在预防精神病复发和用药依从性上优于口服药物。一项纳入了 10 项 RCT 的荟萃分析表明，与口服药物相比，使用抗精神病长效针剂可显著降低复发率（Leucht et al.，2011）。此外，一项小规模的系统综述也发现，在因无效和不依从而停药方面，抗精神病长效针剂优于口服抗精神病药物（Kishi et al.，2016）。口服抗精神病药物的停药率高达 74%，而第二代抗精神病长效针剂的停药率仅为 33%（Marcus et al.，2015）。另一项研究发现，接受抗精神病长效针剂治疗的患者再入院的风险仅为接受同等口服药物治疗患者的 1/3（Tiihonen et al.，2011）。表 8.3 列出了使用抗精神病长效针剂的一些优缺点。尽管抗精神病长效针剂具有诸多优势，但临床医生普遍对这些制剂持否定态度，在为首发精神病患者开具处方时尤为明显。一项针对 891 名欧洲精神科医生和护士的调查显示，对于慢性精神分裂症患者，与口服药物治疗相比，96% 的人更倾向于使用抗精神病长效针剂；而对于首发患者，只有 40% 的人倾向于使用抗精神病长效针剂（Geerts et al.，2013）。在患者方面，对 12 项研究的系统性回顾发现，已开具抗精神病长效针剂处方患者的态度最为积极，他们认为该用药方法能有效改善自我状态、提高生活质量和便于记忆（Waddell and Taylor，2009）。医护人员的积极态度与其对长效抗精神病药物的了解程度密切相关（Waddell and Taylor，2009）。然而，有证据表明医护人员并没有向患者充分告知长效抗精神病药物的相关知识，而且往往在未咨询患者的情况下就做出治疗决定（Potkin et al.，2013）。

在旨在提高依从性的药物干预中，最近发布的指南建议：如果患者缺乏洞察力、合并使用药物、症状持续存在、逻辑障碍、缺乏家庭 / 社会支持，从而导致口服抗精神病药物的依从性出现问题，则应改用抗精神病长效针剂（Kane and Garcia-Ribera，2009）。表 8.3 列出了临床上常用的长效注射型抗精神病药物及其药代动力学和临床特点。

表 8.3　长效注射型抗精神病药物与口服抗精神病药物的潜在优缺点对比总结

储库型注射剂的优点	储库型注射剂的缺点
1. 无须每日服药 2. 保证管理和遵守的透明度 3. 如果患者未能按时服药，医护人员可收到警报并进行适当干预 4. 出现反弹症状和快速复发 / 中断复发的可能性较小 5. 克服部分依从或明显不依从的问题 6. 如果复发，除了不遵守规定外，还有其他原因。 7. 降低意外或故意用药过量的风险。 8. 胃肠道吸收问题最小，避免了首过效应 9. 生物利用率更稳定 10. 更易预测剂量与血浆水平的相关性 11. 降低血浆峰谷浓度 12. 改善患者疗效 13. 提高患者满意度 14. 患者与疾病医疗团队之间的定期联系	1. 低剂量滴定 2. 达到稳定状态水平的时间更长 3. 剂量调整的灵活性较低 4. 令人痛苦和 / 或严重的副作用延迟消失 5. 注射部位可能会出现疼痛，渗漏到皮下组织和 / 或皮肤可能会引起刺激和病变（尤其是油性长效注射剂） 6. 社区护士频繁前往门诊或家访进行管理的负担 7. 利培酮长效注射剂需要冷藏，这在某些地区可能比较麻烦 8. 病耻感

（四）特殊注意事项

氯氮平

氯氮平是最初的第二代抗精神病药物之一，但由于血液学安全问题，尤其是粒细胞缺乏症频发，它于 1975 年退出市场。在一定程度上是因为芬兰患者出现粒细胞缺乏症的惊人报道而引起主治医生的恐慌。芬兰事件中共有 17 名患者出现粒细胞缺乏症，其中 8 人死亡，氯氮平立即被撤下。然而自 1989 年以来，在严格的血液监测系统下，氯氮平在治疗耐药性精神分裂症方面重新焕发了生机。凯恩（Kane）等对使用抗精神病药无效的患者进行了一项多中心双盲研究，发现至少 30% 接受氯氮平治疗的患者病情有所好转，而接受氯丙嗪治疗的患者只有 4% 有所改善。在后来的研究中，包括在使用两种或两种以上抗精神病药物治疗无效的患者中（Lewis et al.，2006），氯氮平的疗效优于喹硫平和利培酮（Stroup

表 8.4　最常用的储库型抗精神病药物注射剂的药代动力学和临床特征（Brissos et al.，2014）

药名	药物溶剂	剂量范围 /mg	用药时间 / 周	到达药物峰值时间 / 天	药物半衰期 / 天	达到稳态时间 / 周	注射部位	储存温度 /℃
氟奋乃静	芝麻油	12.5-100	1~4	0.3~1.5	14	3	臀大肌	15~30
三氟噻吨	植物油	10~50	2~4	7	17	—	臀大肌	15~30
珠氯噻醇	植物油	200~400	2~4	4~7	7~19	8	臀大肌	15~30
氟哌啶醇	芝麻油	50~400	4	3~9	21	8~12	臀大肌	15~30
长效利培酮	水	25~50	2	28	4~6	8	臀大肌或三角肌	2~8
帕潘立酮	水	25~150	4~12	—	25~49	—	臀大肌或三角肌	15~30
奥氮平	水	150~300	2 或 4	2~4	14~30	8~12	臀大肌	15~30
长效阿立哌唑	水	300~400	4	5~7	29~46	12	臀大肌	—

et al.，2009）。与其他抗精神病药物相比，氯氮平还具备减少自杀（Kasckow et al.，2011）以及减少攻击和暴力行为（Frogley et al.，2012）等其他显著优势。

作为第二代抗精神病药，氯氮平既可拮抗 $5\text{-}HT_{2A}$ 受体，也可弱拮抗多巴胺 D_2 受体。值得注意的是，与多巴胺 D_2 受体的结合能力相比，氯氮平对非多巴胺受体（如 α - 肾上腺素能、组胺和毒蕈碱受体）表现出更高的亲和力，这或许正是其能在有效治疗的同时，最大限度减少锥体外系副作用的机制之一。

氯氮平引起粒细胞缺乏症的风险（1%~2%）是通过对血液进行定期监测来控制的，以确保患者在每次用药前都接受常规血液检测。NICE 指南规定，全科医生、社区卫生服务机构、精神卫生服务机构和医院等服务提供者应确保制订程序和协议，以监测氯氮平对成人精神分裂症患者的处方（NICE，2015c）。

由于氯氮平具有降压作用，因此在患者开始治疗的前 6 小时，必须至少每小时监测一次生命体征。但如果在夜间服用第一剂，则无须进行监测。如果患者出现以下情况，请务必告知主治医生：体温超过 38 ℃、脉搏超过 100 次 / 分、体位性血压下降 30 mmHg 或任何其他无法忍受的副作用。如果患者能耐受氯氮平，可逐渐增加剂量，直至达到每天 300 mg。如果存在镇静问题，则需要放慢滴定速度。由于约有 2% 的患者使用氯氮平会出现粒细胞缺乏症，因此在整个治疗过程中保持正常的白细胞计数和绝对中性粒细胞计数在安全水平至关重要。这有助于在粒细胞缺乏症危及患者生命前，识别出高风险人群。事实上，实施血液毒性监测登记能显著降低接受氯氮平治疗患者的死亡率和发病率。

阿塞那平

阿塞那平是较新的第二代抗精神病药物之一，其化学结构与米氮平相似。与米氮平一样，它也能拮抗一系列 5-HT 受体亚型，包括 $5\text{-}HT_{2A}$、$5\text{-}HT_{2C}$、$5\text{-}HT_5$ 和 $5\text{-}HT_7$ 受体。从理论上讲，这表明阿塞那平或许具有一定的抗抑郁特性，可能适用于同时患有抑郁症的精神病患者。

此外，主要来自动物研究的间接证据表明，阿塞那平对 α - 肾上腺素受体、组胺和多巴胺受体亚型具有很高的亲和力，对多巴胺 D_4 受体的拮抗作用大于 D_2 受体，而对毒蕈碱受体的拮抗作用较低，这表明它不太可能引起便秘、口干和尿潴留等副作用。对阿塞那平受体活性的进一步研究表明，它对多巴胺 D_1 类受体有上调作用（Tarazi et al.，2008）。这一发现具有重要意义，因为已有一些证据表明多巴胺 D_1 和 D_2 受体的上调与锥体外系症状的降低可能有关（Tarazi et al.，2008）。因为没有其他抗精神病药物能显著上调多巴胺受体，因此这被认为是阿塞那平的一个独特特性。然而，一项纳入了 8 项随机对照试验，涉及 3765 名患者的荟萃分析将阿塞那平与安慰剂、奥氮平进行了比较。发现阿塞那平的疗效与安慰剂相似或优于安慰剂；在大多数疗效结果上，阿塞那平与奥氮平疗效相似或稍逊于奥氮平。虽然阿塞那平的锥体外系症状相关不良反应发生率较高，但其不良代谢结果少于奥氮平（Orr et al.，2017）。总体而言，仍需要更多的实证研究来确定阿塞那平相对于其他抗精神病药物的疗效。

患者通常采用舌下含服阿塞那平的方法，因为如果口服阿塞那平，胃部会对其进行大量代谢，然后再将其吸收到血液中，因此通过口服途径的生物利用度微乎其微。由于阿塞那平在舌下给药时吸收迅速，因此有人认为可以将其用作口服快速镇静剂，而无须采用注射方式。然而，舌下含服阿塞那平的一个潜在不良反应是降低口腔敏感度或导致感觉减退。为避免首过效应，建议患者在舌下含服阿塞那平后 10 分钟内不要进食或饮水，以防止药物从舌下吸收部位被冲入胃部的情况发生。

与大多数抗精神病药物一样，阿塞那平附带一个黑框警告，警示其可能会增加患有痴呆症相关精神病老年人的死亡风险。在阿塞那平的长期治疗中，常见的不良副作用包括体重增加、失眠、镇静、嗜睡和胃肠道症状，不过这些副作用通常为轻度至中度。

双羟萘酸奥氮平

奥氮平长效注射液又称“双羟萘酸奥氮平”，是目前可用的三种第二代抗精神病药物中的一种。它以微晶盐的形式悬浮于水溶液中，包含双羟萘酸与奥氮平，经臀部肌内注射后可缓慢分解为各自成分。奥氮平储库治疗可以在短期内达到疗效，并用于精神分裂症患者的维持治疗，剂量为每两周 150~300 mg 或每 4 周 405 mg。其长效储库型制剂的总体副作用与口服奥氮平相似，注射部位并发症轻微。不过，出现注射后谵妄 / 镇静综合征（post-injection delirium/sedation syndrome，PDSS）的概率为 0.07%。PDSS 的症状会在数小时内出现，在此期间，奥氮平的血浆浓度会上升。这些症状与口服奥氮平过量非常相似，包括谵妄、意识模糊、共济失调、发音困难、易怒、焦虑和具有攻击性。PDSS 也表现出与镇静相关的不良反应，如嗜睡、镇静或意识水平的其他变化。出现 PDSS 会导致 PDSS 事件，需要制定“风险管理计划”。有几种安全措施可以帮助降低患者发生 PDSS 的风险。最明显的预防措施是使用正确的注射方法，防止双羟萘酸奥氮平直接入血。臀部注射时，首选 35 mm 19G 注射针头，肥胖患者可选择 50 mm 注射针头，以便达到肌肉深层。在操作过程中，应正确回抽检查有无出血，以便在误入血管时及时拔出注射器。如果误入血管，则必须拔出注射器，并在其他注射部位重新注射。

由于与 PDSS 相关的症状出现时间因人而异，目前的建议是在给药后由医护人员对患者进行 3 小时的观察。在此期间，护士应监测患者生命体征，并报告任何 PDSS 症状迹象。此外，护士应要求患者当天不要驾驶车辆或操作机械，并建议患者注意潜在的症状，必要时打电话寻求帮助。

六、避免常见的治疗误区

长期使用抗精神病药物，尤其是第二代抗精神病药物，与体重增加和心血管疾病密切相关。护士应该对患者进行代谢和心血管疾病的家族史的筛查。在患者开始服用抗精神病药物之前进行体重测量，以了解患者是否存在超重或肥胖。如果患者体重增加超过初始体重的 5%，则应讨论改用另一种第二代抗精神病药物，如阿立哌唑或鲁拉西酮（见表 8.5）。

大多数抗精神病药物会导致患者出现低血压，因此在开始服用抗精神病药前后的几周内定期监测血压尤为重要。此外，患者在肌内注射短效低效力抗精神病

表 8.5　不同抗精神病药物对各种风险指标的不良影响（源自森林图 Huhn et al.，2014）

阳性症状	阴性症状	体重增加	静坐不能	催乳素水平	Q-T 间期延长	镇静	抗帕金森病药物的使用效果	最佳选择
氨磺必利	氯氮平	齐拉西酮	氯氮平	氯氮平	鲁拉西酮	安慰剂	氯氮平	
利培酮	唑替平	安慰剂	培拉嗪	佐替平	依匹哌唑	匹莫齐特	培拉嗪	
氯氮平	氨磺必利	鲁拉西酮	舍吲哚	阿立哌唑	卡利拉嗪	奋乃静	舍吲哚	
奥氮平	奥氮平	阿立哌唑	伊潘立酮	氟哌噻吨	阿立哌唑	氟奋乃静	安慰剂	
帕潘立酮	阿塞那平	氟哌啶醇	奥氮平	培拉嗪	安慰剂	卡利拉嗪	奥氮平	
氯丙嗪	奋乃静	依匹哌唑	安慰剂	卡利拉嗪	帕潘立酮	左美丙嗪	喹硫平	
氟哌啶醇	利培酮	卡利拉嗪	喹硫平	喹硫平	氟哌啶醇	五氟利多	阿塞那平	
阿塞那平	帕潘立酮	氟哌噻吨	依匹哌唑	安慰剂	喹硫平	帕潘立酮	左美丙嗪	
奋乃静	舍吲哚	氨磺必利	佐替平	依匹哌唑	奥氮平	伊潘立酮	阿立哌唑	
珠氯噻醇	氯丙嗪	珠氯噻醇	帕潘立酮	匹莫齐特	利培酮	吗啉吲酮	硫利达嗪	
齐拉西酮	齐拉西酮	氟哌噻吨	阿立哌唑	齐拉西酮	阿塞那平	舍吲哚	舒必利	
舍吲哚	阿立哌唑	培拉嗪	齐拉西酮	奥氮平	伊潘立酮	阿立哌唑	伊潘立酮	
喹硫平	卡利拉嗪	吗啉吲酮	硫利达嗪	伊潘立酮	齐拉西酮	舒必利	依匹哌唑	
氟哌噻吨	喹硫平	洛沙平	阿塞那平	阿塞那平	舒必利	三氟拉嗪	帕潘立酮	
阿立哌唑	鲁拉西酮	阿塞那平	氨磺必利	氯丙嗪	舍吲哚	依匹哌唑	齐拉西酮	
鲁拉西酮	氟哌啶醇	舒必利	氯丙嗪	鲁拉西酮		鲁拉西酮	利培酮	
卡利拉嗪	珠氯噻醇	左美丙嗪	利培酮	舍吲哚		利培酮	鲁拉西酮	

续表

阳性症状	阴性症状	体重增加	静坐不能	催乳素水平	Q-T 间期延长	镇静	抗帕金森病药物的使用效果	最佳选择
唑替平	依匹哌唑	利培酮	二甲基噻吩	氟哌啶醇		三氟噻吨	佐替平	
伊潘立酮	左美丙嗪	三氟拉嗪	卡利拉嗪	舒必利		氟哌啶醇	卡利拉嗪	
左美丙嗪	伊潘立酮	帕潘立酮	奋乃静	利培酮		硫利达嗪	氯丙嗪	
依匹哌唑	氟哌噻吨	氯氮平	洛沙平	帕潘立酮		阿塞那平	舒必利	
安慰剂	安慰剂	喹硫平	氟哌啶醇			洛沙平	奋乃静	
		伊潘立酮	鲁拉西酮			奥氮平	吗啉吲酮	↓
		氯丙嗪	三氟拉嗪			二甲基噻吩	珠氯噻醇	
		舍吲哚	舒必利			齐拉西酮	三氟拉嗪	
		奥氮平	吗啉吲酮			喹硫平	氟哌噻吨	
		佐替平	五氟利多			培拉嗪	五氟利多	
			匹莫齐特			氯丙嗪	洛沙平	
			氟奋乃静			舒必利	氟奋乃静	
			珠氯噻醇			佐替平	氟哌啶醇	
						氟哌噻吨	二甲基噻吩	
						氯氮平	氯哌噻吨	
						珠氯噻醇	匹莫齐特	
								最坏选择

药物后也可能出现低血压。为避免这种情况发生，建议患者在用药后平卧 30 分钟，并在每次肌内注射前后测量血压。使用双羟萘酸奥氮平储库注射的患者可能会出现 PDSS，观察和记录注射后 3 小时的生命体征对早期识别 PDSS 具有重要意义。

静坐不能是一种令患者十分不适的副作用，经常被误诊为精神分裂性躁动。因此，定期评估服用高效抗精神病药物的患者是否存在静坐不能非常重要。服用抗癫痫药物和情绪迟钝的患者可能会被误诊为有阴性症状或抑郁。抗胆碱能药物能有效减轻锥体外系副作用，但过度使用或滥用会导致中毒性精神病。因此，监测患者的液体摄入量尤为重要，尤其要警惕老年患者出现尿潴留。只有在可能导致猝死或严重不良反应的情况下，才有必要突然停用抗精神病药物。护士应告知患者突然停药会引起停药综合征，包括恶心、呕吐、腹泻、出冷汗、肌肉酸痛等多种症状。戒断性运动障碍可在停药后的 2~3 周内出现。而戒断性肌张力障碍、假性帕金森病和运动障碍会在停药后几天内出现。

七、患者须知

• 护士应告知患者包括精神分裂症在内的多种精神疾病都是复发性疾病，定期服药对预防疾病复发非常重要。即使患者的病情有所缓解，也有必要强调持续服药的重要性，以此作为防止复发的保障措施。

• 护士应告知患者服用药物的名称、剂量和次数。强调应在进食时或进食后服药的重要性，以避免刺激胃肠道。服用鲁拉西酮的患者在服药时应至少摄入 500 卡路里的食物以发挥药效。

• 抗精神病药物不会上瘾，但应逐渐停药，以避免出现令人不快的并发症，如抗精神病药物反弹综合征。如果患者希望停止服用抗精神病药物，护士应该鼓励他们与处方医生沟通。

• 护士应该根据患者的理解能力，用简单的语言解释患者服药后可能出现的不良反应。对那些服用第一代抗精神病药物的患者，还应解释锥体外系副作用的表现，如肌萎缩、迟发性运动障碍、肌张力障碍和假性帕金森病。

• 护士应告知初次确诊的患者，精神病的治疗时间可能为一年，但根据 NICE 指南（NICE，2014）的建议，对于精神病复发的患者，其治疗时间可能是无限期的。

• 护士应向患者解释可卡因、苯丙胺和大麻等精神兴奋剂在诱发或加重精神病方面的作用。

• 如果服用缓解锥体外系副作用的药物，应在停用抗精神病药物后继续服用几周。

• 护士应告知患者，由于抗精神病药物可导致心律失常，因此过量服用可能会致命。

• 大多数抗精神病药物都会对组胺受体产生影响，从而导致嗜睡。护士应警告患者在服用抗精神病药物期间不要驾驶汽车或操作机械。

本章小结

精神分裂症是所有精神疾病中最常见、研究最广泛的一种。该病影响着全球 1% 的人口。精神分裂症最常见的症状类型是幻觉、妄想、思维紊乱、行为怪异、阴性症状、认知障碍和情感症状。

一些药物和许多身体疾病都会导致精神症状。精神分裂症的阳性症状是由大脑纹状体区突触中的多巴胺活动增加引起的，使用抗精神病药物拮抗突触后多巴胺 D_2 受体可以纠正这种情况。除了拮抗突触后受体外，多巴胺还会阻断大脑中的其他区域和受体，从而产生不良反应。较老的第一代抗精神病药物通过拮抗黑质通路中的多巴胺 D_2 受体，会产生更多的锥体外系副作用。较新的第二代抗精神病药物副作用比传统药物更好、更耐受，但仍有令人担忧的副作用，如镇静和体重增加。抗精神病药物一般从小剂量开始服用，然后逐渐增加剂量，以尽量减少副作用。第二代抗精神病药物的多受体结合特性与这些药物导致的心血管代谢问题有关。氯氮平对其他抗精神病药物疗效不佳者有效，应定期抽血监测中性粒细胞计数。此外，还应根据患者的偏好和生活方式选择药物。

参考提纲

活动 8.1　批判性思维

电解质紊乱通常会导致中毒性精神错乱，老年人更容易发生中毒性精神错乱。

活动 8.2　决策制订

应建议患者进行甲状腺功能检查。案例中患者坐立不安、思维紊乱，这是因甲状腺素分泌过多而导致精神病的常见症状。此外，甲状腺功能亢进是一种遗传性疾病。

活动 8.3　批判性思维

患者正在服用大剂量的氟哌啶醇，这种药物很可能会诱发锥体外系症状，如肌无力、假性帕金森病、肌张力障碍和迟发性运动障碍。更重要的是，氟哌啶醇对多巴胺 D_2 受体有很强的亲和力，会阻断中皮质区域大量的多巴胺 D_2 受体，从而加重患者的阴性症状。为改善这种情况，建议使用第二代抗精神病药或第三代部分激动剂（如阿立哌唑）等替代现在服用的药物。

活动 8.4　批判性思维

在这三种药物中，会导致性功能障碍的药物是氟哌啶醇。因为它是一种强效的多巴胺受体拮抗剂，作用于结节漏斗束多巴胺通路。

活动 8.5　批判性思维

戴夫很可能出现了静坐不能，理由是：患者年轻，正在服用一种传统的抗精神病药物，而且他的烦躁不安与开始服用三氟拉嗪的时间相吻合。在这种情况下，更换抗精神病药物可能是最好的办法。如果做不到这一点，可以在短期内给戴夫服用 β 受体阻滞剂或苯二氮草类药物。

活动 8.6　批判性思维

奥氮平除了能拮抗 D_2 受体而产生抗精神病作用外，还能阻断组胺受体和 α-肾上腺素受体，从而引起嗜睡。如果在夜间给药，可以起到缓解精神症状和帮助睡眠的双重作用。相反，如果在白天服用奥氮平，其镇静作用会影响正常的社会功能。

拓展阅读

Stahl S M.（2013）*Stahl's Essential Psychopharmacology：The Prescriber's Guide*. 4th ed. Cambridge：Cambridge University Press.

这是一本全面的精神药理学指南，写得很清楚，有很好的插图。

Taylor，D M，Barnes T R E，Young A H.（2018）*The Maudsley Prescribing Guidelines in Psychiatry*. 13th ed. London：Informa Healthcare.

这是一本非常有用的、易于理解的、基于证据的处方和一般药物管理手册。这对处方医生特别有用。

第 9 章
痴呆症的管理和治疗

译者：谭如意

章节目标

通过本章学习，你将能够：

1. 概述痴呆症的主要临床特征；
2. 描述抗痴呆药物及其作用机制，并了解其副作用；
3. 描述在治疗痴呆症时应避免的常见错误，并向患者传达必要的信息。

一、引言

案例研究：马乔里（Marjorie）

马乔里，女，68岁，在从事了45年的私人秘书工作后退休了。她对长途驾驶感到困惑并经常忘记该如何到达目的地，因此她放弃了驾驶。她的记忆力严重恶化，以至于应对日常生活变得越来越困难。主要表现为短期记忆力明显衰退，而长期记忆力仍然完好。她还患有胃肠道疾病，导致体重急剧下降，情绪低落。最近，她发现自己难以行走或说话，身体虚弱，无法正常进食，于是被紧急送往医院。

经过多次检查，医生都没有找到马乔里胃肠道问题的原因，但对核磁共振扫描的结果特别感兴趣。这种情况和她不存在的短期记忆让医生断定马乔里患上了阿尔茨海默病。由于她的身心状况不断恶化，她唯一的女儿搬来全职照顾她。她的女儿通过监测马乔里的饮食和频率来减缓病情恶化的速度。但马乔里的病情仍在逐渐恶化，这对其女儿造成了巨大的压力。正因如此，马乔里住进了一家疗养院，她的女儿现在定期去探望她。

痴呆症是指认知能力明显下降，足以影响独立的日常功能的一种综合征。虽然痴呆症在老年人群中更为常见，但它可能发生在成年期的任何阶段。它是一种非特异性疾病，会影响认知、记忆、注意力、语言或解决问题的能力，如上述案例中的马乔里。可将不同类型的痴呆症分为可逆性、非进行性或进行性三类（Rabins et al.，2008）。上述症状通常应至少出现 6 个月，才有助于诊断痴呆；但如果认知功能障碍出现的时间很短，特别是不到一周，可将其称为谵妄。有研究表明，痴呆症可能会在个体身上持续发展几十年。若此观点成立，则意味着痴呆症就是一种大多数人在整个成年期都在发展的疾病。痴呆症有多种类型，包括阿尔茨海默病、皮克病、路易体痴呆、血管性痴呆、亨廷顿氏病、帕金森病以及由创伤和艾滋病病毒引起的痴呆症。其中，阿尔茨海默病是最常见的痴呆形式，占所有病例的 70% 以上，因此本章主要关注阿尔茨海默病。

本章内容将首先对阿尔茨海默病的发病机制进行简要回顾，随后详细介绍该病的典型临床特征，并进一步讨论针对痴呆症患者的治疗与护理策略。最后，我们将关注在治疗过程中应避免的常见错误，并探讨作为护士应如何与痴呆症患者及其照护者进行有效沟通的重要议题。

二、阿尔茨海默病

1907 年，爱罗斯·阿尔茨海默（Alois Alzheimer）首次描述了这种后来以他的名字命名的疾病。据专家称，如果不采用改变病情的治疗方法，阿尔茨海默病的发病率将在全世界迅速上升。在未来 40 年内，阿尔茨海默病的发病率将翻两番，每 85 人中就有 1 人患病。

阿尔茨海默病是一种进行性神经退行性疾病，也是痴呆症的主要形式，其占比在各类痴呆症中高达 50% 至 75%。据估计，2015 年全球约有 4400 万人患有阿尔茨海默病或相关痴呆症。预计每年将新增 460 万病例，到 2030 年，这一数字将翻一番，而到2050年，患者总数预计将达到1.31亿（Lilford and Hughes，2018）。目前，英国有80多万阿尔茨海默病患者，国家医疗服务体系和相关护理机构的预计支出为230亿英镑。

虽然阿尔茨海默病的病因目前还不确定，但遗传因素起着重要作用，因此马乔里的病症可能与遗传有关。大约40%的阿尔茨海默病患者有痴呆症家族史，同卵双胞胎患病的一致率高达43%，而异卵双胞胎患病的一致率仅为8%。

分子遗传学研究已证实阿尔茨海默病的相关机制：β-淀粉样蛋白前体蛋白、早老蛋白-1和早老蛋白-2基因的完全穿透性突变可解释5%~10%的早发性阿尔茨海默病病例。这支持了早在25年前发现的载脂蛋白E基因变体 ε4是阿尔茨海默病的一个强有力遗传风险因素。最近，又发现了至少21个遗传风险基因位点，这些基因位点可导致阿尔茨海默病的遗传形式更加复杂，这再次强调了阿尔茨海默病的多因素性质（Carmona et al.，2018）。

罹患阿尔茨海默病的其他风险因素还包括女性、一级亲属中有人罹患这种疾病以及有头部外伤史。阿尔茨海默氏病患者大脑的特征是萎缩和脑室扩大。目前的观点认为，神经递质乙酰胆碱和去甲肾上腺素在阿尔茨海默病患者体内活性不足。胆碱能拮抗剂会损害患者的认知能力，而胆碱能激动剂则会增强患者的认知能力。

痴呆症的认知功能障碍包括一般智力、学习能力、记忆力、语言、解决问题能力、定向力、感知力、注意力、集中力、判断力和社交能力，如上述案例中的马乔里。阿尔茨海默病还会进行性甚至永久性地影响一个人的性格。

（一）淀粉样蛋白级联和神经纤维假说

这一理论源于这一早期发现，即阿尔茨海默氏病痴呆症患者体内乙酰胆碱神经元的严重缺失，这些乙酰胆碱神经元的死亡是由淀粉样蛋白斑块造成的。淀粉样蛋白是低分子量蛋白质的聚集体，在神经元外形成斑块（图9.1）。这些斑块会干扰神经元的正常生化功能，导致神经元发炎和释放包括细胞因子和自由基在内的有毒化学物质。此外，这些淀粉样蛋白斑块还会诱导细胞微球转化为缠结，从而导致神经元细胞功能障碍，最终导致神经元细胞死亡。其他变化还包括突触退化、海马神经元缺失以及细胞中染色体数量异常。

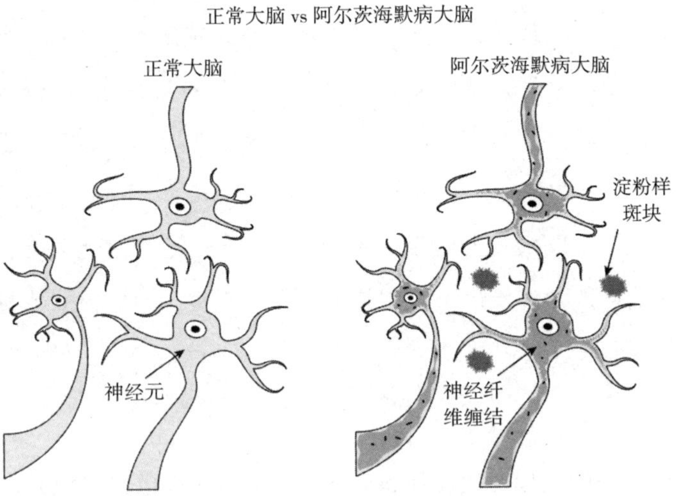

图 9.1　带有淀粉样蛋白斑块和神经纤维缠结的正常和阿尔茨海默病神经元

许多研究集中于神经纤维缠结（图 9.1）。它们是细胞内含有异常形成和过度**磷酸化**的 tau 蛋白团块。tau 蛋白主要存在于中枢神经系统和神经元中，其功能是稳定细胞微管。在磷酸化 tau 蛋白中，由于基因突变，tau 蛋白的正常功能发生改变。这与额颞叶痴呆症（frontotemporal dementia，FTD）有关，尤其是与帕金森病并存的病例。FTD 是一种罕见的痴呆症，发病年龄在 45 岁以上，会导致行为和语言障碍。尽管有遗传学和细胞生物学证据支持淀粉样蛋白假说，但人们越来越清楚地认识到，阿尔茨海默病的病因是复杂的，仅凭淀粉样蛋白斑理论无法完全解释阿尔茨海默病。

（二）阿尔茨海默病的临床特征

案例研究：戴维（David）

戴维，男，58岁，已婚，从事油漆和装饰工作，育有3个子女和5个孙子。最近，妻子发现戴维在无意识中做了一些“傻事”。有几次，顾客支付了现金，但当妻子问他收款时，他却不知道妻子在说什么。有时戴维会把钱落在车里或完全丢失，还经常会无缘无故地暴躁，近来他甚至记不住孩子们的名字。由于上述异常，戴维去医院就诊，并被转诊到一位精神科专家那里，专家诊断他患上了阿尔茨海默病。

阿尔茨海默病的病理变化在临床症状出现前数年就已悄然积累，被称为“临床前痴呆”。因此，该病的发病较为隐匿，症状会在数年内慢慢显现出来，上述戴维的案例研究就证明了这一点。在疾病的初期，患者会表现出疲倦、难以维持精神状态，当出现新的、复杂的任务或需要改变解决问题的策略时，就容易失败。阿尔茨海默病患者早期的一个显著和典型症状就是记忆力减退。戴维的健忘症是阿尔茨海默病早期症状的典型表现。患者在患病初期会丧失购物、理财或打电话等日常活动能力，而在后期则会丧失进食和梳洗等能力。住在疗养院的痴呆症患者上完厕所后可能会忘记如何回到自己的房间。此外，阿尔茨海默病和血管性痴呆患者在语言处理方面也会遇到困难，表现为说话含糊不清、不准确或**病理性赘述**。他们可能难以说出物体的名称，性格也会发生变化，这可能会给患者家属带来极大的困扰。患者可能会变得相当内向，对亲属毫不关心，或者对亲属充满敌意。额叶和颞叶痴呆症患者的性格可能会发生明显的变化，包括易怒、暴躁、易激惹等。据估计，多达30%的阿尔茨海默病患者会产生幻觉，多达40%的阿尔茨海默病患者会有偏执妄想症，而且一般都对家人充满敌意。最终，痴呆症患者在日常起居方面需要监护和帮助，这可能会让他们特别痛苦。因此，确定对患者及其家人来说，重要的日常活动是至关重要的，以便根据这些活动进行有针对性的治疗和管理。由于在治疗过程中，优先事项可能会发生变化。因此与患者及其照护者合作，定期重新审视哪些活动是至关重要的。痴呆症患者的疾病症状会逐渐恶化，从发病到死亡平均需要八到十年的时间。

（三）痴呆症患者的照护和管理

许多治疗痴呆症的有效方法都侧重于增加大脑突触中神经递质乙酰胆碱的可用性。乙酰胆碱，这一关键物质，会被两种酶——乙酰胆碱酯酶与丁酰胆碱酯酶——分解为非活性的胆碱和乙酸盐。通过抑制这些酶的活性，能够促使乙酰胆碱在胆碱能系统中积聚，进而增加用于神经传递的乙酰胆碱量。此举旨在提升患者的记忆力和认知能力。因此，拮抗正常人体内乙酰胆碱受体的物质会产生记忆障碍，如阿尔茨海默氏病。而莨菪碱就是这样一种物质。总之，护理干预的一个重要方法是围绕康复方法进行有针对性的干预。

乍一看，我们可能会认为目前强调的促进“康复”与痴呆症患者关系不大。然而，康复模式的价值观和愿望与国家医疗服务体系中指导痴呆症护理的以人为中心的护理理念不谋而合。在这方面，我们的目标是促进人们在力所能及的范围内提高患者自我照顾的能力。实现这一目标的方法之一就是将药物治疗与非药物治疗相结合，这也是本章接下来要研究的内容。

痴呆症患者的非药物护理方法

关于疗养院为痴呆症患者提供的护理质量，社会各界存在广泛争议。传统疗养院的护理通常侧重于身体护理、确保住院者安全以及预防医疗保健问题（Foebel et al.，2016）。然而近年来，人们更加强调社会心理护理和家庭式护理的理念，对生活质量、自主性等价值观的关注与日俱增，并努力让疗养院的住院者尽可能延续入院前的生活（Tolson et al.，2011）。目前，多国政府推出的旨在优化痴呆症患者护理质量与生活品质的政策、战略规划及框架，均体现了这一转变趋势。照护痴呆症患者是一项复杂的任务，需要关注患者及其家属和非正式照护者在生理、心理、情感、社交和信息方面的各种需求。

与其他男性健康综合征相比，痴呆症明显缩短了患者的预期寿命，但仍有证据表明，护理效果不尽如人意，尤其是在疾病的后期阶段。麦卡锡（McCarthy）等于 1997 年对英格兰的照护者进行了一项回顾性调查，报告了痴呆症患者在生命的最后一年中出现的一系列常见体征和症状：意识模糊、尿失禁、疼痛、情绪低落、便秘和食欲不振。研究发现，癌症患者出现这些症状的频率与痴呆症患者相似，但痴呆症患者出现这些症状的时间更长。

痴呆症患者往往在营养摄入方面存在困难，甚至在疾病的早期就可能出现这种情况。营养不良的影响是显而易见的，这可能是由于患者拒绝进食或在吞咽食物方面存在严重问题，因而无法要求食物或饮料、无法自己进食、无法识别食物。尽管晚期痴呆症患者的营养不良状况难以根本逆转，但通过治疗营养不良来稳定病情或延缓其因营养不良而加剧的进程至关重要。较为重要的一点是患有痴呆症的老年人通常体重指数较低，这通常与行为问题的频率和严重程度较高有关。

膀胱与肠道功能受损，导致尿失禁频发，这不仅威胁皮肤健康，还给患者带来诸多不适。寻求尿失禁专家的建议通常会有所帮助。如果饮食或液体摄入不足，或服用药物导致肠道蠕动减慢，则会出现便秘，有时会导致粪便嵌塞或溢出性失禁。行动不便和排便意识减弱会加重上述症状。便秘本身会影响膀胱功能，随之而来的可能是不适、疼痛或中毒。患者可能会变得更加困惑或烦躁。便秘严重时，患者可能会因身体不适而使身体倾向一侧，这是便秘的一个常见体征。因此，必须采取减少便秘风险的策略，如摄入充足的液体、鼓励高纤维饮食和增强锻炼。

此外，还需关注患者的一般功能水平，并提供适度的支持，以便在保持患者尊严的同时尽可能让其独立生活。除身体护理外，对阿尔茨海默病患者的非药物护理还包括帮助弥补认知功能损失的技术，如使用记忆手册（其中包含可能被患者遗忘的重要信息），以及促进智力功能的环境改造（如改善照明、营造安静的环境）。根据阿尔茨海默病患者所处的病情恶化阶段，为其提供个性化的非药物护理非常重要。即使是在早期阶段，关注患者的安全和使用技术也会特别有用，下面的案例研究就说明了这一点。

案例研究：皮特（Peter）

皮特，男，76 岁，在妻子离世一年后被诊断为阿尔茨海默病。据报道，皮特曾多次在白天被看到穿着睡衣外出，看起来神志不清，需要人安抚。确诊后，他唯一的女儿经常去看望他，但逐渐发现这变得日益艰难，并开始感到痛苦。由于皮特存在安全隐患，因此在他家前门安装了一个录有女儿声音的电子装置。每当他走近前门时，这个语音装置就会启动，告诉他不要出门，等待家庭护理人员的到来。安装该装置后，没有人反映皮特在屋外徘徊而感到不安。他女儿反馈说，患者的压力和痛苦程度都有所减轻。

正如上述案例所示，我们可以有效地利用技术来帮助痴呆症患者。现有的辅助设备可以帮助痴呆症患者独立生活。辅助技术不仅可以让痴呆症患者更加独立地生活，同时也为他们的照护者提供了支持和慰藉，就像上述皮特女儿的案例一样。尽管辅助护理很有帮助，但并不是每个阿尔茨海默病患者都能使用。具体而言，它对那些仍处于疾病早期阶段的患者有用。

然而，随着阿尔茨海默病患者的病情逐渐恶化，认知和功能方面的缺陷会变得更加严重。在这一阶段，引入药物干预以集中解决行为障碍可能是合适的。在继续学习之前，请尝试完成活动 9.1。

活动 9.1　批判性思维

良好的身体保健对阿尔茨海默病患者非常重要。

• 改善患者生存条件所需的主要身体保健干预措施是什么？
参考提纲见本章末。

（四）阿尔茨海默病患者的药物干预方法

胆碱酯酶抑制剂在有效延缓患者记忆力和认知能力衰退方面发挥着重要作用。目前，英国获准用于治疗阿尔茨海默病的胆碱酯酶抑制剂只有多奈哌齐、加兰他敏和利斯的明。N- 甲基 -D- 天冬氨酸（N-methyl-D-aspartate，NMDA）受体拮抗剂美金刚是唯一获准用于治疗阿尔茨海默病的非胆碱酯酶抑制剂。

胆碱酯酶抑制剂

胆碱酯酶抑制剂的随机安慰剂对照临床试验主要包括轻度至中度阿尔茨海默病患者群体，结果显示这些药物在改善认知、日常功能和行为方面有显著疗效。服用此类药物的患者，其病情可保持稳定一年或更长时间，然后可能会有所下降，但下降速度比未接受治疗的患者慢。换言之，虽然这些药物可能无法阻止患者的智力衰退，但它们能够有效减缓患者智力衰退的速度。

欧洲神经学会联合会（The European Federation of Neurological Societies，EFNS）发布了阿尔茨海默病的诊断和管理建议。根据现有的研究证据，即使是轻度或早期疾病，也建议使用胆碱酯酶抑制剂进行治疗；没有推荐任何一种特定的胆碱酯酶抑制剂（Hort et al.，2010）。2006 年，美国老年精神病学协会（American Association for Geriatric Psychiatry，AAGP）发布了实践建议，其中也强调使用已获批准的药物治疗认知症状，以及针对神经精神表现（如抑郁和精神病）和安全相关问题（如驾驶车辆、独居和用药）的对症治疗（Lyketsos et al.，2006）。在英国，NICE 指南建议使用三种乙酰胆碱酯酶抑制剂，即多奈哌齐、加兰他敏和利斯的明，仅可作为轻度至中度阿尔茨海默病患者的治疗选择（NICE，2018a）。在继续学习下一节之前，请尝试完成活动 9.2。

活动 9.2　批判性思维

阿尔伯特（Albert），男，72 岁，患有老年痴呆症。他年轻时喜欢音乐和舞蹈。目前，他无缘无故地变得焦躁不安，情绪激动。

- 怎样才能让阿尔伯特安静下来，不再焦躁不安？

参考提纲见本章末。

英国目前所有可用的胆碱酯酶抑制剂（多奈哌齐、加兰他敏和利斯的明）都有一些证据表明对患者的日常活动能力有益。多奈哌齐主要用于提高大脑皮质区域的乙酰胆碱水平，从而改善患者的认知能力。此外，多奈哌齐还可改善患者的行为障碍，如冷漠、抑郁、焦虑和抑制等症状。建议仅将多奈哌齐作为轻度至中重度阿尔茨海默病患者的治疗选择，对血管性痴呆患者没有效果。患者可能需要长达六周的时间才能发现记忆力有所改善。在许多情况下，阿尔茨海默病的退化过程可能不会在短期内完全停止，有时甚至需要数月的治疗才能观察到明显变化。NICE 指南建议，只有痴呆症方面的专家才能开具和审查这些药物（NICE，2011）。处方医生应每六个月对患者的治疗进展进行一次复查。此外，还应经常征求照护者的意见。多奈哌齐的正常剂量为每天 5 mg，也可增加到每天 10 mg。

加兰他敏作为一种选择性、竞争性及可逆性的乙酰胆碱酯酶抑制剂，已在东欧等地区应用数十年，广泛治疗与中枢神经系统失调相关的感觉运动功能障碍。它是一种选择性、竞争性和可逆性的乙酰胆碱酯酶抑制剂，适用于轻度至中度严重阿尔茨海默氏病患者的对症治疗。研究发现，它对血管性痴呆也有疗效（Chen et al.，2016）。此外，加兰他敏还能增强乙酰胆碱对烟碱受体的作用，从而改善痴呆症患者的认知能力。维持剂量为每天 16~24 mg。

利斯的明是一种乙酰胆碱酯酶和丁酰胆碱酯酶抑制剂，已在英国获得许可。它由以色列的玛尔塔·温斯托克·罗辛（Marta Weinstock-Rosin）研发，适用于轻度至中度严重阿尔茨海默病患者的对症治疗。研究表明，利斯的明具有显著的对症治疗效果，可以让患者更长时间地保持独立和“自我”。利斯的明似乎对阿尔茨海默病更具侵袭性的患者，如发病年龄较小或营养状况较差的患者，或出现妄想或幻觉等症状的患者有明显的积极治疗效果（Gauthier et al.，2006）。例如，在阿尔茨海默病和帕金森病等其他疾病中，出现幻觉似乎是对利斯的明治疗反应特别强烈的一个预测因素（Kandiah et al.，2017）。这些作用可能反映了对丁酰胆碱酯酶的额外抑制，丁酰胆碱酯酶对症状进展有影响，与选择性抑制乙酰胆碱酯酶的药物相比，丁酰胆碱酯酶可能带来更多益处。通常的维持剂量为每天两次，每次 3~6 mg，与食物同时服用，以尽量减少恶心的发生。

所有胆碱酯酶抑制剂都会产生类似的副作用，最常见的副作用是恶心、呕吐、食欲不振、胃酸分泌增加、体重减轻、失眠和头晕。这些副作用往往发生在治疗过程的早期，大多数是一过性的。有关一般副作用的处理请参阅第 12 章。胆碱酯酶抑制剂可加重哮喘或其他肺部疾病。多奈哌齐用药过量可致人死亡，并可引起胆碱能危象，表现为恶心、呕吐、流口水、出汗、心动过缓和低血压，随后肌肉无力、呼吸抑制和抽搐加剧。如果怀疑患者服用了过量的多奈哌齐，必须立即通知处方医生。治疗多奈哌齐中毒最可能的方法是静脉注射 1~2 mg 阿托品，可根据患者的情况增加剂量。

非胆碱酯酶抑制剂：美金刚

美金刚作为一种 NMDA 受体拮抗剂，能有效抑制因谷氨酸水平异常升高所引发的神经元功能障碍，因而被用于治疗中度至重度痴呆症患者。例如，一项对中重度阿尔茨海默病患者进行的为期 28 周的双盲研究发现，每天服用 20 mg 美金刚的患者比服用安慰剂的患者的功能衰退速度要慢得多，这是以日常活动能力的变化来衡量的（Reisberg et al.，2003）。值得注意的是，一项 Cochrane 系统评价得出结论认为，美金刚对中枢神经系统活动具有有益影响，是治疗阿尔茨海默病、血管性痴呆和混合性痴呆的潜在药物（McShane et al.，2019）。据称，它还能对中重度阿尔茨海默病患者和血管性痴呆患者的认知功能产生有益影响。更值得注意的是，美金刚的不良反应和耐受性良好，引起患者躁动也较少见。因此，美金刚作为谷氨酸受体拮抗剂，能够减轻中重度阿尔茨海默病患者的临床病情恶化。然而，对于轻度至中度阿尔茨海默病患者，美金刚的疗效尚未得到充分证实。

推荐的维持剂量为每天两次，每次 10 mg。

关于胆碱酯酶抑制剂与美金刚联合疗法的使用存在很多争议。一项由行业赞助的系统评价表明，美金刚和多奈哌齐的联合疗法有效、安全且耐受性良好，可能是治疗中重度阿尔茨海默病的黄金标准（Patel and Grossberg，2011），同时还能提高患者的用药依从性并减轻护理人员的负担（Calhoun et al.，2018）。然而，NICE 指南并不推荐美金刚和胆碱酯酶抑制剂的联合治疗，因为缺乏证据表明美金刚单药治疗具有额外的临床疗效（NICE，2018b）。总体而言，尽管在临床实践中使用了联合疗法，但还缺乏有力的证据。这种不确定性的存在，部分原因在于阿尔茨海默病的临床异质性，导致单一药物难以达到显著疗效。这意味着最佳药物治疗可能需要多种药物，而每种药物的效应大小可能小于最小临床重要性差异（McShane et al.，2019）。

由于目前治疗阿尔茨海默病的药物疗效有限，因此开发具有强大疾病改变特性的新型药物成为现代医学面临的最大挑战之一。目前正在学术界和工业界进行的临床前研究主要集中在涉及阿尔茨海默病病原体的许多潜在分子靶点上。

不幸的是，阿尔茨海默病患者的行为和精神症状通常会随着病情的发展而加重。最常见的症状往往是焦虑、抑郁和精神病性症状。因此，在护理阿尔茨海默病患者时，必须考虑到这些症状的存在。

（五）痴呆症患者精神症状的管理

现有证据表明，抑郁症在阿尔茨海默病患者中非常常见，这一点并不奇怪。至少有 25% 的患者可能在发病时或发病前出现抑郁。在适合用药的患者中，选择性 5- 羟色胺再摄取抑制剂是首选药物，应避免使用三环类抗抑郁药，因为它们的抗胆碱能作用会导致或加重精神错乱（详见第 6 章）。此外，三环类抗抑郁药的心脏毒性特征使其不适合用于老年人。在继续学习下一节之前，请尝试完成活动 9.3。

活动 9.3 批判性思维

简（Jane），女，86 岁，患有阿尔茨海默病。你注意到她最近饮食不规律，而且坐立不安。此外，患者有轻微胃胀气，而且一直拒绝服药。

• 你应该如何鼓励她服药和进食？

参考提纲见本章末。

据阿尔茨海默病协会（2018）数据报告，至少 90% 的痴呆症患者会出现行为和心理症状，如加重、失去抑制、激动、妄想、幻觉和易怒。然而，在病程早期出现这些行为和心理症状，也会引发其他诊断的可能性，如路易体痴呆。这些症状既会让患者及其照护者感到痛苦，也会让患者处于危险之中。为了解决这一问题，使用抗精神病药物进行谨慎治疗会有所帮助，因为这些药物会产生严重的副作用（详见第 8 章）。对 47 项研究进行的系统评价发现，在这一人群中使用抗精神病药物与脑血管事件、髋部骨折、肺炎和死亡的关系尤为密切（Pratt et al., 2012）。因此，在为这类人群开具抗精神病药物处方时，应同时制订一项计划，以便在出现副作用时积极加以控制（关于副作用控制，请参见第 12 章）。下一节将讨论为照护者提供支持的重要性，但在继续学习之前，请尝试完成活动 9.4。

活动 9.4 决策制订

三年级的护士学生艾哈迈德（Ahmed）正在一家疗养院见习。一天午餐时间，他发现患者杰夫（Jeff）正在用手代替餐具吃饭。艾哈迈德理所当然地认为杰夫在使用餐具方面有问题，于是他协助杰夫用餐。然而，护士却阻止他帮助杰夫，并坚持说“杰夫做得很好”。

• 你是否认同护士的观点？如果认同，请说明原因。

参考提纲见本章末。

（六）照护者支持

据英国阿尔茨海默病协会估计，英国大约有 85 万人承担着阿尔茨海默病患者的主要照护责任。有证据表明，阿尔茨海默病患者的照护者比其他老年人的照护者承受更大的压力（Anand et al.，2016）。这并不奇怪，因为照顾阿尔茨海默病患者是一种身心俱疲的经历，会给患者的生活和人际关系带来不可逆转的变化。抑郁、身心疲惫和总体健康状况不佳在照护者中很常见。许多阿尔茨海默病患者的照护者自己也年事已高，身体虚弱，健康状况欠佳。在日常护理方面提供常规的支持帮助、获得临时休息和短期休息、支持小组、在线小组以及照护者津贴等经济福利方面的帮助是非常重要的。

（七）需要考虑的重要事项

在开始用药前，应确保患者接受了全面的身体检查，包括全血细胞计数、肝功能检查、电解质检查和肾功能检查。确保药物与食物同时服用，以避免刺激胃肠道。良好的液体摄入也非常重要，应鼓励患者这样做。如果可能，老年人应避免使用 TCAs，因为它们容易导致嗜睡和便秘。如果需要使用 TCAs，应在夜间给药，以尽量减少日间镇静作用的发生。如要使用抗精神病药物，只能短期使用，同时需特别警惕不良副作用的发生，并积极处理这些副作用。老年人对锥体外系副作用的致残性影响尤为敏感（详见第 7 章）。

三、患者及其照护者须知

- 阿尔茨海默病是一种逐渐恶化的疾病，会影响患者的记忆力和认知能力。
- 目前还没有找到能治愈阿尔茨海默病和其他相关痴呆症的方法，不过，存在一些治疗方法可以暂时缓解一些症状。

• 痴呆症患者的饮食摄入量较少是很常见的现象，因此应鼓励患者多进食并保持良好的饮食习惯，以帮助改善总体健康状况。

• 身体健康状况不佳是痴呆症患者的常见病。患者除了服用缓解痴呆症症状的药物外，还可以服用治疗身体健康疾病的药物。检查药物之间的相互作用，并酌情通知亲属。

本章小结

痴呆症是一种以记忆力和认知能力逐渐减退为特征的疾病，好发于老年人。痴呆症有多种形式，但最常见的是阿尔茨海默病，这种疾病的发病率在未来40年内将增加4倍。阿尔茨海默病被认为是由大脑中乙酰胆碱减少引起的。因此，改善疾病症状的目的是纠正乙酰胆碱缺乏症，而这是通过使用胆碱酯酶抑制剂来实现的。多奈哌齐、加兰他敏和利斯的明是治疗阿尔茨海默病的主要胆碱酯酶抑制剂。除了痴呆症状外，患者还可能出现抑郁和其他精神健康问题。因此，医护人员必须对这些问题的存在保持警惕。此外，还应使用非药物方法来辅助药物的使用，并让照护者参与痴呆症患者的治疗。

参考提纲

活动 9.1　批判性思维

应告知患者确保良好的饮食习惯和充足的液体摄入量、充足的睡眠，在一天中做适当的运动以充分刺激精神，并保持良好的口腔卫生。经常促进良好的排便（如高纤维饮食、多喝水、多运动），以减少便秘的概率。

活动 9.2　批判性思维

阿尔伯特很可能感到无聊。在这种情况下，使用多维活动会非常有用。因为他对音乐很感兴趣，因此这方面的活动可能会有所帮助。

活动 9.3　批判性思维

评估简是否便秘非常重要，因便秘在老年人中比较常见。简肚子胀气、烦躁不安、食欲不振，这些都可能是便秘的迹象。护士应指导患者通过锻炼、高纤维饮食和多喝水来促进排便。

活动 9.4　决策制订

同意护士的观点。对于痴呆症患者来说，尽可能保持独立是非常重要的。虽然杰夫已经失去了使用餐具的技能，但至少他还没有失去在没有帮助的情况下自己用手进食的技能。这样做的目的是尽可能提高患者的独立性。

拓展阅读

Martin G，Sabbagh M.（2010）*Palliative Care for Advanced Alzheimer's and Dementia：Guidelines and Standards for Evidence-Based Care*. New York：Springer.

这是一本非常好的书，为晚期痴呆症患者的看护者提供了实用的建议。

Mittelman M.（2003）*Counseling the Alzheimer's Care Giver：A Resource for Healthcare Professionals*. Chicago，IL：American Medical Association.

这本书对那些打算给照顾者提供支持、建议和信息的人很有用。

第 10 章
焦虑症的管理和治疗

译者：鲁鑫

章节目标

通过本章学习，你将能够：

1. 了解焦虑障碍的病理生理机制和抗焦虑药物的作用机制；

2. 掌握如何管理抗焦虑药物的副作用和在焦虑症治疗过程中应避免的常见错误；

3. 明确应该向患者和护理人员传达哪些信息。

一、引言

案例研究：艾米（Amy）

在艾米参加高级水平考试之前，她深受不安与恐惧的困扰，对失败的恐惧尤为强烈。除了焦虑和恐惧，她还感到注意力不集中和食欲不振。她的心理状态影响了她的学习。她一直处于焦虑状态，并偶发惊恐发作。她发现很难离开家，因为她担心在上学的路上会惊恐发作。此外，艾米在课堂上很难集中注意力，而她不好意思把这个问题告诉老师，最终考试成绩不佳。然而，在考试之后，她的症状并未缓解，甚至对她认为微不足道的事情也无法停止忧虑。很久以后，她向全科医生寻求帮助，被诊断出患有焦虑症，并被转介进行心理咨询。

一般来说，“焦虑”是一种不愉快的、不安的精神状态，或者是对某些不确定事件的担忧，如上述案例中艾米所经历的那种躁动不安的状态。焦虑常伴随着胃部压抑或紧绷的不适感。焦虑症可能早在有史书记载前就存在了，它并不是人类独有的，但人类的焦虑似乎是最复杂的。对焦虑症最早的解释似乎主要是精神上的；早期的精神治疗与现代的心理治疗有些相似。同样有趣的是，古代和传统治疗焦虑的自然疗法与现代药物有一些惊人的相似之处。

焦虑和焦虑症在人类历史上扮演了重要的角色，尤其是在困难时期、战争或社会变革期间。然而，在比较愉快的时期，社会误以为焦虑不值得关注并很容易忽视它。这种对焦虑本质的忽视，往往导致社会在面对未知挑战时准备不足。

焦虑症在全球范围内广泛存在，每 14 个人中就有一人在其一生中经历过此症。动荡地区中的人群患病率显著高于和平地区。焦虑症通常在生命早期开始，并经历一个重复间歇的过程，在人身健康方面可能造成重大残疾，并在收入、教育和人际关系等领域造成不利影响。事实上，就所有国家的伤残损失健康生命年（years lived with disability，YLD）而言，焦虑是导致伤残的第六大原因（Baxter et al.，2014）。此外，据估计，约 7% 的自杀事件可归因于焦虑症（Baxter et al.，2013）。值得注意的是，女性一生中患焦虑症的风险显著高于男性，女性终身患病率为 40%，而男性则为 26%（Kessler et al.，2012）。遗传因素似乎在焦虑症的病因学中起着一定的作用，流行病学研究报告焦虑症的遗传可能性在 30% 至 50% 之间。分子遗传学研究表明，不同种族人群中，三个特定基因（4q32.3 上的 *MFAP3L*、*NDUFAB1* 和 16p12 上的 *PALB2*）与焦虑症有关（Otowa et al.，2014）。例如，广泛性焦虑症患者常表现出杏仁核灰质体积增加，特别是右侧杏仁核（Maron and Nutt，2017）。此外，生活在城市环境，婚姻状况、经济状况差、人际关系困难以及遭受暴力、创伤和冲突等都与焦虑症高发生率有关。

焦虑是一种自然的情绪反应，当我们面对威胁时会做出战斗或逃跑的准备，这是为了提升生存能力。焦虑很正常，并且具有适应性。从生物学角度来看，神经兴奋与神经抑制机制之间维持着微妙的平衡，以确保焦虑水平处于可控范围内。如果失去这种平衡，就像艾米一样，焦虑就会成为问题，并出现精神症状。本章首先概述了焦虑症状以及它们是如何产生的，然后再深入讨论用来治疗焦虑的药物。最后几节讨论需要避免的常见治疗错误，以及患者和护理人员需要清楚的内容。

二、焦虑症状

弗洛伊德关于焦虑心理起源的基本概念主导了20世纪早期对这种疾病的病因学解释。在他的理论中，焦虑症被视为一种对危险无意识感知的产物。这种无意识中对潜在威胁的评估会触发“信号焦虑”，进而激发防御机制的启动。当这些防御性行动失败时，患者就会出现焦虑症状。另一种关于焦虑的主要心理学解释来自贝克（Beck，1976），他主张焦虑源自个体对危险的高估或对自身应对能力的低估。虽然这些心理学理论是在生物学解释形成之前就发展起来的，但这两者已经融合在一起，形成了焦虑的行为神经科学。焦虑的核心症状是过度的恐惧和担忧，这是下一个讨论点。

在人类的系统中存在着一个复杂的神经通路和内分泌腺体网络，它们负责在危险的情况下发起战斗或逃跑的反应。当一个人感知到威胁时，身体就会关闭非必要的生理过程（比如消化、繁殖），并将能量导向各种基本的身体功能，为快速行动做准备。神经系统进入了一种高度刺激和警觉性的状态。所有这些变化都自动发生并且非常迅速，是进化赋予我们的适应性生存策略。焦虑现象则涉及大脑多个区域的神经递质的复杂交互作用。

（一）与焦虑有关的神经递质

为了理解抗焦虑药物是如何起作用的，了解神经递质的参与是很重要的。对所涉及的解剖学进行复习也是有必要的，你可能需要重新回顾第3章。

与焦虑密切相关的三种主要神经递质分别是γ-氨基丁酸（GABA）、5-HT和去甲肾上腺素。如第3章所述，GABA是关键的抑制性神经递质，它与大脑中，尤其是杏仁核内神经元活动的抑制紧密相关。GABA受体主要有三种类型和许多亚型。主要的类型是GABAA，GABAB和GABAC受体。当神经元处于兴奋状态并迅速放电时，GABA通过与自身的受体结合来将这种兴奋减缓到“正常”（见

图 10.1（b））。换言之，GABA 是身体自身的天然抗焦虑药物。

当苯二氮䓬类药物与 GABAA 受体结合时，GABA 的抗焦虑作用增强（图 10.1（c））。因此，苯二氮䓬类药物仅在 GABA 神经递质存在时发挥其治疗作用。如果 GABA 神经递质缺失，单独使用苯二氮䓬类药物对神经元不起作用。此外，苯二氮䓬类药物仅对突触 GABAA 受体发挥治疗作用，而对 GABAB 或 GABAC 受体没有作用。综上所述，苯二氮䓬类药物增强了突触后 GABAA 受体的抑制作用。这降低了杏仁核和皮质 - 纹状体 - 丘脑 - 皮质回路（cortico-striatal-thalamo-cortical，CSTC）的过度兴奋性，从而减弱了与恐惧和担忧相关的输出。

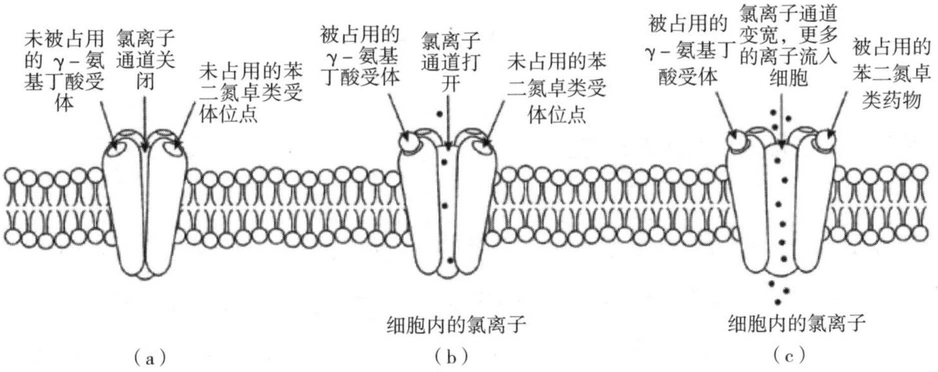

图 10.1　不同开口水平下的氯离子通道

（二）5-HT 的作用

在本章的前半部分，我们探讨了抑郁症状和焦虑症状的重叠现象，并发现这两种疾病在神经回路层面也有显著的重叠。因此，神经递质 5-HT 与抑郁症状和焦虑症状之间的紧密联系同样不足为奇，它参与调节情绪、冲动控制、睡眠、警惕性、进食、性欲，以及记忆和学习等认知功能。5-HT 存在于杏仁核神经元以及 CSTC 回路的所有组成部分，即前额叶皮层、纹状体和丘脑。换言之，我们在恐惧回路和担忧回路中都发现了 5-HT。在大脑的关键区域（如海马体、杏仁核、前扣带皮层和中缝核），缺乏一种 5-HT 亚型（$5\text{-}HT_1$），引发了焦虑症状。这在一定程度上解释了为什么选择性 5- 羟色胺再摄取抑制药（SSRI）已经成为焦虑症患者的一线治疗用药（见第 6 章）。

（三）去甲肾上腺素的作用

涉及焦虑的第三个神经递质是兴奋性神经递质去甲肾上腺素。脑干蓝斑区过量释放去甲肾上腺素（参见下一节杏仁核和恐惧的产生）会导致焦虑症状，如恐惧、情景闪回、惊恐发作、出汗和噩梦。目前，假设 α_1- 肾上腺素受体和 β_1- 肾上腺素受体可能在这些反应中有特殊的作用。对恐惧条件反射的研究一致表明，杏仁核在联想恐惧记忆的形成、巩固和恢复中起着关键作用。

（四）杏仁核和恐惧的产生

人类神经成像研究证实了杏仁核在恐惧中的核心作用，尽管其他大脑网络，如前扣带皮层、海马体、脑岛和腹内侧前额叶皮层也参与其中。杏仁核整合来自环境的情绪和认知信息，然后决定是否引起恐惧反应。当面对威胁时，杏仁核会激活下丘脑和交感神经系统。它还会触发多种生物过程，包括皮质醇、甲状腺素和肾上腺素的产生。此外，杏仁核的激活还会引发脑干中与边缘系统相连的蓝斑部分的神经刺激。控制恐惧的神经元是由各种神经递质和激素介导的，包括 5-HT、谷氨酸、GABA、去甲肾上腺素和促肾上腺皮质激素释放激素。

（五）皮质 - 纹状体 - 丘脑 - 皮质回路和忧虑的产生

焦虑的第二个核心症状是担心，它包括焦虑感、痛苦感、忧虑感以及灾难性思维和妄想的感觉。CSTC 回路起源于额叶皮层，负责调节焦虑症状。几种神经递质和调节剂，包括 5-HT、GABA、多巴胺、去甲肾上腺素、谷氨酸和电压门控离子通道，调节这个回路。在正常人身上，兴奋性神经递质谷氨酸传递来自额叶皮层的冲动，从而导致纹状体的神经兴奋。纹状体激活触发抑制性神经递质（GABA）将冲动传递到**苍白球内侧部**（Gpi）和黑质（图 10.2）。这减少了苍白球的内侧部和丘脑的黑质的 GABA 输出，导致触发丘脑向额叶皮质的兴奋性谷氨酸输出。这种直接的途径是一个积极的反馈循环。

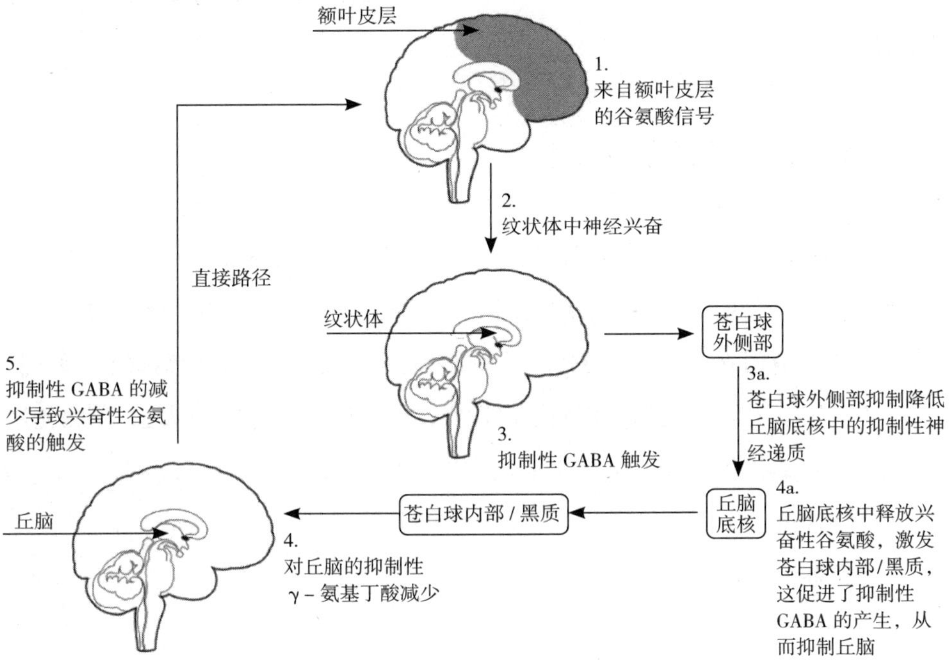

图 10.2 焦虑中的 CSTC 回路

在间接外部循环中，纹状体的 GABA 抑制**苍白球外侧部**（GPe）。反过来，GPe 的抑制减少了丘脑底核（STN）中 GABA 的产生。GABA 产量的减少使兴奋性谷氨酸从丘脑底核中释放出来，从而激发 GPi 和 SNr。刺激 GPi 和 SNr 促进 GABA 的产生，GABA 随后会抑制丘脑（图 10.2）。在强迫症（OCD）患者中，直接通路比间接通路更活跃。额叶皮层的过度活动随着症状的严重程度而增加，但在成功治疗后减少。

除了焦虑症患者的这些功能异常外，上述结构中还存在结构体积和灰质密度异常。总之，焦虑的症状主要与谷氨酸和 GABA 调节的 CSTC 回路的功能失调有关。5-HT、多巴胺、去甲肾上腺素和电压门控离子通道也参与了它们的调节。

一般而言，焦虑患者会出现以下症状：颤抖、坐立不安、肌肉紧张、呼吸急促、窒息感、心跳加快（心动过速）、出汗和手脚发冷、头晕、皮肤刺痛、尿频、腹泻、感觉不真实、难以入睡和注意力受损以及紧张。其中一些症状可能只出现在一种固定类型的焦虑中，而不会出现在其他类型的焦虑中——我们现在来看另一种更复杂的情况。

（六）焦虑症状的重叠

焦虑症包含了一组广泛的精神问题，跟抑郁症一样，都有众多潜在的原因。这导致了不同类型的焦虑症，它们之间存在大量的症状重叠。有些类型的焦虑似乎与生化异常有明确的关系，而其他形式的焦虑似乎更多是心理或情感上的原因。此外，焦虑症往往与其他精神疾病同时发生，如抑郁症、精神分裂症、药物使用和双相情感障碍。焦虑症至少有六种不同的类型，如下所示：

- 广泛性焦虑症；
- 恐惧症；
- 惊恐症；
- 强迫症；
- 创伤后应激障碍；
- 社交焦虑 / 恐惧症。

不同类型的焦虑症，诊断标准不同，且这些标准正在持续演变中。值得注意的是，众多权威专家已不再将强迫症归类为单一焦虑症的范畴。然而，如前所述，所有的焦虑症都有恐惧和担忧的重叠症状。一种焦虑亚型与另一种焦虑亚型的区别可能不是调节恐惧和焦虑神经递质的解剖位置，而是这些类似回路中故障的具体性质。例如，在广泛性焦虑症中，杏仁核和 CSTC 回路可能持续出现轻微的功能障碍。在惊恐症中，功能障碍可能是间歇性的、意想不到的、灾难性的。在创伤后应激障碍中，功能障碍可能是创伤性的，或者回路可能被困在一个冗余的重复循环中，比如强迫症。

除了恐惧和担心外，各焦虑亚型均有其特异性症状表现。例如，患有广泛性焦虑症的人也可能会感到烦躁、肌肉紧张、兴奋、疲劳、注意力不集中和睡眠障碍。而那些患有恐慌障碍的人除了有恐惧和担忧的核心症状外，通常会经历意外的恐慌发作、恐惧症或行为改变。社交焦虑障碍（也称为社交恐惧症）的症状通常包括对恐慌发作的预期，以及通过恐惧性回避行为主动规避诱发焦虑的社交场景。在创伤后应激障碍中，除了核心症状外，特征症状还包括对创伤经历的重新体验，以及担心出现其他症状，如觉醒增加、睡眠困难（如噩梦）和逃避行为。强迫症包括恐惧和担心的核心症状，患者往往会引发强迫观念和强迫行为来减轻焦虑、不安和恐惧。

护士不仅会遇到患有这些不同类型焦虑的人，也会遇到因患有不同身体疾病而导致焦虑的人。我们现在转向这些疾病。

三、与焦虑有关的身体疾病

要意识到有以下情况的患者也会在某种程度上感到焦虑：

- 心绞痛；
- 心律失常；
- 中枢神经系统退行性疾病；
- 库欣综合征；
- 谵妄；
- 甲状腺功能亢进；
- 低血糖；
- 美尼尔氏综合征。

在继续学习之前，请先尝试活动 10.1 和 10.2。

活动 10.1　批判性思维

焦虑的经历对大多数人来说都是很常见的，而且它可能是有益的。

- 焦虑在什么时候会成为一种有问题的情绪?
- 说出所有焦虑症常见的两种症状。

参考提纲见本章末。

活动 10.2　批判性思维

克里斯(Chris)是一个26岁的男人，他极度害怕在公共场所呕吐。他知道他的恐惧是非理性的；尽管如此，他还是忍不住担心在公共场所呕吐。最近，他的情绪一直很低落，因为他现在在社交方面出现了问题。他不确定什么药物能使他受益，并询问你的建议。

- 你对克里斯有什么建议?

参考提纲见本章末。

四、焦虑的现代治疗

护士在与焦虑症患者一起合作治疗疾病时，合作并采取共同决策的方法非常重要。虽然药物是有益的，但它不是唯一的治疗选择。正如本章后面所展示的，药物有潜在副作用。重要的是要在适当时间向患者、家属和护理人员提供有关自助团体和支持小组的信息。在继续学习之前，请试试活动 10.3。

活动 10.3　沟通

使用互联网搜索你所在地区能帮助焦虑症患者的自助团体和组织，并列出他们所提供的服务。

• 如果你是一个无法上网的患者，你将如何获得这些信息？
参考提纲见本章末。

对于许多常见的精神健康疾病，NICE 提倡循序渐进地管理疾病，首先提供或推荐侵入性最小和最有效的干预措施（NICE，2016）。许多焦虑症患者会选择心理治疗方法。这些治疗方法包括压力管理、认知行为疗法、放松训练、冥想、心理治疗、眼动身心重建法。在需要药物治疗的时候，主要有四种类型的药物。在我们更详细地讨论这些治疗方案之前，请阅读下面的案例研究。

（一）抗抑郁药

案例研究：格雷格（Greg）

格雷格是一名 40 岁的已婚艺术家，有三个孩子。在经历了一段时间的身体不适后，他被诊断出患有肺炎。医生告诉他，他很幸运还活着，这使格雷格非常担心自己得了一种可能会危及生命的病。虽然他从肺炎中恢复得很好，但他开始感到头晕（有时是眩晕）和虚弱，他确信他的心脏正在衰竭。不久，他的妻子就催他去急诊室，因为他确信自己心脏病发作了。医生给他做了检查后告诉他很健康。但他不相信医生，并始终保持清醒，不愿入睡。因为他担心如果他睡着了，他会心脏病发作，再也醒不过来。这种情况持续了很长时间，以至于这一行为影响了他与家人的关系。他不能离家太远了，因为他觉得只有在家里才安全。格雷格仍然相信他的心脏出了问题，尽管一位专业医生给他做了彻底的检查并不断地安慰他。格雷格最后被转介到一位精神科医生那里，他诊断出格雷格患有广泛性焦虑症，让他每天服用 50 mg 舍曲林。他的精神科医生把他介绍给一位临床心理学家，在那里他接受了 8 次认知行为治疗。疗程快结束时，格雷格的病情好转了，他的生活和工作也恢复了正常。

越来越多的证据表明，抗抑郁药在治疗原发性焦虑症方面展现出显著疗效，正如上述的格雷格案例研究所证明的那样。抗抑郁药主要通过调节神经元活动，特别是减缓过度兴奋的神经元信号，来管理与恐惧相关的神经网络。在这方面已经有了广泛的研究，SSRI（如舍曲林）通常被认为是一线治疗药物，特别是对于广泛性焦虑症（NICE，2011）。在所有因副作用而停用的药物中，舍曲林是治疗效果最好的药物，在所有未因副作用而停用的药物中，舍曲林是治疗效果排名第二的药物（Mavranezouli et al.，2013）。

一项包含 27 项研究的系统性回顾和荟萃分析发现，包括氟西汀、度洛西汀、舍曲林和艾司西酞普兰在内的几种抗抑郁药在治疗广泛性焦虑症时具有良好的耐受性、疗效和缓解效果（Baldwin et al.，2011）。另一项纳入 57 项研究（16056 名参与者）的荟萃分析也得出结论，SSRI 和选择性去甲肾上腺素再摄取抑制剂（SNRI）在基线水平上最有效。我们看到 SSRI 和 SNRI 在社交焦虑症中的治疗效果最为显著。高剂量的 SSRI，而非 SNRI，与显著更大的症状改善和治疗反应的可能性相关（Jakubovski et al.，2019）。

在有效性方面排名第二的是 SNRI 抗抑郁药米氮平和 SNRI。如果这些药物治疗不成功，我们可以使用三环类抗抑郁药。长期且规律地服用抗抑郁药已被证实为有效减轻广泛性焦虑症症状的策略之一。

何时考虑使用抗抑郁药治疗焦虑？

抗抑郁药在以下临床情境中，更有可能被视为焦虑症的初始治疗方法：

- 创伤后应激障碍、强迫症的患者；
- 广泛性焦虑症、社交焦虑症的患者（这类情况可能与苯二氮䓬类药物联合使用）；

• 同时存在抑郁症或抑郁症病史的患者；

• 由于疾病而产生的焦虑，表现出认知功能障碍（如病理性担忧）的患者；

• 目前或过去存在酒精或其他药物的滥用 / 依赖，尤其是对苯二氮䓬类药物依赖和滥用的患者。

在我们讨论治疗焦虑的药物之前，请先试试活动 10.4。

活动 10.4　批判性思维

你们病房的一个患者患有广泛性焦虑症，医生给他开了 40 mg 氟西汀，让他晚上服用。后来，一名护士找到医生，要求他纠正这个错误。

• 你认为错误可能是什么？

参考提纲见本章末。

案例研究：马维斯（Mavis）

马维斯今年 28 岁，最近在出现分娩期的并发症后通过剖宫产产下一名女婴。孩子出生后，她感到疲惫，但她把这归因于疲劳和难产经历。渐渐地，她对新生儿的健康与安全日益担忧，因此频繁地前往医院。一天，当她在超市购物时，她感觉不适，但也没在意。当她准备付账时，不适感加重，她感到非常恐惧、疲惫。接近、着，她感到呼吸困难，心跳加速，整个人都快要爆炸了。她的腿几乎软了，她拼命地想跑出商店，尖叫，或者找个人来帮助她。她不知道自己身上到底发生了什么事。她只感觉自己要死了。她抓起她需要的东西，扔进了一个袋子里，不知怎么地设法向收银员扔了一些现金，然后离开了超市。回到车里，她坐了一会儿，但她仍然感觉很糟糕。她慢慢地开车回家，当她把车开进车道时，她才基本恢复过来。大约一天后，她便忘了这次痛苦的经历。不幸的是，这样的事件重复了好几次，直到她寻求医疗帮助。她被诊断患有恐慌障碍。起初，处方是每天服用 2 mg 氯硝西泮两次，每天早上服用 10 mg 氟西汀一次。马维斯的症状在 3 天内得到了缓解；然而，她仍然很担心她的孩子。两周后，氯硝西泮逐渐减少，而氟西汀维持为每天 40 mg 的剂量。在接受氟西汀治疗约 9 周后，她感觉好起来了，可以去当地的焦虑管理诊所就诊。

（二）苯二氮䓬类

在上述案例研究中，马维斯服用的药物之一——氯硝西泮，是一种苯二氮䓬类药物，通常用于治疗癫痫发作，短期内也可用于治疗焦虑。苯二氮䓬类药物是莱奥·施特恩巴赫（Leo Sternbach）在 20 世纪 50 年代末发现的。继第一种苯二氮䓬类药物氯二氮环氧化物之后，又研发了其他几种药物，它们迅速成为最广泛使用的精神药物之一。50 多年后，苯二氮䓬类药物仍然被常规使用，不仅用于精神病学，而且更广泛地用于整个医学领域。尽管苯二氮䓬类药物具有广泛的治疗指数，比巴比妥类药物等其他药物更安全，但长期使用可能会上瘾，因此，其广泛使用一直伴随着争议。然而，它们似乎是目前最有效的药物，至少与心理治疗一样有效。过去人们认为，一旦治疗持续超过两周，心理治疗和其他药物治疗（特别是抗抑郁药）就会比苯二氮䓬类药物更有效（Tyrer et al.，1988）。但这一传统观点现在正面临挑战。

最近的一些研究表明，长期使用苯二氮䓬类药物治疗焦虑症是有效和安全的。此外，与心理治疗和抗抑郁药相结合，它们可以产生最佳效果（Starcevic，2014）。一项纳入 22 项研究的荟萃分析表明，其他形式的抗焦虑治疗起效缓慢，即使从长期来看，它们也没有显示出比苯二氮䓬类药物更优越的优势（Offidani et al., 2013）。一项纳入了 56 项研究的荟萃分析显示，12655 名参与者接受了安慰剂、抗抑郁药或苯二氮䓬类药物的治疗，这进一步支持了苯二氮䓬类药物相对于其他药物的疗效。总体而言，苯二氮䓬类药物在控制焦虑症状方面优于抗抑郁药或安慰剂（Gomez et al.，2018）。

越来越多的证据似乎表明，在长期治疗焦虑症和相关疾病期间，苯二氮䓬类药物上瘾的风险可能被夸大了。这可能是由于观察到，当我们长期使用苯二氮䓬类药物时，对苯二氮䓬类药物的渴望，强迫或无法控制的行为似乎不那么明显（Tyrer，2012）。然而，确切地说，使用苯二氮䓬类药物对紧急短期焦虑管理是有效的，如在上述案例研究中立即缓解了马维斯的恐慌以及失眠。尽管对苯二氮䓬类药物进行了良好的审查，但 NICE 指南只建议将其作为短期药物使用（NICE，2016）。

从风险的角度来看，苯二氮䓬类药物单独服用时非常安全，在正常情况下副作用很少，患者更喜欢它们，尽管它们与酒精和其他镇静剂一起使用时有附加效应，特别是镇静催眠药物，如巴比妥类药物。苯二氮䓬类药物没有抗抑郁作用，这是一个主要局限，因为焦虑症和抑郁症在绝大多数情况下是共存的。

一般来说，我们应该尽可能以低剂量开具苯二氮䓬类药物，以充分缓解症状。尤其是那些具有较高效力且半衰期较短的苯二氮䓬类药物，如劳拉西泮，其依赖性风险可能更高。

一般而言，对于长期使用苯二氮卓类药物的患者，除非停药后存在更严重问题的明确风险，否则应鼓励其逐步停用此类药物。许多此前长期接受苯二氮卓类药物治疗的患者已成功停药，但由于此类药物的处方量并未减少，药物依赖问题仍未得到缓解。尽管长期使用相对安全的证据不断增加，但部分长期接受苯二氮卓类药物治疗的患者若想停药仍可能面临困难，除非通过专业手段进行干预，包括提供心理干预和替代疗法等综合管理措施。

苯二氮䓬类药物的副作用

所有苯二氮䓬类药物都可引起精神运动障碍，包括嗜睡、镇静、头晕和共济失调等症状。这些症状尤其妨碍需要协调和注意力集中的任务，因此，警告患者在服用此类药物期间驾驶车辆和操作机器的风险是很重要的。多项药物流行病学研究表明，苯二氮䓬类药物的使用与道路交通事故的风险增加有关，且这一风险高于未治疗的精神健康障碍患者（Smink et al.，2010）。

由于血清药物蓄积，使用具有较长的半衰期的苯二氮䓬类药物（如地西泮）可能比使用半衰期较短的药物更危险（如三唑仑、咪达唑仑）。老年群体尤其容易遭受苯二氮䓬类药物在认知及精神运动功能方面的副作用，且他们代谢长效药物的速度明显慢于年轻患者。因此，在为老年患者选择苯二氮䓬类药物治疗时，我们必须将该药物视为潜在的跌倒风险因素，予以高度重视。

不管苯二氮䓬类药物的长期治疗益处如何，一旦服用超过 4 周，风险就会增加。这主要源于戒断症状的风险增加，这就是上述病例研究中马维斯在两周后逐渐停用氯硝西泮的原因。那些开始“依赖”苯二氮䓬类药物的人可能在减少或停止用药后就会患有停药综合征。戒断症状通常在停止短效苯二氮䓬类药物后 24 小时内开始，在停止长效药物后 6 天开始。戒断反应可能出现“反跳性失眠”和“反跳性焦虑”。然而，反弹症状和戒断症状之间没有根本区别；当抗焦虑药物服用时间较长时，使用“戒断”一词更常见。戒断症状可以是身体上的（如流感样症状、肌肉痉挛等）或心理上的（如烦躁、失眠、噩梦、感知变化、去人格化或去现实化等）表现。尽管感知障碍在未经治疗的焦虑症患者中并不常见，但长期存在的症状可能很难与潜在的焦虑症区分开来。这些戒断反应通常不会持续很长时间；一般来说，它们持续不到一个月，尽管个体的药代动力学特征可能会影响持续时间。

药物依赖的其他主要特征（即渴望药物、寻求药物的行为、剂量增加、明显的耐受性）在苯二氮䓬类药物中相对不那么普遍，尽管耐受性目前被视为比过去更大的问题。也有一些证据表明，效力更强的苯二氮䓬类药物，特别是那些消除半衰期较短的药物，如三唑仑或咪达唑仑，比其他药物，如地西泮和氯硝西泮，更有可能诱发耐受性。正是出于这个原因，上述案例研究中的马维斯开了氯硝西泮，这种药物的半衰期相对较长，“依赖性”较小。虽然苯二氮䓬类药物的耐受性不太常见，而且发展得更慢，但当患者将这些药物作为催眠药或抗惊厥药时，耐受性往往更明显。患者稳定地增加剂量是不寻常的，但这可能发生在一些患者中，特别是那些有酒精依赖史或其他药物滥用史的患者。

苯二氮䓬类药物过量的处理

单独过量口服苯二氮䓬类药物通常不会致命。这类药物的大多数死亡报告往往涉及多种药物，特别是那些抑制中枢神经系统的药物，如阿片类药物、巴比妥类药物和酒精。苯二氮䓬类药物过量的症状包括嗜睡、精神错乱、疲劳、协调性受损、行走笨拙（共济失调）和反应缓慢。多种药物与苯二氮䓬类药物过量有关，严重的症状包括呼吸困难、心率减慢、低血压、协调性丧失和意识丧失，导致昏迷并可能死亡。呼吸抑制是一种潜在的并发症，特别是如果患者摄入了阿片类药物、乙醇（酒精）和其他中枢神经系统抑制剂。如果患者已有慢性阻塞性肺疾病，则过量用药的管理可能需要特别注意。

在怀疑有人服用过量的苯二氮䓬类药物时，应视为紧急情况处理。迅速将患者带到急诊室接受观察治疗，并将其处方瓶及其他疑似用药过量的药物带到医院，因为处方标签上的信息对主治医生有帮助。

一般来说，唯一需要的管理是精心护理和支持性护理，注意气道通畅。特定苯二氮䓬类拮抗剂的使用（氟马西尼）适用于特定的患者。氟马西尼的疗效可通过患者意识和呼吸的临床改善程度来确定。它只适用于昏迷、低血压或呼吸抑制患者以及有癫痫史的患者；近期不应服用促惊厥药（如可卡因、安非他命）。如果患者长期使用苯二氮䓬类药物，应谨慎行事，以避免急性戒断症状。众所周知，氟马西尼会引起惊厥和心律失常；因此，在给药前应做心电图。氟马西尼的半衰期很短（约 1 小时）；因此，适用于该药的患者可能需要重复剂量（0.5 mg 静脉注射，每分钟 1 次，如果没有反应或只有部分反应，应重复相同剂量）。除了苯二氮䓬类药物，使用抗抑郁药也是治疗焦虑的一种常规选择。

（三）阿扎哌隆类药物

阿扎哌隆类药物是一组作用于 5-HT_{1A} 受体的药物，用于治疗广泛性焦虑症患者。其中，丁螺环酮最初被认为具有抗精神病特性，但后续研究否定了这一观点。进一步的药理和临床评价表明丁螺环酮的抗焦虑作用与地西泮相似(Goldberg，1979 ）。从那时起，在动物和人类中进行的广泛神经药理学和临床研究表明，丁螺环酮具有独特的抗焦虑作用。2006 年，切西克（ Chessick ）等人在对 36 项研究的系统性回顾中发现，总的来说，阿扎哌隆类药物——尤其是丁螺环酮——在治疗广泛性焦虑症方面显示出有效性，特别是对那些没有服用苯二氮䓬类药物的患者。使用这种药物可以减少患者的担忧，因为它没有苯二氮䓬类药物的镇静问题和潜在药物依赖。其非成瘾性特性为有药物滥用风险的广泛性焦虑症患者提供了一种治疗选择。然而，最近在治疗焦虑症中使用某些抗惊厥药的情况有所增加。

（四）抗惊厥药

基于一种假设，即焦虑是由过度激活恐惧和担忧回路造成的，有理论就认为抗惊厥药物可以以类似减少癫痫发作的方式来减少这种兴奋。研究人员已经调查了各种非典型抗惊厥药在治疗焦虑中的应用，到目前为止，加巴喷丁、噻加宾、维加巴林和左乙拉西坦的效果并不理想（ Ravindran and Stein，2010 ）。然而，众多研究探讨普瑞巴林治疗广泛性焦虑症的效果，并认为是有效的。一项纳入 13 项研究的系统回顾发现，普瑞巴林在每天 150~600 mg 的许可剂量范围内持续有效。单一使用普瑞巴林治疗老年广泛性焦虑症患者和严重焦虑患者被证明是有效的，而且当初始抗抑郁症治疗无效时，联合普瑞巴林与 SSRI 或 SNRI 也被证明是有效的。更多支持普瑞巴林在焦虑症中的应用来自最近一项荟萃分析，该荟萃分析纳入了 8 项随机对照试验（ n=2299 ），比较了普瑞巴林在不同剂量和安慰剂下的使用效果。普瑞巴林在缓解焦虑方面优于安慰剂，在反应率方面与苯二氮䓬类药物相当（ Generoso et al.，2017 ）。此外，一项对普瑞巴林和舍曲林直接比较的研究显示，普瑞巴林的耐受性更高，并且普瑞巴林比舍曲林起效更快，但两者的疗效相当（ Bosnjak et al.，2015 ）。一项比较普瑞巴林和文拉法辛的早期研究也支持这一观点（ Montgomery et al.，2006 ）。

尽管普瑞巴林有临床疗效，但人们担心其成瘾性，因此在英国，这种药物现在被重新归类为管制药物。然而，对 106 项研究进行系统回顾后，并没有发现确切的证据表明加巴喷丁类药物具有较强的成瘾性，特别是对于那些之前没有相关依赖史的人（Bonnet and Scherbaum，2017）。总的来说，加巴喷丁类药物，如普瑞巴林，在治疗焦虑方面似乎是有效的，但我们应该避免在有药物使用障碍史的患者中使用它们。当停止长期普瑞巴林治疗时，建议在至少一周的疗程中逐渐减少剂量（Baldwin et al.，2015）。

抗惊厥药的副作用

用于治疗焦虑症的非典型抗惊厥药物的常见副作用包括镇静、头晕、共济失调、记忆障碍、思维混乱、视力模糊和协调异常。服用过量时，非典型抗惊厥药常引起精神状态改变。噻加滨、拉莫三嗪和奥卡西平可能更常见。关于普瑞巴林，最常见的副作用是轻度中枢神经系统抑制、心动过速、震颤 / 肌肉抽搐、癫痫发作和昏迷。最严重的症状是癫痫发作和中枢神经系统抑郁（这些副作用的管理，见第 12 章）。接下来是一些焦虑亚型的概述，以及他们的治疗和管理。

五、焦虑亚型的治疗和管理

（一）广泛性焦虑症

焦虑通常与其他疾病，如抑郁或药物滥用等并存。心理治疗策略被推荐为广泛性焦虑症患者的治疗选择（NICE，2011）。若心理治疗无效，可以考虑开具 SSRI（特别是舍曲林），或者 SNRI（如文拉法辛）。对于服用文拉法辛的患者，需特别监测其血压状况，尤其是日剂量超过 300 mg 时，可能引发高血压的风险。米氮平是另一种有效的抗焦虑药物。

在以上药物效果不佳的情况下，我们可以使用苯二氮䓬类药物（如地西泮、氯硝西泮、阿普唑仑)。苯二氮䓬类药物具有快速缓解身体症状的优点,但不幸的是,对焦虑这一核心症状没有效果。苯二氮䓬类药物可能引发老年人镇静过度和身体协调能力下降等副作用,进而增加跌倒的风险。因此,我们应该避免老年人使用苯二氮䓬类药物。大多数广泛性焦虑症患者每天服用 1~3 mg 阿普唑仑或每天服用 1~2 mg 氯硝西泮效果良好。丁螺环酮是一种阿扎哌隆类药物,在治疗广泛性焦虑症时既无镇静作用也无依赖性风险,但它不能缓解广泛性焦虑症的生理症状。在某些情况下,我们可以使用第二代抗精神病药物作为辅助治疗。

(二)强迫症

认知行为疗法对强迫症有效,并且是首选的心理治疗选项,它相比药物通常能提供更为持久的益处。其他心理治疗方法也同样有效。在任何情况下,重要的是结合心理治疗和心理药理学策略来优化治疗结果。SSRI 是一线治疗药物,并且一项对 17 项研究(共计 3097 名参与者)的 Cochrane 系统评价显示,所有类型的 SSRI 都能有效减轻强迫症的症状(Soomro et al.,2008)。在强迫症的治疗中,我们通常以低剂量(大约是开始抑郁症治疗剂量的一半)开始使用 SSRI,但最终治疗剂量通常高于其他适应证。另一项纳入 17 项 SSRI 试验(涉及 3276 名受试者)的荟萃分析研究显示,在治疗的前两周,强迫症的治疗效果最明显(Issari et al.,2016)。如果有效,长期使用 SSRI 治疗是防止复发的合理选择。如果治疗无效,其他选择包括改用另一种 SSRI 或文拉法辛、度洛西汀或氯丙咪嗪。然而,只有 40%~70% 的患者对 SSRI 一线治疗有反应。在某些情况下,针对那些使用单药治疗强迫症无反应的患者,可以增加低剂量抗精神病药物来治疗抑郁症,但是治疗时间可能不能超过 3 个月。最近的证据表明,三分之一的 SSRI 无反应者通过增加抗精神病药物而得到改善。在抗精神病药物中,利培酮和阿立哌唑的证据最充分,氟哌啶醇由于其不良的副作用而被认为是二线用药(Thamby and Jaisoorya,2019)。

（三）社交恐惧症

社交恐惧症的主要治疗方法是暴露疗法。在这方面，认知行为疗法是治疗的选择，最好与 SSRI 如舍曲林或艾司西酞普兰一起使用。一项纳入 3 个随机研究的荟萃分析（涉及 1598 名参与者）支持了这一观点。该研究发现艾司西酞普兰在治疗社交焦虑症方面优于安慰剂（Baldwin et al.，2016）。类似于强迫症的治疗，SNRI（如文拉法辛或度洛西汀）对治疗社交恐惧症很有效。一项纳入了 8 项随机对照试验的荟萃分析发现，与安慰剂相比，在短期治疗中，度洛西汀对患有社交焦虑症的成年人的焦虑症状有更好的改善，其耐受性是可以接受的（Li.，2018）。同样，社交恐惧症的药物剂量启动与强迫症类似，许多患者在接受更高剂量时才对治疗有反应。如果患者对治疗没有反应，考虑改用另一种 SSRI。如果失败，则考虑用苯二氮䓬类药物叠加 SSRI；氯硝安定在这方面是一种普遍的选择。如果这也失败了，那么医生可以用新的抗惊厥药如普瑞巴林或加巴喷丁来叠加治疗。治疗可以持续长达一年，药物可以慢慢减量至停药。不可逆的单胺氧化酶抑制剂如苯乙肼（见第 6 章）可能比其他类型的抗抑郁药更有效；但由于其与食物和药物的相互作用，应该只在对 SSRI 或 SNRI 无反应的患者中使用。

（四）创伤后应激障碍

与其他焦虑亚型一样，通过心理治疗方法（尤其是眼动脱敏再加工）增强精神药理学治疗可产生最佳效果。在创伤后应激障碍的急性期，认知行为疗法和 SSRI 联合治疗是有效的。创伤后应激障碍的患者通常会感到抑郁，因此使用 SSRI 是及时的。尽管 SSRI 在初期可能加剧患者的焦虑症状，但这一副作用通常是暂时的。为减轻此副作用，建议采用极低的起始剂量，并提前告知患者药物起效可能需要长达 12 周或更长时间。一项包含 51 项研究的系统回顾与荟萃分析表明，SSRI 在缓解创伤后应激障碍症状方面显著优于安慰剂，进一步支持了其在临床中的应用（Hoskins et al.，2015）。值得注意的是，即便接受治疗，许多创伤后应激障碍患者仍可能残留部分症状，因此强化治疗策略颇为常见。例如，对于持续表现出冲动或情绪不稳定症状的患者，可考虑使用抗精神病药物或心境稳定剂进行干预。在特定情境下，丁螺环酮、米氮平或抗惊厥药可作为有效的强化治疗手段，而苯二氮䓬类药物则因其对创伤后应激障碍疗效有限且可能加剧病情，故不作为首选药物（Guina.，2015）。

（六）惊恐障碍

在急性情况下，首要任务是控制惊恐障碍症状的频率和强度。苯二氮䓬类药物对那些症状非常严重以至于无法再等待抗抑郁药起效的人特别有用。治疗惊恐障碍的一种常见策略是联合使用苯二氮䓬类药物和抗抑郁药。随着抗抑郁药剂量的增加，我们逐渐减少苯二氮䓬类药物的剂量，以确保患者能够长期依赖抗抑郁药物进行维持治疗。然而，在老年患者中，我们可能更倾向于使用抗抑郁药而不是苯二氮䓬类药物，因为老年人难以忍受苯二氮䓬类药物的副作用。从中期范围来看，认知行为疗法和抗抑郁药的结合是更好的选择。此外，如果患者对认知行为疗法不确定或不能投入足够的时间进行治疗，我们可能更倾向于使用抗抑郁药。对 21 项随机试验进行了 Cochrane 系统性评价，共有 1709 名参与者接受认知行为疗法和抗抑郁药物联合治疗惊恐障碍。研究结果显示，在中期范围来看，联合治疗优于抗抑郁药物治疗（Furukawa.，2007）。而特定的抗抑郁药无论是联合使用还是单独使用都能有效地治疗惊恐障碍。一项纳入了 50 项研究，共计 5236 名参与者的荟萃分析发现，在治疗惊恐障碍方面，以下抗抑郁药明显优于安慰剂：西酞普兰、舍曲林、帕罗西汀、氟西汀和文拉法辛（Andrisano.，2013）。因为惊恐障碍是典型的慢性疾病，在症状缓解后通常还需要长达 9 个月的维持治疗。

六、避免常见的管理错误

当患者表现出焦虑时，询问他们的完整病史是很重要的，因为焦虑可能是继发于先前存在的身体疾病。在这种情况下，治疗潜在的身体疾病尤为重要。同时，医务人员需密切关注患者正在服用的药物，因为有些药物可能会诱发焦虑症状。特别地，避免使用三环类抗抑郁药，尤其是老年人群，因为三环类药物的副作用（尤其是抗毒蕈碱作用）较为显著。此外，苯二氮䓬类药物在老年人群中的使用也应避免，以防引发精神错乱和协调障碍。值得注意的是，一些 SSRI（如氟西汀）与睡眠障碍有关，因此最好在早晨服用以减少不良反应。避免给药物滥用的患者开具苯二氮䓬类药物。心理治疗方法在治疗焦虑方面疗效显著，因此，将心理疗法与药物治疗相结合，以实现最佳的治疗效果，是至关重要的。

七、患者和护理人员须知

• 通常，适度的恐惧和焦虑是有益的，它们能提醒我们避开潜在的危险，保持警觉，并激发我们解决问题的动力。然而，如果这种感觉变得太强烈或持续太长时间，它们会阻止我们追求目标，让我们的生活变得痛苦。

• 与朋友或家人谈论这个问题是有益的，寻找并实践放松的方法可以帮助控制焦虑和紧张。可以通过阅读书籍，观看视频，寻求专业人士的建议来帮助放松自己。自助小组和心理治疗也是一种选择，可以帮助患者接受他们焦虑的原因。

• 若其他方法不适用，药物治疗便成为可行之选。其中，最常见的药物是苯二氮䓬类药物、抗抑郁药、丁螺环酮和非典型抗惊厥药。

• 服用苯二氮䓬类药物期间，患者应避免驾驶车辆或操作机械设备，以防发生意外。

• 服用 SSRI 的患者不应突然停药，以免诱发停药综合征。同时，需告知此类患者，在某些情况下，抗抑郁药可能需要长达 6 周或更长时间才能产生显著效果。此外，如果患者漏服了抗抑郁药，应该建议他们在原计划用药时间的 2~3 个小时内尽快服用。如果它接近下一次用药时间，他们应该跳过漏服的剂量，继续常规的给药计划。患者不应服用双倍剂量。大多数抗抑郁药既可以随食物服用，也可以不随食物服用。

本章小结

焦虑作为一种心理疾病，历史悠久，患者通常会感到忧虑、恐惧、身体紧张、烦躁和担忧。焦虑包括几种亚型，如广泛性焦虑症、恐惧症、强迫症、恐慌症和创伤后应激障碍。每个亚型都有自己的特点和症状，需要不同的治疗方法。心理治疗方法是治疗焦虑症的首选方法，而结合药物治疗往往能取得更佳疗效。SSRI 是首选药物，其他经典抗抑郁药也很有效。苯二氮䓬类药物也很有用，特别是对广泛性焦虑症和恐慌症的急性阶段。然而，鉴于苯二氮䓬类药物的副作用，其在老年人群中的使用应谨慎控制。

参考提纲

活动 10.1　批判性思维

焦虑是正常的，在正常情况下，它让我们通过做好准备来克服困难。然而，当个体因过度焦虑而不能正常工作时，它就成为一个临床问题。恐惧和担心是所有焦虑症的共同特征。

活动 10.2　批判性思维

克里斯表现出恐惧、焦虑和抑郁的症状。SSRI 类药物可能是一个不错的选择，因为它们对恐惧和担忧循环起作用。SSRI 类药物能够缓解克里斯正在经历的抑郁症状。

活动 10.3　沟通

如果患者和亲属在家中无法上网，你可以建议他们在图书馆或网吧使用互联网。或者，你可以建议患者从他们的全科医生那里寻求当地自助团体的信息。

活动 10.4　批判性思维

氟西汀是一种 SSRI 类药物，有激励的作用，但会引起睡眠障碍。当使用氟西汀治疗抑郁症时，在患者非快速动眼睡眠期间可以观察到肌电图张力和眼球运动的增加。最好在早晨服用，不要在晚上服用。相比之下，像阿米替林这样的三环类抗抑郁药物会引起镇静，因此最好在晚上服用，而不是在早上。

拓展阅读

Clark D A，Beck A.（2011）*Cognitive Therapy for Anxiety Disorders*：*Science and Practice*. London：Guilford Press.

这是一本实用的书，涉及认知行为疗法治疗焦虑的实际方面。

Wells A.（1997）*Cognitive Therapy of Anxiety Disorders*：*A Practice Manual and Conceptual Guide*. Chichester：Wiley.

这本手册可以作为使用认知行为疗法治疗焦虑障碍的专业人士的一个很好的指南。

第 11 章
药物滥用的管理和治疗

译者：谭如意

章节目标

通过本章学习，你将能够：

1. 了解支持药物滥用奖赏制度的生物学机制；
2. 熟悉治疗药物滥用情况的各种药物的作用模式及其副作用；
3. 明确应向患者传达的信息以及应避免的常见错误。

一、引言

案例研究：达伦（Darren）

达伦刚出狱不久，他曾因持枪抢劫服刑五年。他吸食可卡因、大麻和海洛因。在达伦成为多种毒品滥用者之前，他曾在军队中担任体能教练。妻子在一次车祸中丧生后，他开始吸毒。达伦自述吸食大麻的第一次体验是一种极度兴奋和愉悦的感觉，这与他当时的低落情绪形成了极大的反差。然而，这种兴奋和愉悦的感觉并没有持续多久，很快他就开始寻找可卡因来满足他的需求。短时间内，达伦染上了毒瘾，这对他的生活产生了巨大的影响。他失去了工作，许多朋友也离他而去。他转而通过犯罪来满足自己的毒瘾，因此触犯了法律。达伦曾多次因与吸毒有关的罪行入狱服刑，虽然他曾多次试图戒毒，但都没有成功。在狱中，他曾多次试图自杀。他的缓刑监督官建议他到戒毒中心接受治疗，以此作为释放条件，他欣然接受了这一建议。

药物滥用障碍是指出于非医疗目的而有害地使用药物（如毒品和酒精）。它是指个人在自身或他人受到严重伤害的情况下，仍一味追求药物的使用。“药物滥用”一词通常指非法药物，但也包括合法药物，如酒精、处方药、咖啡因、尼古丁和挥发性物质。这些物质的“习惯性使用”会导致生理或心理健康问题，而“物质依赖”则是在物质使用成为强迫性的、不可控制并伴有生理戒断症状时被诊断出来的。全球每年有数百万人滥用药物，这对他们的健康造成了深远的影响，正如上述达伦的案例研究所示。据估计，2016 年全球约有 1.64 亿人患有酒精或药物使用障碍。同年，约有 31.8 万人直接死于药物使用障碍，而这一数字很可能被低估了（Ritchie and Roser，2019）。大约 40% 的精神疾病患者也会使用酒精、违禁药物或尼古丁等物质（Munro and Edward，2008），而且这个数字可能更高。在物质滥用方面，酒精的使用最为普遍，据估计英国 24% 的成年男性和 13% 的成年女性以危险或有害的方式饮酒。此外，药物使用和依赖的流行率为 0.4%~4%，其中包括海洛因和可卡因使用障碍（流行率为 0.25%）。总体而言，滥用药物的最高发生率出现在青春期后期和成年早期。在那些最终会出现药物使用障碍的人中，使用模式会迅速从偶然的“尝试”演变为明显的药物滥用。

与上述案例研究中的达伦一样，有心理健康问题的人可能会滥用不止一种药物。几项研究发现，毒品的使用与精神健康之间存在联系（Mutsatsa，2015）。重要的是，滥用大麻与精神病之间存在着明显的联系，尤其是在那些早期出现精神病的人身上。换言之，滥用药物（尤其是大麻）会使患者更早罹患精神病。药物滥用可能发生在患者患病的任何阶段，通常包括多种使用模式。

由于药物滥用及其伴随的社会和健康后果的复杂性，很难提供一个适用于所有文化中所有个人的单一因果解释。不过，主流理论认为药物滥用是一种自我治疗方式、一种遗传脆弱性，或者是环境和（或）生活方式双重作用的结果。在这方面，达伦有可能是在妻子去世后首次使用毒品作为一种自我治疗方式，或者他只是基因上比较脆弱。在观点的分歧上，一方面，可以将药物滥用视为犯罪行为、道德缺失或个人与社会不相容的证据。另一方面，则将其视为由个体基因构成主导的生物学现象。例如，一些研究人员指出，与药物使用障碍或依赖有关的变异中，高达 70% 是遗传性的（Kendler et al.，2007），尽管科学界对这一领域很感兴趣，但后续研究并未完全达成一致（Kotyuk et al.，2019）。除了这两种截然不同的观点之外，人们普遍认为环境因素在问题药物使用的发展和持续方面发挥着巨大的作用，当它们与个体特征相互作用时尤为明显（Sloboda et al.，2012）。无论药物滥用的病因是什么，许多有此类问题的人的行为都有明确的神经生物学途径。

虽然使用药物可能会导致攻击性和鲁莽的倾向，但有证据表明，这些特征在药物滥用者身上可追溯至其童年时期，即早于药物滥用行为的出现。还有学者认为，滥用药物本身可能是为了自我治疗这些行为特征或其他精神疾病。因此，医护人员有理由询问患抑郁症或焦虑症等任何精神疾病的患者，他们是否找到了对病情有帮助的药物。

为了更好地了解药物使用障碍的治疗方法，我们有必要了解成瘾行为的内在机制，而多巴胺奖赏理论提供了一个合理的解释。

二、多巴胺奖赏理论

人们普遍认为，奖赏回路或多巴胺间叶系统是药物滥用症患者获得奖赏和强化的共同途径。我们将这一途径称为“快感中心”，多巴胺是其中的“快感神经递质”。从进化的角度来看，多巴胺神经元是一条非常古老的途径，即使是在 10 亿至 20 亿年前就已存在于如蠕虫和苍蝇等简单生物中，用于调控对自然奖赏的行为反应。间叶（奖赏）系统中多巴胺水平的增加会产生愉悦的感觉，有许多自然的方法可以触发间叶系统释放多巴胺。中脑边缘系统，特别是腹侧被盖区、伏隔核以及前额叶皮层的特定区域，富含多巴胺能神经元。通过考试、听喜欢的音乐、看一部有趣的电影、进食、饮酒、性行为等所体验到的快感，都是这些区域释放多巴胺的结果。为了能够产生这些快乐或“自然兴奋”的感觉，有一系列化学物质可以调节间叶通路中的多巴胺，其中包括大脑自身的天然药物，如内啡肽（阿片剂）、花生四烯酸乙醇胺（大麻素）和乙酰胆碱。几乎所有的滥用药物都直接或间接地以大脑的奖赏系统为目标，向回路注入多巴胺。

当一个人吸食毒品或滥用药物时，奖赏系统中多巴胺的释放量可达自然状态下奖赏量的十倍，从而使自然奖赏的产生相形见绌。在某些情况下，这种大量释放几乎是立即发生的，如静脉注射或吸食毒品。此外，这种效果的持续时间可能比自然奖赏的效果要长得多，这种强烈而持久的奖赏会强烈刺激人们反复吸食毒品。因此，这种反应会启动一种模式，"教会"人们重复使用这些滥用药品的行为。相比之下，当一个人不再滥用药物时，多巴胺神经元会受到抑制，这就造成了预期奖赏的缺失。换言之，在奖赏通路中没有多巴胺的释放，这就在个体中产生了"需要"。在自然界中，我们学会重复那些能带来最大奖赏的行为。也正因如此，我们学会重复那些能导致奖赏系统中多巴胺增加的行为。

耐受与成瘾

案例研究：凯文（Kevin）

凯文，男，24 岁，独居。他有犯罪前科，包括多次入室盗窃，通常是为了满足其吸毒欲望。凯文从 15 岁开始吸食大麻，很快又开始吸食可卡因。他很快发现，他必须增加可卡因的摄入量才能获得与以前同样的满足感。对凯文来说，这意味着他不得不从别人家里偷东西来满足自己的毒瘾。

长期滥用药物会使大脑作出适应性调整，具体表现为减少多巴胺的分泌或减少奖赏回路中多巴胺受体的数量来适应多巴胺的过度飙升。这就减少了多巴胺对奖赏回路的影响，从而降低了吸毒者享受药物的能力，这可能就是上述案例中凯文不得不增加可卡因摄入量的原因。吸毒者为了再次达到初次使用毒品时的多巴胺兴奋水平，可能需要不断加大毒品摄入量，我们称这种效应为耐受性。

滥用药物会促进非意识学习，导致使用者在看到与药物体验相关联的地点或人物时，即使药物本身并不存在，也会产生无法控制的渴望。而后，吸食者可能会陷入一个循环，经历三个阶段：狂欢 / 中毒、戒断 / 负面影响，以及对药物的专注 / 期待。随着时间的推移，这种情况会越来越严重，最终导致严重的神经生物紊乱，上述案例中的凯文可能就是这种情况。对吸毒者进行的大脑成像研究显示，大脑中对判断、决策、学习和记忆以及行为控制至关重要的区域发生了变化（Cosgrove，2010）。

除了奖赏途径外，科学证据表明，促肾上腺皮质激素释放激素通过在中枢延伸杏仁核的作用，可引发焦虑样行为、奖赏系统的功能缺失、过度强迫性药物自我给药和压力诱发的觅药行为恢复，这些效应共同促进了成瘾过程。内侧前额叶皮层的神经元被促肾上腺皮质激素释放激素激活也可能导致失控（Zorrilla et al.，2014）。这些变化叠加在一起，会促使滥用者不顾不良后果，强迫性地寻找和服用药物。换言之，他们会对毒品上瘾。上瘾者可能会通过犯罪来满足药物滥用的习惯，这就使他们与执法机构发生冲突，正如上述凯文的案例研究所示。

三、药物使用障碍的治疗

目前可使用多种药物来治疗药物使用障碍，这些药物因患者使用的药物种类以及患者的选择和动机而异。尽管种类繁多，但这些药物的使用都有一个共同的理论基础，下面将对其进行简要回顾。

（一）照护方法和管理方法

治疗和管理滥用药物者的核心价值或指导原则是，这些人与其他患者一样有权获得医疗和社会护理。因此，所有其他相关医护专业人员的职责是，除了解决他们与毒品有关的问题外，还要满足他们的一般健康和社会需求。我们可以把对药物使用失调患者的护理和管理分为两个阶段：戒毒和康复。成功戒毒的关键在于做好充分的准备。在继续阅读之前，请尝试完成活动 11.1。

活动 11.1　批判性思维

你接到一位酗酒患者的电话，告诉你他想“结束这一切”。他自述已经一天没喝酒了，感觉很烦躁，浑身冒汗。他不确定自己是否应该继续饮酒，他需要帮助来“理清自己的生活”。

- 你将如何回应这通电话？

参考提纲见本章末。

护士的首要责任是通过应用流行的行为改变的跨理论模型（Prochaska and Diclemente，1984）（详见第 2 章），使患者做好改变药物滥用行为的准备。这意味着患者必须至少达到意向阶段。在这一阶段，患者很可能有足够的动机持续努力改变自己的行为。换言之，患者会因为身体不适、家庭或工作压力，或者只是觉得需要暂时摆脱药物滥用，而做出改变的高质量决定。

医护人员需要向患者提供有关戒毒期间预期情况的准确信息，因为这些信息可能会降低戒断的严重程度并提高患者依从性。在与患者讨论的过程中，医护人员通常需要制订出戒毒当周以及接下来一周的时间表。因为这将涉及许多重要问题，如工作安排、托儿安排、交通困难和个人支持等。

重要的是要了解问题的原因并评估其后果，以确定患者的优势和劣势。如果护士进行了良好的评估，就有可能制订出良好的整体护理和药物管理计划。护士应提供以循证为依据的护理措施，包括减少伤害的方法（DoH，1999）。促进良好护理的另一个方面是有效的关键工作。

（二）有效的关键工作

NICE 指南规定，为确保患者从护理中充分受益，必须采取有效的关键工作策略，因为这有助于为药物滥用者提供高质量的治疗成效（NICE，2017）。关键工作者在协调护理计划和与患者建立治疗联盟方面发挥着核心作用，因为只有在适当协调护理的前提下，才能实现药物滥用治疗方法的益处。此外，考虑患者的需求和偏好也很重要。滥用药物者应该有机会与医护人员合作，就其护理和治疗做出知情决定。如果患者不具备做决定的能力，则应根据《意思能力法》（2005）指导专业人员进行决策（详见第 1 章）。患者与护士之间的良好沟通自始至终都非常重要。医护人员向患者提供的任何有关其治疗的信息都应该有据可依，这种支持应该符合文化背景，并根据患者的需求量身定制，确保护士向患者提供的任何信息对于有额外需求的人，如感官或学习障碍者，以及不会说或不会读英语的人来说都是无障碍的。如果患者同意，家属和护理人员应有机会参与护理和管理决策，他们也需要信息和支持。由于酒精是最广泛滥用的物质，接下来将对此进行更详细的讨论。

四、酒精

酒精饮料的生产与消费在诸多文化中均颇为普遍，其历史渊源可追溯至埃及和美索不达米亚文明。在世界许多地方，饮用含酒精饮料是社交聚会的一个常见特征。由于酒精是合法的，而且在许多文化中是社会化过程中不可或缺的一部分，因此它并不被视为毒品或者是有害健康的。然而，酒精具有麻醉性、毒性和依赖性，饮酒有可能对个人健康和社会造成不良后果。酒精滥用是一个全球性问题，会损害个人和社会的发展。它每年导致 300 万人死亡（WHO，2018）。酒精是导致过早死亡、残疾和健康损失的世界第三大风险因素，在西方国家尤为显著。酗酒与许多严重的社会和发展问题有关，包括暴力、虐待儿童和工作场所旷工。饮酒造成的危害不仅远远超出饮酒者的身体和心理健康，还会损害饮酒者周围人的幸福和健康。醉酒者可能会伤害他人，或使他们面临交通事故和暴力行为的风险，也可能会对同事、亲戚、朋友或陌生人造成负面影响。因此，酒精滥用会对社会造成深远影响。

在英国，约 23% 的成年人以危险或有害的方式饮酒（Drummond，2004）。据估计，在英国 16~64 岁的人群中，有 38% 的男性和 16% 的女性饮酒量超过了建议的合理限度。在英国，与酒精有关的犯罪和公共秩序混乱的年成本约为 73 亿英镑，工作场所成本高达 64 亿英镑，医疗成本为每年 14 亿 ~17 亿英镑。除了巨大的公共成本，酒精对个人也有直接影响，酒精可导致约 60 种不同类型的疾病和病症（Anderson and Baumberg，2006）。酒精是一种中枢神经系统抑制剂，与非苯二氮䓬类镇静催眠药和巴比妥类药物有许多共同的药理特性。它以剂量依赖型的方式影响中枢神经系统，其效果随摄入剂量的增加而显著增强，从镇静作用逐步发展为睡眠、意识不清、昏迷、手术麻醉，最后导致致命的呼吸抑制和心血管衰竭。酒精摄入会增加人体自身自然产生的“鸦片”——内啡肽和脑啡肽，这可能是产生欣快感的原因。

酒精可能是被研究最多的物质，主要是因为它被滥用得最多。酒精与依赖、滥用、戒断、中毒、谵妄、痴呆、健忘、妄想、幻觉、情绪障碍、焦虑症和性功能障碍有关。精神症状在酗酒者中非常常见，但这些症状大多会在戒酒后几周内消退。从并发症的角度来看，精神分裂症、抑郁症、躁郁症和人格障碍是与酗酒相关的最常见疾病。由于酒精是一种抑制剂，因此在醉酒时往往会产生抑郁症状，而在戒酒和戒断时则会产生焦虑症状。

酒精导致的一些关键变化包括降低大脑 γ- 氨基丁酸（GABA）神经递质水平和 GABA 受体的敏感性。酒精还会激活谷氨酸系统，导致神经系统在没有酒精的情况下过度活跃。随着长期接触酒精，GABA 受体的敏感性降低，因此需要更高浓度的酒精才能达到相同的抑制水平（称为“耐受性”）。即使患者在这种神经系统改变的情况下不再饮酒，GABA 受体的反应仍然较弱，从而导致兴奋性神经传递失衡。我们在临床上观察到，这种中枢神经系统兴奋表现为心动过速、震颤、出汗等戒酒症状，以及谵妄和癫痫等神经精神并发症。

酒精还对 N- 甲基 -D- 天冬氨酸（NMDA）谷氨酸受体起抗抑制作用，从而降低中枢神经系统的兴奋性。这导致 NMDA 受体（谷氨酸受体）上调（称为“敏感化”），以维持中枢神经系统的平衡。

治疗的目标通常应包括抑制症状和预防因戒断引起的并发症。一般来说，仅有不到一半的酗酒患者会出现戒断症状。在大多数情况下，这些症状无须干预，通常会在最后一次饮酒后的 2~7 天内消失。如果患者出现以下情况，应考虑接受精神科住院戒毒治疗：

- 酒精严重依赖者；
- 有震颤性谵妄和酒精戒断发作史；
- 社会支持差；
- 身体健康状况不佳，包括心、肺、肝、肾或心血管疾病；
- 认知和记忆受损；
- 伴有精神合并症（如抑郁症、精神错乱、情感失调等）。

需要注意的是，酒精戒断的表现往往因人而异，但通常发生在最后一次饮酒后的 6~24 小时内。症状可能包括轻度失眠、血压升高和脉搏增快、震颤、反射亢进、易怒、焦虑和抑郁。酒精戒断综合征（alcohol withdrawal syndrome，AWS）对于某些酒精依赖症患者来说可能是致命的，尤其是当他们突然停止或减少饮酒量时。大多数轻度戒酒病例的症状相对较轻（如轻度焦虑、激动、震颤、紧张、易怒、失眠、胃肠道症状），只需对症处理即可。在大多数情况下，轻度酒精戒断症状不需要医疗干预，通常会在最后一次饮酒后的 2~7 天内消失（详见表 11.1）。然而，重度戒酒的症状可能会发展成更复杂的形式，表现为震颤性谵妄、抽搐和昏迷。5%~10% 的患者可能出现心脏骤停和死亡。

表 11.1　AWS 的体征和症状随时间的推移而变化

停止饮酒后出现症状的时间	症状
6~12 h	轻微戒断症状：失眠、震颤、焦虑、肠胃不适、头痛、心悸、厌食、恶心、心动过速、高血压
12~24 h	酒精性幻觉症：视觉、听觉或触觉幻觉
24~48 h	戒断性癫痫发作、全身强直阵挛发作
48~72 h	酒精戒断谵妄：幻觉

研究表明,戒酒对中枢神经系统有害,因为它会导致神经元退化和死亡。此外,还会增加海马和小脑神经元的损失，导致记忆力低下。因此，护士必须系统地评估患者对酒精的依赖程度或严重程度，最好使用临床评分量表。

用于评估酒精戒断的评分量表有很多，但最著名、研究最广泛的是临床研究所酒精戒断评估（clinical institute withdrawal assessment for alcohol，CIWA-A）。临床研究所酒精戒断评估修订版（clinical institute withdrawal assessment for alcohol revised，CIWA-Ar）是一个简短的版本，由 10 个体征和症状组成（Wiehl et al., 1994），每个项目的评分最低为 0，最高为 7（表 11.2）。CIWA-Ar 更为有用，因为高分除了表示严重戒断外，还预示着癫痫发作和谵妄的发生。

表 11.2　CIWA-Ar 评分量表

症状严重程度	0	1	2	3	4	5	6	7
激越								
焦虑								
听觉障碍								
感觉障碍								
头痛								
恶心 / 呕吐								
阵发性出汗								
触觉障碍								
震颤								
视觉障碍								

CIWA-Ar 总分低于 8 分表示轻微至轻度戒断症状，8~15 分表示中度戒断症状（植物神经明显亢奋），15 分以上表示重度戒断症状。一项关于 CIWA-Ar 的研究预测，得分超过 15 分的人出现严重酒精戒断症状的风险更高，且得分越高，风险越大。然而必须注意的是，有些患者尽管评分较低，但如果不及时治疗，可能会出现并发症。同样重要的是，一定要向患者充分解释治疗过程，并回答他们

提出的任何问题。与往常一样，在实施手术之前，一定要征得患者同意并详细记录。实施戒酒总是在评估之后进行的，接下来将讨论这一点。

（一）戒酒

戒酒过程要求将酒精从体内排出，并对必然出现的戒断症状或其他症状进行药物治疗、心理治疗或两者兼治。如前所述，重要的是认识到AWS可引发剧烈不适，对重度酒瘾者而言，甚至会危及生命。由于突然停止饮酒可能会导致其他症状，需要进行医疗干预，因此患者需要住院至少一周，接受持续监护。有些患者在戒酒过程中可能会出现幻觉、震颤性谵妄甚至昏厥等症状，如果不及时处理，可能会危及生命。

对于戒断症状轻微的患者（即 CIWA-Ar 评分在 8 分或以下，且不增加癫痫发作风险），医护人员可在无须特定药物治疗的情况下进行管理。通过护理人员在安静、稳定的环境中进行定期安抚与密切监测，实现成功的非药物干预。而对于表现出较严重戒断症状的患者（即 CIWA-Ar 评分超过 8 分），则应接受药物治疗，以控制症状并降低癫痫发作和震颤性谵妄的风险。

戒酒流程

• 入住病房时填写 CIWA-Ar 评分量表，并在随后的 24 小时内，每 8 小时复评一次。

• 记录生命体征，包括血压、脉搏、体温、血氧浓度和峰值流量等。入院时，使用呼气分析仪测定血液中的酒精浓度。

• 每 4 小时记录一次生命体征，如果患者的舒张压超过 120 mmHg 或收缩压超过 180 mmHg，应通知医生或处方医生。

有一些药物可以帮助减轻戒断症状。不过，在使用这些药物时必须谨慎开具处方和用药，以便在患者出现副作用时能够迅速治疗。此类药物的初始给药剂量通常较高，可在戒毒计划期间逐渐减少。目前，苯二氮䓬类药物是治疗 AWS 的首选药物，因为其在缓解症状、降低戒酒患者癫痫发作和震颤性谵妄风险方面的疗效已得到证实。苯二氮䓬类药物通常在戒酒计划的最初 7 天使用。

苯二氮䓬类药物

理论上，医生可以开具任何苯二氮䓬类药物来解毒。它们相对安全有效，也是治疗 AWS 的首选药物。研究表明，用于戒酒治疗的苯二氮䓬类药物主要有地西泮、氯氮卓和劳拉西泮，具体药物的选择取决于患者自身情况。如果患者患有肝脏疾病，则可能适合短效苯二氮䓬类药物，如劳拉西泮或奥沙西泮（详见第 10 章）。长效苯二氮䓬类药物可能适用于有癫痫发作倾向的患者，但可能不适合老年人群。对于轻度依赖者，可能只需服用少量的氯氮卓，甚至无须服药即可控制病情。对于中度依赖者，患者可能需要服用更大剂量的氯氮卓，日剂量可高达 40 mg，随后在 5~7 天内逐渐减量至停药。对于重度戒酒患者，则需要在住院治疗期间服用更大剂量的氯氮卓。在大多数情况下，医生在患者入院后立即后开具苯二氮䓬类药物的单剂量处方（静态剂量）。通常，依据患者症状的严重程度和呼气分析仪显示的酒精浓度来决定静态剂量。在许多情况下，静态剂量通常为 5~50 mg 氯氮卓。在患者出现严重戒酒症状的极端情况下，氯氮卓的剂量可高达 250 mg，但这必须在专科医生的指导下进行。

最初的评估期为 24 小时，评估结束后，通常会开始降低氯氮卓的剂量，该过程预计会持续 5~7 天。医护人员可以分次给药（表 11.3），傍晚和夜间给药剂量较大，以帮助睡眠。在大多数情况下，下次给药剂量会减少原剂量的 6% 左右。对于部分患者可能需要更长的减量期，尤其是对于震颤性谵妄患者。

表 11.3　CIWA-Ar 评分超过 20 分者服用氯氮卓（mg）解毒的典型流程

天数	具体时间		
	9：00	13：00	17：00
1	40	40	40
2	30	30	40
3	30	30	30
4	20	20	30
5	20	20	20

续表

天数	具体时间		
	9：00	13：00	17：00
6	10	10	20
7	10	10	10
8	10	—	—

在戒断阶段，尤其是服用氯氮卓之后，必须持续观察和记录患者的身体和精神状态。必要时可能需要使用 CIWA-Ar 对戒断症状进行评分，并每隔 4 小时记录一次生命体征。在继续学习之前，请尝试完成活动 11.2。

活动 11.2　批判性思维

你需要将一名患有抑郁症的 45 岁男子收入病房。入院评估时，他表现出易怒、健忘，并伴有轻微的颤抖。患者自述其每天喝两瓶威士忌。

- 鉴于上述信息，你可能会在入院流程中评估哪些内容？

参考提纲见本章末。

抗惊厥药

虽然在大多数治疗环境中，苯二氮䓬类药物是治疗 AWS 的首选药物，但抗惊厥药也可能是合适的替代药物。使用抗惊厥药物有几个潜在的优势。首先，抗惊厥药物可降低患者出现戒断性癫痫发作的概率，从而减少 AWS 的并发症。其次，抗惊厥药能减少刺激，并被证明能阻断脑细胞中的触发点（Silver et al., 1991）。此外，抗惊厥药物似乎没有明显的滥用风险，而且它们已被有效地用于治疗情绪障碍，这些情绪障碍与 AWS 有一些共同的症状，包括抑郁、易怒和焦虑。最后，与苯二氮䓬类药物相比，抗惊厥药物导致的镇静作用的倾向要小得多。

具体而言，卡马西平及其衍生物奥卡西平可通过抑制电压门控钠离子通道并增强 GABA 神经传递来发挥作用。一项 Cochrane 的综述显示，有证据支持与苯二氮䓬相比，卡马西平具有在治疗轻度至中度 AWS 症状方面的初步优势（Barrons and Roberts，2010）。此外，与奥沙西泮相比，卡马西平在改善患者整体心理困扰、减少攻击性和焦虑方面表现出更为优异的效果（Hammond et al.，2015）。然而，卡马西平的使用受到了一定限制，原因是它会与多种经过肝脏氧化代谢的药物发生相互作用，因此卡马西平在老年患者和合并有内科疾病的患者中作用较小。

一项纳入 6 项研究，涉及 281 名受试者的系统评价验证了丙戊酸钠治疗 AWS 的有效性和安全性，然而，关于其疗效的证据仍显不足，并不完全令人信服。此外，丙戊酸钠的使用可能会受到其不良副作用的限制，包括嗜睡、胃肠道紊乱、精神错乱和震颤，这些副作用与 AWS 的症状相重叠，从而增加了评估病情改善情况的难度（Hammond et al.，2015）。

加巴喷丁和第二代药物普瑞巴林能够增强 GABA 和电压门控钙通道的抑制作用，因此在理论上对 AWS 具有重要意义。加巴喷丁在结构上与 GABA 相似，而且毒性低，因此有望成为治疗 AWS 的药物。其他有望治疗 AWS 的非苯二氮䓬类抗惊厥药包括拉莫三嗪、托吡酯、氨己烯酸和左乙拉西坦。总之，不断积累的证据支持使用抗惊厥药来治疗 AWS。抗惊厥药的使用还支持这样一种假设，即抗惊厥药可以纠正导致 AWS 和持续大量饮酒的潜在神经可塑性变化。这表明，与苯二氮䓬类药物相比，抗惊厥药物在作为 AWS 和戒毒后治疗之间的桥梁时，具有潜在的优势。

维生素补充剂

与正常群体相比，酗酒群体对营养的需求似乎更加迫切，原因有二。其一，酗酒群体可能以酒代食；其二，酒精会加速硫胺素和核黄素等必需维生素营养素的代谢，因此必须补充这些营养素，因为它们有助于血液循环和葡萄糖代谢。此外，通常的做法是为所有接受戒酒治疗的患者提供硫胺素（维生素 B_1），以预防韦尼克脑病，如果不及时治疗，韦尼克脑病会对大脑造成持久性损伤。通常情况下，持续口服维生素 B_1 5 天，随后转为维生素 B 复合物的口服治疗。在酒精戒断的极端情况下，鉴于胃肠道对口服硫胺素的吸收很差，尤其是对酗酒者而言，所以主治医生可以开具肠外硫胺素处方。此外，长期酗酒者很可能缺乏叶酸，因此补充叶酸（每天 800~1000 μg）非常重要。

（二）预防长期复发

如果条件允许，应在社区对有酗酒问题的人进行长期护理。在社区，苯二氮䓬类药物在解毒阶段之后就没有用武之地了。如前所述，我们应根据个人需要来制订治疗方案。需要提醒的是，在没有社会心理干预的情况下使用药物治疗与物质滥用有关的问题，会给患者传递错误的信息。对于亚健康状态的滥用者，他们往往过度依赖药物来逃避或解决问题，护士不应与他们串通一气，让他们依赖药物来解决所有问题。然而，不可否认的是药物在康复过程中发挥着重要作用。

有几种药物已获得长期治疗酒精依赖症的市场授权，要了解这些药物如何发挥作用，就需要了解酒精是如何产生作用的。酒精对阿片剂突触后受体的作用会导致多巴胺释放到奖赏回路中（见“多巴胺奖赏理论”）。酒精可能通过直接作用于 μ-阿片受体，或者通过释放天然阿片类物质（如脑啡肽）来刺激奖赏回路中多巴胺的释放。

案例研究：克里斯（Chris）

克里斯从婚姻破裂后开始酗酒，至今已有八年余。他意识到酗酒给他的生活带来了众多问题，因此他想戒酒。克里斯过去曾多次尝试戒酒，他深知戒酒的困难。他的医生建议他可以考虑服用一种叫作纳曲酮的药物，这种药物的作用是降低酒精带给他的“快感”。他很乐意尝试这种药物。

- 你对克里斯有什么建议？

参考提纲见本章末。

纳曲酮等药物通过阻断阿片受体发挥作用，从而限制多巴胺释放到奖赏系统中。通过限制奖赏系统中多巴胺的数量，纳曲酮可以有效削弱饮酒所带来的愉悦感。如果上述案例中的克里斯在服用纳曲酮期间饮酒，他将无法享受到饮酒带来的乐趣。治疗酒精依赖症的纳曲酮通常剂量为每天 50 mg，但也有少数患者可能只需每天 25 mg。除了每日口服纳曲酮之外，还有一种长效的纳曲酮肌内注射剂型，该剂型于 2006 年在美国首次获批用于治疗酒精依赖症。此注射剂能在 4 周内持续释放纳曲酮，从而有效减少了口服纳曲酮的一些高剂量副作用，同时在 4 周内保持治疗血浆水平。此外，由于注射频率低（每月仅注射一次），它更有可能提高这类人群的依从性，最终增加有益的治疗反应。然而，注射的缺点是会出现与注射部位相关的副作用，如坏死、感染和发炎。从证据的角度来看，一项对 50 项随机对照试验的 Cochrane 系统评价发现，纳曲酮可降低酗酒的风险（Rosner et al.，2010）。纳曲酮的使用是干扰疗法一个很好的例子。换言之，在上述案例研究中，纳曲酮正在干扰克里斯的奖赏途径。另一种酒精依赖治疗方法是厌恶疗法，药物双硫仑就是这种方法的最佳例证。

双硫仑

案例研究：珍妮（Jenny）

33 岁的珍妮患有抑郁症。她年幼时曾遭受身体虐待和性虐待，从 15 岁起就开始酗酒，每天要喝两到三瓶烈酒。她曾多次戒酒，但从未真正坚持下来。虽然她已经下定决心戒酒，但她担心可能会复发。在与处方医生讨论后，她同意在皮下植入一种名为双硫仑的药物来帮助她戒酒。在珍妮服用双硫仑之前，医生向她解释了双硫仑的风险和益处，然后对她进行了全面的身体检查，并抽取血液样本进行肝功能、甲状腺功能和电解质水平检测。

在厌恶疗法中，药物会使饮酒者产生极度不适的体验。双硫仑就是这样一种药物，它通过让患者产生对酒精的厌恶反应来阻止患者饮酒。然而，当一个人戒酒时，这种药物的作用就微乎其微了。就珍妮的情况而言，如果她饮酒，酒精就会与双硫仑发生反应，导致一些非常不舒服的反应。该药物的维持剂量介于每天200~500 mg之间，平均剂量为每天300 mg。

双硫仑的作用原理是抑制乙醛脱氢酶，这是一种负责分解醛的肝酶，而醛是酒精的**代谢产物**。这一抑制作用使得醛类物质在体内蓄积（乙醛综合征）。乙醛的增加会导致严重的面部潮红、头痛、恶心呕吐、胸痛、心悸、心动过速、虚弱、头晕、视力模糊、意识模糊和低血压。严重反应包括心肌梗死、充血性心力衰竭、心律失常、呼吸抑制和抽搐。甚至导致易感人群死亡。

双硫仑反应可在停药后两周内发生，但风险时间通常为4~7天。即使是漱口水、某些食品或药品中的少量酒精，也会引起双硫仑反应。虽然罕见，但使用双硫仑可能会出现致命的特异性肝中毒反应。因此，必须进行基线肝功能检测和心电图检查，并通过监测症状和每隔一定时间重复肝功能检测来监测患者的肝脏毒性。如果患者选择服用双硫仑，应向其解释所有可能涉及的风险，包括副作用和服药期间饮酒的影响，以便患者能够做出知情选择，就像上述案例中医生对珍妮所做的那样。

双硫仑最常见的副作用是一过性的，但偶尔患者可能会出现皮肤糜烂，这可以用抗组胺药来控制。我们在对有酒精滥用问题的患者进行长期治疗时使用的另一种药物是阿坎酸。

阿坎酸

阿坎酸于2004年首次在美国获得批准，用于通过预防复发和促进戒酒来治疗酒精依赖症。它是一种在结构上与抑制性神经递质GABA类似的合成化合物，既不是镇静剂，也不是抗焦虑药物。更重要的是，阿坎酸不会使人上瘾，也不会对人体产生强化作用。与纳曲酮不同，阿坎酸不会降低酒精的奖赏作用，也不会像双硫仑那样在与酒精同服时出现厌恶性负面症状。由于长期饮酒后戒酒会导致谷氨酸受体活性过高和 GABA 活性降低，阿坎酸似乎是通过刺激 GABA 受体和降低谷氨酸受体的活性来发挥作用。研究表明，它能抑制酒精刺激下奖赏回路中的多巴胺在伏隔核中的增加。本品为肠溶片，用于口服。为确保药效，建议患者整片吞服，避免压碎、切碎或咀嚼。生产商建议每天 3 次，每次 2 片 333 mg 的肠溶片，饭后服用，以帮助患者坚持服药。患者在戒酒后应尽快开始阿坎酸治疗，以维持戒酒状态，作为综合社会心理治疗方案的一部分。对于中度肾功能损害患者，建议剂量为每天 3 次，每次 1 片 333 mg。对于肾功能严重受损的患者，则不应接受阿坎酸治疗。如前所述，肝脏不会对阿坎酸进行已知程度的代谢。除非老年患者肾功能受损，否则无须调整剂量。阿坎酸的耐受性良好，但腹泻是最常见的不良副作用。在许多情况下，对酗酒者的护理和管理与对药物依赖者的护理和管理类似，接下来将讨论药物依赖者。

五、药物滥用及依赖者的照护与管理

与酒精相关问题一样，治疗毒品成瘾患者同样需要考虑其个人和社会背景，并密切关注这些因素之间复杂的相互作用及其对个人的影响。因此，治疗通常包括社会、心理、教育和药物疗法。与酗酒一样，治疗的结果应该是康复和健康受益。因此，医护人员应根据个人的医疗保健需求来确定治疗目标。对许多患者而言，治疗应将戒酒作为一个明确的目标，而对其他患者而言，中间目标（如减少有害注射）可能更现实，也更容易实现。

鉴于人们滥用的毒品种类繁多，且每一类毒品都可能需要不同的药物治疗方法，本章将重点聚焦于兴奋剂和阿片类药物。

（一）精神兴奋剂

案例研究：奥本（Obeng）

奥本是一位26岁男性青年，自2年前从大学辍学后一直接受精神病治疗。当时，他经常吸食大麻，但很快就转而吸食快克可卡因，因为在英国这种毒品既便宜又容易买到。他特别喜欢这种毒品给他带来的强烈快感。因精神状态恶化，奥本被送入医院接受治疗。奥本的母亲说他把大部分时间都花在了寻找毒品上。最近，奥本因身无分文而找不到任何毒品来满足自己的毒瘾。入院时，奥本说他感到烦躁和抑郁。

精神兴奋剂是一类会让人产生依赖或上瘾的药物，奥本的情况就是如此。它们能兴奋中枢神经系统，让人产生警觉和愉悦的感觉。有许多天然的精神兴奋剂，包括咖啡因、尼古丁、麻黄碱、苯丙胺和可卡因。

在英国，苯丙胺和可卡因是人们用于娱乐目的的两种主要精神兴奋剂。仅在2012年就有约3400万人使用苯丙胺，1700万人使用可卡因。苯丙胺是仅次于大麻的全球第二大常用非法药物，有药丸、粉末或结晶等不同纯度的形态（Degenhardt et al.，2014）。可卡因是一种半衰期很短的水溶性白色粉末，人们通过吸食或注射来服用它。与大多数兴奋剂一样，它除了能提高5-HT和去甲肾上腺素的水平外，还能提高奖赏系统中多巴胺的水平。以越来越高的剂量反复摄入这种毒品，会导致越来越多的烦躁、不安和副交感神经症状，并可能发展成全面的偏执性精神病。

另一种重要的精神兴奋剂是快克可卡因，它是可卡因和碳酸氢钠的混合物。它是一种又硬又脆的结晶物质，服用后比可卡因更快被血液吸收，因此是一种极易上瘾的兴奋剂。一开始，它会在奖赏系统中释放大量多巴胺，引起兴奋、极度自信、偏执、失眠、警觉、精力充沛和食欲不振等症状。在大脑奖赏系统中的多巴胺水平急剧下降之前，这种兴奋感通常会持续长达十分钟，使吸食者感到情绪低落和沮丧，并渴望吸食更多的快克可卡因。这或许可以部分解释为什么在上述案例研究中，奥本在入院时感到抑郁和烦躁。与大多数兴奋剂一样，快克可卡因会导致身体健康紊乱，包括血管收缩、瞳孔放大、体温升高、心率加快和高血压。遗憾的是，至今尚未有治疗精神兴奋剂依赖症的药物获得市场授权。不过目前的文献表明，使用激动剂替代疗法治疗兴奋剂使用障碍是有潜力的，但这方面的证据尚不成熟。

苯丙胺、可卡因和摇头丸等兴奋剂不会产生严重的生理戒断综合征，可以像上述案例中的奥本那样突然停药。不过，经常使用兴奋剂的人在停药后可能会出现失眠和情绪低落的情况。与兴奋剂一样，迷幻剂等致幻药物不会产生生理戒断综合征，也可以突然停药。常规的护理和管理包括安抚和安慰患者，直至药效消失。有时，患者可能需要口服地西泮（10~20 mg）来帮助镇静。在症状持续存在的严重病例中，患者则可能需要服用抗精神病药物。

对于出现情绪低落的患者，可考虑使用抗抑郁药物，但许多情况下，为兴奋剂使用者提供情绪支持和应对症状的建议同样重要，同时应鼓励他们相信症状会逐渐缓解。就奥本的情况而言，评估其抑郁症的严重程度非常重要，同时还需要密切观察他是否有自杀倾向。有些人在使用致幻药物期间或之后会感到严重的痛苦，可能需要对症治疗，如服用苯二氮䓬类药物以减轻焦虑，并在症状缓解后确保他们处于安全的环境中。

（二）阿片类药物

2010 年，全球有 1550 万名阿片类药物依赖者。阿片类药物依赖度最高的地区是北美、东欧和澳大拉西亚。阿片类药物依赖是造成全球疾病负担的一个重要因素。它对过早死亡的影响因地域而异，北美、东欧和撒哈拉以南非洲地区受到的影响最大。阿片类药物是罂粟植物中天然存在的**生物碱**，这种植物至少含有 24 种生物碱，但只有吗啡、可待因和蒂巴因具有精神活性。

阿片类药物在从腹侧被盖区延伸至伏隔核的神经元中充当神经递质。人体自身的天然阿片肽，如内啡肽或脑啡肽，储存在特定的神经元中，作用于多种阿片受体，包括 μ、δ 和 κ 受体。海洛因等阿片类滥用药物也以类似的方式模仿人体的天然阿片肽（内啡肽或脑啡肽），尤其是 μ 受体。阿片类药物会让人产生强烈但短暂的兴奋感，有时被称为“快感”，随后是一种深刻的安宁感，这种安宁感可能会持续数小时，然后是嗜睡、情绪波动、精神模糊、冷漠和运动迟缓。过量服用阿片类药物会抑制呼吸，导致昏迷。长期服用阿片类药物容易产生耐受性和依赖性。

与酒精戒断相似，评估阿片类药物戒断症状是护士可能遇到的主要挑战之一。使用能提供准确且与临床相关的测量结果的评分工具有明显的优势，例如阿片类药物戒断量表的缩短版（Gossop，1990）。此量表（表 11.4）有效衡量了阿片类药物戒断者所经历的身心不适，其设计简洁明了，临床实用性强，且操作简便，可在极短时间内（不到 1 分钟）完成评估。

表 11.4　阿片类药物戒断简短量表

症状	无	轻微	一般	严重
疲乏				
胃痉挛				
肌肉痉挛 / 抽搐				
感到寒冷				
心跳加速				
肌肉紧张				
疼痛和痛苦				
打哈欠				
流眼泪				
失眠 / 睡眠障碍				

美沙酮作为最常用的戒毒阿片类药物，其高效性和良好的口服吸收性是其显著优势。美沙酮的半衰期相对较长，因此每天服用一次或两次，即可长时间缓解

戒断症状。重要的是，有明确证据确认患者存在阿片类药物上瘾，如阿片类药物尿检结果呈阳性、近期注射部位（取决于注射途径）以及客观的戒断症状和体征，包括恶心、胃痉挛、失眠、肌肉紧张、肌肉痉挛 / 抽搐以及疼痛等。阿片类药物的戒断反应非常令人不适，但不会危及生命，重要的是要询问患者最后一次服药的时间，因为戒断症状往往在最后一次服用阿片类药物后 32~72 小时左右达到高峰。一般来说，症状会在五天后消退。

在治疗阿片类药物戒断症状时，核心并非单纯治疗症状本身，而是关注患者的情绪和精神状况，因为这些在康复过程中起着关键作用。及时向患者解释阿片类药物戒断的生理和心理可能的变化也很重要，例如症状的持续时间和强度，以及如何控制这些症状，包括使用非药物方法。此外，还应向患者解释，戒毒后会丧失对阿片类药物的耐受性，随之而来的是吸毒过量和非法用药致死的风险增加，如果患者使用酒精或苯二氮䓬类药物，情况可能会更糟。苯二氮䓬类药物和酒精都能促进 GABAA 对 GABAA 受体的抑制作用，而酒精还能降低谷氨酸对 NMDA 受体的兴奋作用。我们强调持续的社会心理支持、适当的药物干预对于维持戒酒状态、治疗伴随的精神健康问题以及降低不良后果风险的重要性。

传统上，我们倾向于通过开具处方和给予逐渐减少剂量的依赖性阿片类药物或其他阿片类激动剂（如美沙酮）来管理阿片类药物的戒断。选择何种药物，部分取决于开处方者的判断，即哪种药物最适合提供均匀覆盖；部分取决于患者的明确意愿；部分取决于提供治疗的社会环境和政治背景。例如，二乙酰吗啡（海洛因）从未作为治疗阿片剂戒断综合征的处方药，这主要是因为这将会引起公愤，也会触犯某些国家的禁令和限制。

在阿片类药物戒断过程中，向患者提供关于需要重点调整的生活方式方面的建议非常重要，包括均衡饮食、充足的水分、睡眠和卫生以及有规律的体育锻炼。护士需要与患者协商制订护理计划，建立并维持一种相互尊重和支持的关系，帮助患者识别容易滥用药物的情况或状态，并探索替代应对策略，包括让患者家人和照护者参与其中，同时确保所有交流都在保密原则下进行。从阿片类药物中康复的一个重要部分是参加自助团体，因此还可以向患者提供匿名戒毒协会等团体的信息。

NICE 指南建议将美沙酮或丁丙诺啡作为阿片类药物戒毒的一线治疗药物（NICE，2007）。在决定使用哪种药物时，医护人员应考虑患者是否正在接受美沙酮或丁丙诺啡的维持治疗（如果是，则通常应使用相同的药物开始阿片类药物戒毒）以及患者的偏好。在继续学习之前，请尝试完成活动 11.3。

活动 11.3　决策制订

玛武（Mavu），男，30 岁，自 11 年前从大学辍学以来，便开始吸食毒品。他吸食各种街头毒品，包括海洛因。患者自述在他因抑郁症入院前 24 小时内，一直在服用美沙酮和其他违禁药物。

- 你的入院评估应包括哪些内容？

参考提纲见本章末。

美沙酮

案例研究：道格（Doug）

道格，男，33 岁，每天平均花费 200 英镑用于购买海洛因。他想戒毒并意识到自己需要帮助，尽管经过多次尝试，但均以失败告终。目前，经全科医生诊疗后，正在服用美沙酮药物治疗。

美沙酮是替代疗法的一个典型例子。替代疗法是指使用与被滥用药物相似但成瘾性低于被滥用药物的物质。美沙酮可能是目前用于阿片剂戒毒最有效的药物。美沙酮是一种人工合成的阿片类药物，其作用靶点与海洛因非常相似，但它的半衰期较长，且不会产生与海洛因相同的兴奋效果。美沙酮是一种完全激动剂，对阿片受体具有亲和力。如果一个人服用美沙酮，其身体的某些部位会完全吸收这种药物（如骨骼和肝脏）。美沙酮的新陈代谢缓慢，服药后 2~4 小时内血浆浓度达到峰值，半衰期为 13~50 小时。

与酒精依赖治疗一样，阿片类药物成瘾治疗也从戒毒阶段开始。这最好在可控的环境中进行，因为相关证据表明，提供治疗的环境会产生深远的影响。与普通精神病病房相比，专科住院病房的环境在患者的依从性和治疗完成率方面展现出了显著的优势。

我们会逐渐增加美沙酮的剂量，从最初的每天 10 mg 增加到每天 30 mg，重要的是要在监督下缓慢增加剂量。接受美沙酮治疗的患者使用其他非法药物作为补充治疗的情况并不少见，因此经常进行尿液分析非常重要。我们可以在 10~28 天内减少美沙酮的剂量。最近的研究表明，与以前广泛使用的 21 天戒断法相比，在较短的 10 天戒断法中有效地控制戒毒过程是可能的。超快速戒毒需要 24 小时，通常是在全身麻醉或大量镇静剂的作用下进行。快速戒毒可能需要 1~5 天的时间，使用中等程度的镇静剂。加速戒毒通常不使用镇静剂，而是在开始戒毒后使用一定剂量的阿片类拮抗剂，以缩短戒毒时长，同时不会导致戒断反应（NICE，2007）。

由于美沙酮代谢缓慢，可能会造成蓄积进而引起中毒，因此密切监测服药后最初两小时内的效果非常重要。此外，其他药物也可能与美沙酮发生相互作用，导致镇静和呼吸抑制。在治疗的头几周，死亡风险可能会增加。在维持治疗阶段，一项荟萃分析得出结论：灵活的高剂量策略最为有效（Bao et al.，2009）。推荐剂量范围为每天 60~100 mg，有时则可高达每天 120 mg。患者可以无限期地继续服用美沙酮，上述案例研究中的道格可能就是这种情况。使用替代药物进行维持治疗的主要原因是，与不受控制地使用成瘾性更强的街头毒品相比，使用受监控的处方成瘾药物更容易成瘾。例如在上述案例研究中，若我们持续给予道格美沙酮治疗，不仅能有效降低他因生计所迫而涉足犯罪的风险，还能显著减少他罹患艾滋病、肝炎等严重健康问题的可能性。在继续学习之前，请尝试完成活动 11.4。

活动 11.4　批判性思维

一位患者向你报告说，30 岁的男性患者拉文德（Ravinder）在接受海洛因戒毒计划的第 4 天，除了服用开给他的 120 mg 美沙酮外，还偷偷地服用了海洛因。

- 对于这种情况，你该如何处理？

参考提纲见本章末。

丁丙诺啡

一项纳入 31 项试验，涉及 5430 名参与者的 Cochrane 系统性评价综述发现，丁丙诺啡是海洛因依赖者维持治疗的一种有效药物，任何剂量超过 2 mg 都能使患者继续接受治疗。剂量达到或超过 16 mg 时，它还能抑制阿片类药物的非法使用。尽管丁丙诺啡在维持治疗方面的效果略逊于美沙酮，但采用灵活的剂量调整方案或固定的小剂量处方（2~6 mg/d），能够显著延长其治疗效果的持续时间。然而，如果每天的固定剂量超过 7 mg，那么在维持治疗或抑制非法阿片类药物使用方面，它与每天固定剂量为 40 mg 或更多的美沙酮没有区别（Mattick et al.，2014）。

丁丙诺啡是一种合成的部分激动剂，能与 μ- 阿片受体结合。作为一种部分激动剂，丁丙诺啡的最大效应低于美沙酮等完全激动剂。它与受体的结合几乎是不可逆的，与受体的解离速度很慢，因此半衰期相对较长。它能将大多数其他阿片类药物从受体中置换出来；如果一个人服用丁丙诺啡，其他阿片类药物（如海洛因）将无法将其置换出来，即使是大剂量也是如此。鉴于上述原因，在服用丁丙诺啡之前服用过其他阿片类药物的患者服用该药可能会导致戒断反应，但丁丙诺啡的维持治疗可以帮助患者避免过量服用其他阿片类药物。丁丙诺啡的强结合力减少了额外使用阿片类药物的需要，但这也可能导致使用纳曲酮或纳洛酮逆转阿片类药物作用的问题。由于它是一种部分激动剂，因此可以缓解戒断反应和药物渴求。

阿片类药物的副作用及其管理

本部分介绍阿片类药物（丁丙诺啡和美沙酮）最常见的副作用。该类药物的主要危害是呼吸抑制，其次是全身性低血压。使用美沙酮会导致呼吸骤停、休克、心脏骤停和死亡。其他常见的副作用，包括便秘、头晕、嗜睡、口干、头痛、出汗增多、瘙痒、头重脚轻感、恶心、呕吐和乏力等（关于这些副作用的处理，详见第 12 章）。在某些情况下，患者可能会对美沙酮产生严重的过敏反应，在这种情况下，应立即通知处方医生。皮疹、荨麻疹、瘙痒、呼吸困难、胸闷以及口腔、脸部、嘴唇或舌头肿胀等症状表明患者正在经历严重的过敏反应。

此外，如果出现以下情况，请立即求助医生：意识混乱，过度嗜睡，昏厥，心动过速、过慢或不规则，幻觉，食欲不振，月经异常，精神或情绪变化（如激动、定向力障碍、夸大幸福感等），癫痫发作，严重或持续性头晕或头昏，呼吸急促，呼吸缓慢或过浅，手脚或腿部肿胀，睡眠困难，排尿困难以及异常瘀伤或出血。

阿片类药物过量的管理

阿片类药物的不良反应通常可能演变为慢性问题，其中便秘是主要的症状，有时患者可能会出现恶心、呕吐或只是食欲不振。患者可能会感到镇静，渴望下一次服药。急性中毒时，患者会出现嗜睡症状，如果摄入了酒精或其他镇静剂，嗜睡症状会更加严重，呼吸抑制可能很明显，其他体征还包括低血压、心动过速和针尖样瞳孔。有证据表明，单纯因吸食海洛因过量而死亡的情况并不常见，因吸食海洛因而导致的与毒品有关的死亡通常还涉及其他毒品。

如果怀疑阿片类药物过量，首先要设法唤醒患者；如果不能唤醒，则应立即呼叫救护车。在等待救护车和更多帮助的过程中，需建立通畅的呼吸道和给予充分的通气；如果患者意识受损，则需进行氧疗。如果患者处于昏迷状态或出现呼吸衰竭，在经过培训且有能力的情况下，应静脉注射 0.4~2 mg 纳洛酮。如果静脉条件不佳，可肌内注射纳洛酮。如果两分钟内没有反应，则应重复给药；严重中毒者可能需要注射大剂量纳洛酮（4 mg）。如果患者对大剂量纳洛酮没有反应，这可能表明存在其他中枢神经系统抑制剂或脑损伤。在救援人员到来之前，一定要陪护在患者身边。

六、护理药物滥用患者的注意事项

• 持续评估患者的动机水平，并提供以改变动机为重点的简短干预措施。

• 在开始戒断治疗前，护士应与患者就戒断治疗的条款和条件达成一致意见。

• 在全面评估药物滥用程度、出现的症状和频率、并存的精神健康问题以及家庭和社会支持情况后，方可开始治疗。如果阿片类药物戒断患者报告正在使用维持治疗药物，护士应向其主治医生或配药药房确认。确认的形式通常是传真信函、电子邮件或处方。

• 一定要通过尿检确认患者是否吸毒，以确定主要滥用的药物以及患者可能未报告的其他药物。

• 服用呼吸抑制剂（如酒精和苯二氮䓬）的患者不应服用美沙酮，因为过量的风险会大大增加。

• 如果患者存在肝功能异常，应暂停给予美沙酮，并向医生报告。肾功能或肝功能障碍会影响美沙酮的代谢，导致美沙酮在血浆中蓄积，有可能造成用药过量。

• 护士应知道，用于戒毒的药物很容易被滥用和转移，因此在监督下服用时需要保持警惕防止药物藏匿。

• 对于服用美沙酮的患者，应定期记录心电图。一些权威机构建议在开始使用美沙酮前进行一次心电图检查，然后在 4 周后（稳定期）再进行一次，之后在 6~12 个月时再进行一次（Taylor et al.，2007）。

七、患者须知

• 在开始戒毒之前，医护人员应该向患者提供有关治疗方案及其益处和风险的详细信息，包括酒精戒毒的癫痫发作风险。对于正在服用阿片类药物的患者，则应告知其阿片类药物与其他呼吸抑制剂相互作用的风险。

• 护士应定期向患者提供有关自助团体的信息，以帮助他们在戒毒后康复。

• 护士应让患者的亲属和照护者参与制订护理计划，同时还应尊重患者的保密权。

• 护士应向患者提供药物和酒精所造成生理影响的相关信息。

• 对于服用阿片类药物（美沙酮或丁丙诺啡）的患者，护士应告知患者此类药物会让其感到困倦，而饮酒会加重困倦。这会显著影响患者操作机器和开车的能力。

• 患者在服用单胺氧化酶抑制剂后两周内或哮喘发作时不得服用阿片类药物。

本章小结

精神活性物质的非治疗性使用非常普遍，在全球疾病负担中占很大比例。最常使用的物质是酒精，但兴奋剂和阿片类药物的使用也对社会构成了重大挑战，因为使用者往往参与犯罪行为以满足其嗜好。关于将药物滥用障碍归类为一种疾病，存在着许多争议。但无论人们的观点如何，都无法否认它对使用者个人、社会、经济和健康造成的巨大影响。因此，滥用药物的人有权享受与其他人同等的待遇。

中脑边缘区域的多巴胺水平与成瘾有关。愉悦的体验伴随着大脑边缘系统多巴胺水平的升高，从而产生奖赏过程。多巴胺间叶区通路与促肾上腺皮质激素释放因子相互作用，导致成瘾。对药物使用障碍患者的护理和管理应始终包括社会心理干预。药物滥用的治疗通常分为两个阶段，即戒毒和维持或康复。对于酒精依赖症，苯二氮䓬类药物是戒毒期间的首选药物，而双硫仑、阿坎酸或纳曲酮则是维持阶段的首选药物。对于阿片类药物，美沙酮或丁丙诺啡可用于戒断和维持治疗。阿片类药物过量可能致命，可使用纳洛酮来消除其影响。

参考提纲

活动 11.1　批判性思维

首先要紧急前往探视患者，需评估其戒酒的决心。患者给你打电话这一事实表明，他已经对戒酒作出了某种承诺，但可能还不确定自己能否做到。与他探讨心理矛盾，提供信息和治疗方案，并为患者提供戒毒治疗，必要时还可进一步入院治疗。

活动 11.2　批判性思维

全面了解患者的酗酒史和酗酒原因。询问他酗酒的资金来源，因为这一信息可能揭示出患者面临的经济困境。接下来，使用评分量表了解症状，讨论戒毒方案并通知医生。最重要的是，提供支持和保证，并确保文件完整无缺。

活动 11.3　决策制订

你可以借助评分量表对患者的戒断症状进行评估。同时还需了解患者的吸毒史，包括毒品种类、每天的服用量以及每天在毒品上花费的大致费用。此外，记录美沙酮用药史，向处方医生和配药的药房确认处方或配药记录至关重要。最后，还需要通过尿检来确认患者服用了哪些药物。

活动 11.4　批判性思维

阿片类药物与非法药物的使用不仅是一个常见问题，而且是一个危险问题。对于存在药物滥用问题的群体，许多过量服用是处方阿片类药物和其他药物相互作用的结果。因此，你应指导拉文德留取尿标本，以确定是否存在服用其他药物的情况。如果尿检结果显示海洛因或其他未经处方的非法药物呈阳性，则需告知拉文德停用美沙酮，并通知其主治医生。

拓展阅读

Mutsatsa S.（2015）*Physical Healthcare and Promotion in Mental Health Nursing*. London：SAGE.

这本书第 7 章更详细地讨论了药物滥用造成的身体问题，并概述了可能的护理管理。

National Institute for Health and Care Excellence （NICE）.（2010）*Alcohol Use Disorders*：*Physical Complications*. London：NICE.
NICE 制定了有关所有类型的药物滥用及其管理的指南，可通过其网站轻松获取。
Stahl S M.（2013）*Stahl's Essential Psychopharmacology*：*The Prescriber's Guide*. 4th edition.
这是一本全面的精神药理学指南，文笔清晰，插图精美。
Taylor D，Paton C，Barnes T R E，et al.（2018）*The Maudsley Prescribing Guidelines in Psychiatry*. 13th ed. London：Informa Healthcare.
这是一本非常实用、通俗易懂、基于循证的处方和一般药物管理手册。对于处方者而言尤其有用。

第 12 章
药物不良反应及药物副作用的管理

译者：王海梅

章节目标

通过本章学习，你将能够：

1. 描述不同类型的药物不良反应；

2. 管理常规和紧急情况下的药品不良反应和副作用；

3. 建议患者如何管理精神药物的副作用。

一、引言

在药物正式获得市场授权以供使用之前，其安全性和有效性的证据主要依赖于临床试验的结果。这意味着，当一种药物获得批准时，它仅在严格控制的条件下和有限的时间内，在相对较少的选定患者群体中进行了测试。然而，在药物获得批准后，它可能会被与其他药物一起使用一段时间，这种情况下可能会出现一些副作用。因此，及时识别任何新出现或正在变化的药物风险，并采取相应措施以最小化这些风险并促进药物的安全有效使用，显得尤为重要（EMA，2018）。持有药品上市许可的公司负有法律义务，需要持续收集数据并进行药物警戒工作。所谓药物警戒，是指涉及检测、评估、理解和预防不良反应或与药物相关的其他任何问题的科学和活动。许多国家都设有官方机构来监督药品的安全性和不良反应。在国际层面，世界卫生组织（WHO）管理着乌普萨拉监测中心，而欧盟则由欧洲药品管理局（EMA）负责相关工作。在美国，美国食品和药物管理局（FDA）负责监测药物上市后的研究。而在英国，英国药品和保健品监管局（MHRA）则管理着一个自 1963 年起便存在的黄牌计划。

二、药物不良反应

世界卫生组织（WHO）将药品不良反应定义为“在通常用于人类预防、诊断或治疗疾病或调节生理功能的剂量范围内，除预期效果外，发生的任何有害且无意的反应”（WHO，1972）。然而，由于几个原因，WHO 对 ADR 的原始定义受到了批评。因此，在 2000 年，提出了对 ADR 的新定义：

ADR 是由与药品使用有关的任何干预引起的明显有害或不愉快的反应，这些反应可预测未来给药的危害，并需要预防、具体治疗、改变剂量方案或停用产品。（Edwards and Aronson，2000）

英国和美国的研究表明，药品不良反应是临床实践中的一个常见问题，也是导致许多非计划性住院的原因。尽管大多数 ADR 不会造成严重伤害，且 ADR 的发生率在一段时间内保持相对恒定，但研究表明，尽管采取了各种预防措施，仍有 5%~10% 的患者可能在入院或出院时遭受 ADR（Coleman and Pontefract，2016）。我们认为是否将一种作用视为有害，取决于该药物的有益作用以及它所治疗的疾病的严重程度。将一个事件称为 ADR，只需怀疑药物与不良反应之间存在因果关系，而无须证明其具体的药理机制。这是 ADR 定义的核心。

术语“药物不良反应”（adverse drug reaction，ADR）和“药物不良事件”（adverse drug event，ADE）可以互换使用，但它们并不完全等同。ADR 更侧重于患者的视角，而 ADE 则涵盖所有有害的影响，没有对作用机制做出任何假设或歧义。因此，所有的 ADR 都是 ADE，但并非所有的 ADE 都是 ADR，这种区别在评估药物的安全性时非常重要。

与 ADR 相关的住院特别相关的药物包括抗血小板药、抗凝剂、细胞毒性药物、免疫抑制剂、利尿剂、抗糖尿病药和抗生素。当致命的不良反应发生时，通常可归因于出血，而最常见的怀疑原因是抗血栓 / 抗凝药物与非甾体抗炎药的共同使用（Wester et al.，2008）。

根据这些特性，我们通常将 ADR 分为两类。

A 型反应：有时又称为“增强反应”，是“剂量依赖型”反应，并且可以根据药物的药理学进行预测，例如胰岛素诱导的低血糖。

B 型反应：也称作“异常反应”，它是特殊的，不能根据药理学进行预测，例如青霉素引起的过敏反应。

尽管这种分类系统仍然被广泛提及，但它并不适用于所有 ADR，特别是那些与累积药物暴露相关的不良反应（如长期使用皮质类固醇导致的骨质疏松症）或戒断反应（如抗抑郁药引起的反弹综合征）。此外，还有一些反应（如 β-肾上腺素受体拮抗剂引起的哮喘）并非在所有患者中都会发生。在这种分类方法中，药物的特性本身定义了分类——其已知的药理学和作用的剂量依赖性。然而，在综合分类时，我们还应考虑其他标准，包括反应的特性（如出现的时间过程和严重程度）和个体的特性（如导致易感性的遗传、病理和其他生物学差异）。

另一种可能更全面的分类方案是“DoTS”系统。该系统根据三个因素进行分类：（1）药物剂量；（2）反应的时间进程；（3）相关的易感因素（如遗传、病理等生物学差异）。根据 DoTS 系统，我们可以将 ADR 分为：（1）治疗性反应（发生率高于推荐剂量）；（2）附带反应（通常在推荐剂量下发生）；或（3）过敏性反应（发生率低于推荐剂量）。我们还可以将 ADR 分为时间无关反应或时间依赖反应。

除了对反应进行分类外，DoTS 系统在实践中对于考虑不良反应的诊断和预防方面有着显著的优点（表 12.1）。

虽然一些药物不良反应是不可预测的，比如患者在之前顺利接触含青霉素的抗生素后突然出现的过敏反应，但其他药物不良反应我们可以通过充分的预见和监测来预防。研究显示，1/3 到 1/2 的药品不良反应至少是可以预防的（Ferner and Aronson，2010）。减少药品不良反应或副作用发生的可能性的干预措施，是降低患者伤害风险的重要途径。在讨论中，我们交替使用术语“药物不良反应”（ADR）和“副作用”（side effect），尽管两者在定义上可能存在细微的差别。药品不良反应是一种有害的影响，它不对药物的工作方式做出任何假设，而且可能是意外的或无法解释的。而副作用则是可以预料到的，与药物的工作方式直接相关。其效果可能是有益的，也可能是有害的。在心理健康护理中，副作用的管理是一个非常重要的环节。下一节将重点关注减轻心理健康问题患者副作用的关键策略。此外，不良反应也可以根据它们与药物使用的时间关系分为时间无关反应或时间依赖反应。

表 12.1　DoTS 系统

剂量相关性	时间相关性	易感性
毒性作用： 在剂量高于常规治疗剂量时发生的药物不良反应。如锂毒性或 5-HT 能药物引起的 5-羟色胺综合征。 **附带影响：** 在一些患者中以标准剂量出现的不良反应。如神经阻滞剂恶性综合征，或因使用高效抗精神病药物而发生抗张力障碍。 **剂量超敏反应：** 一些患者在药物剂量低于治疗剂量时即发生的药物不良反应。例如，对青霉素过敏的个体可能在接触远低于治疗剂量的青霉素时，即出现过敏性休克等严重超敏反应。	**非时间依赖性反应：**在治疗过程中任何时候发生的不良反应。如神经阻滞剂恶性综合征或地高辛中毒等。 时间依赖性反应：当一种药物使用得太快时发生的快速反应。如由于快速使用抗生素万古霉素而发生红人综合征。 **首剂效应：**这些反应发生在一个疗程的首次给药后，不一定局限于整个治疗过程结束后。如第一次服用血管紧张素转换酶抑制剂（如雷米普利）。 早期反应：这些反应发生在治疗的早期，然后随着继续治疗而减弱。这些都是患者产生耐受性的药物不良反应。如硝酸盐引起的头痛。 **中间反应：**这些反应在一段延迟后发生；然而，如果一个反应在一段时间后没有发生，那么它几乎没有以后发生的风险。如使用卡比唑致粒细胞缺乏症的风险升高，使用抗精神病药物会增加静脉血栓栓塞的风险。 **晚期反应：**这些反应在治疗开始时很少发生或根本不发生，但随着持续用药或反复暴露而增加风险。如糖皮质激素拮抗剂和迟发性运动障碍的多巴胺受体不良反应。 **停药反应：**指当药物停药或在长时间治疗后剂量减少后发生的晚期反应。它们包括阿片类和苯二氮䓬类戒断综合征、停用可乐定或甲基多巴后的高血压，以及停用受体阻滞剂后的急性心肌梗死。 **迟发性反应：**这些反应发生在暴露后一段时间，即使药物在反应出现之前就停药。如子宫内暴露于己烯雌酚引起的致癌作用和沙利度胺引起的致癌作用。	易感性的提升可能存在于某些个体中，但不存在于其他个体中。易感性可能与年龄、遗传变异、性别，生理机能的改变，相互作用（如肾功能不佳与锂毒性或史-约综合征）有关，并且在一些种族中很常见。

三、精神药物副作用的管理

案例研究：杰西（Jessie）

杰西，一名28岁的已婚女性，其工作充满挑战和压力。她对自己要求严格，一旦未能达到这些高标准，便会陷入深深的自我批评之中。近期，由于表现不如以往，她一直与自我否定和羞耻感作斗争。在家中，她发现自己的睡眠质量急剧下降，失眠导致她的丈夫也受到影响。随后，她被确诊为抑郁症，医生为她开具了每天20 mg的西酞普兰。大约一周后，她因普通感冒而自行购买了止咳药进行治疗。然而，她开始出现静坐不能、意识混乱、肌肉僵硬和抽搐等症状。经过诊断，她被确认为患有5-羟色胺综合征，因此医生决定停用她的抗抑郁药。

在心理健康治疗中，精神药物的应用已经非常普遍，其存在几乎成为了治疗中不可或缺的一部分。这些药物极大地改变了心理健康护理的理论和实践。尽管精神药物已经使用超过半个世纪，但在安全性和耐受性方面仍存在一些问题。它们像其他药物一样，可能引发副作用，正如杰西的例子所展示的。在大多数情况下，精神药物的副作用是轻微、短暂且可耐受的；然而，有些副作用却可能十分严重，甚至致命。这些药物可以影响神经递质系统，其影响范围可能从大脑扩展到身体的其他系统和器官。

在杰西的案例中，西酞普兰的主要目的是治疗她的抑郁症状。然而，当她同时服用止咳药时，她可能没有意识到大多数止咳药中都含有右美沙芬这一化合物。不幸的是，右美沙芬会导致5-HT水平异常升高，从而引发5-羟色胺综合征。

为了减少副作用的发生，精准开具处方和管理精神药物是治疗计划的重要组成部分。治疗计划应包括对副作用的评估，这通常是生活质量评估的一部分。因为副作用的频率和严重程度可能会影响精神药物治疗的有效性和成本效益分析。如果杰西在大部分时间都存在静坐不能和意识混乱，那么她难以获得预期的治疗获益。因此，正确诊断和评估副作用对于提高生活质量至关重要，也是心理健康护士必须掌握的一项基本技能。然而，精神药物的许多副作用和症状可能与精神健康障碍的症状重叠，这给治疗带来了挑战。下文将就此展开探讨。

（一）精神疾病病理与治疗副作用的重叠性特征

精神障碍治疗领域最棘手的挑战之一，在于如何准确区分疾病本身的固有症状与潜在的药物副作用。例如，抗精神病药物治疗可能引发静坐不能，但该症状与精神疾病本身的激越、焦虑或躁狂发作极为相似，临床鉴别极为困难。同理，抑郁症治疗中常见的精神运动性迟滞（如嗜睡、睡眠障碍）既可能是疾病本身的表现，也可能是抗抑郁药物的副作用。

更复杂的情形出现在患者开始治疗后症状反而加重的情况。此时需要临床医师谨慎判断：症状加重是疾病自然进展的结果，还是药物不良反应所致？例如，抑郁患者在治疗过程中出现激越、失眠甚至自杀意念时，这些症状既可能反映病情恶化，也可能是特定药物反应或治疗起效前的暂时性波动。

在临床实践中，部分患者会抱怨药物的副作用与药物的药理特性不符，这引发了一种担忧：患者可能会对自己的身体健康产生不必要的担忧。尽管安慰剂的身体副作用在起源上并非药效学原因，但如果患者能将这些副作用归因于治疗，这可以为他们的主观痛苦感提供验证和合法性。无论如何，患者抱怨的副作用都是关乎他们自身健康状态的重要信息，必须认真对待。

场景

想象一下，你正在护理47岁的吉姆（Jim）。他报告说，在服用奥氮平后出现了腹泻，并认为这是药物的副作用。在这种情况下，你是否应该质疑他这种自我报告的准确性？你向吉姆保证，他的腹泻症状不会造成严重的医疗危险。后来，吉姆继续抱怨不良反应带来的痛苦，你决定推荐一种替代治疗方案，因为如果吉姆继续使用奥氮平，他可能会经历负面的治疗体验。

（二）负性治疗反应及经验

从心理动力学的视角来看，当患者在接受精确的治疗措施后，其症状却出现了不协调的恶化，这往往会带来负面的治疗体验。尽管任何治疗方案都可能伴随副作用，但有时患者服用旨在改善病情的药物后，症状反而显著恶化。在抗抑郁治疗期间出现抑郁加重、情绪波动和内疚感增强等症状，便是一个典型表现。此时，人们很容易将原因归咎于药物疗效不佳，但心理动力学的观点同样值得深思。利维（Levy，1982）曾引用弗洛伊德的理论，将这种现象解释为“患者无意识地表现出负罪感，并倾向于承受或忍受痛苦，因为他们对自身痛苦的无意识接受与症状的改善前景相悖，这种矛盾心理可能加剧了症状的恶化”。

在上述场景中，吉姆可能描述了一种看似无法治愈的身体疾病，这与他的治疗紧密相关，同时他也对医疗团队感到沮丧、怨恨，认为他们缺乏同情心。这无疑使吉姆与护士之间的互动在个人和心理动力学层面变得更为复杂。因此，深入理解吉姆症状背后的心理背景至关重要：这既能避免治疗陷入与副作用对抗的机械循环，也可防止在患者未获得实质性治疗收益时，因误判而选择具有潜在危害性的药物。

为了打破这一困境，寻求专业咨询至关重要。有时，我们可能需要坦诚地向患者承认，现有的治疗方法可能无法提供超过副作用的实际益处。在这种情况下，与患者讨论替代疗法，如心理治疗，显得尤为重要，因为这些疗法可能为患者带来更大的成功机会（Goldberg and Ernst，2018）。

（三）副作用管理的一般原则

正在接受治疗的患者具有一系列重要且与临床相关的特征，这些特征将直接影响其病程和治疗行为。因此，与患者建立合作关系，共同推进成功治疗计划的实施至关重要。这可能需要我们采取主动策略来管理副作用，因为副作用通常是治疗依从性的主要障碍，进而影响治疗效果。此外，对患者的教育应当是一个持续不断的过程，而非仅限于一次性的会面或讲座。在后续章节，我们将深入探讨护士在患者药物治疗教育方面所发挥的作用。

治疗初期，鼓励患者列出期望药物缓解的主要症状或不适，或许能带来帮助。同时，当患者抱怨出现副作用时，确认这些副作用是否在治疗前就已存在尤为重要。如果治疗前不存在这些问题，那么它们很可能是药物治疗的副作用。在某些情况下，当疾病症状恶化与药物治疗同时进行时，这种区分可能变得尤为困难。例如，失眠可能在患者开始服用某些抗抑郁药（如 SSRI）前已存在，并在治疗后恶化，此时很难判断这是副作用还是精神状态恶化的表现。此外，收集患者过去的药物治疗史和不良副作用信息，并总结过去使用的药物、服用日期、剂量、益处和副作用。这些信息将有助于我们了解患者过去的治疗并发症或失败、不依从性的原因，以及患者对副作用的耐受能力。同时，这些信息还将帮助我们认识到潜在的模式或敏感性，从而提高患者对未来潜在副作用或担忧的预期。

活动 12.1　批判性思维

哪些因素会影响对药物副作用的不耐受？

参考提纲见本章末。

从护理的角度出发，评估患者对药物持有的态度和信念，包括他们对药物可能带来的益处和潜在副作用的看法，这对于后续深入的医患交流至关重要。很多患者对于可能的治疗副作用会感到焦虑，并倾向于列出所有可能的副作用。对于这些患者，创建一个情感上安全的环境，让他们感受到护士的关心和保护，对于减轻他们的担忧尤为重要。

当强迫症和偏执狂的患者感到自己的安全得到保障时，他们往往能更好地管理自己的健康状况。这时，他们更有可能成为自己的健康守护者，积极保护自己的利益。他们可能会全面探究所有潜在的副作用，无论其发生概率的高低。而一些喜欢夸张或以戏剧化方式表达的患者，可能会夸大他们经历的副作用。在这种情况下，护士需要运用智慧与共情，与这些患者共同探讨他们的主观感受和关注点。

对于大多数患者来说，诚实而合理地预测可能的副作用是一个有效的方法。护士应主动告知患者最常见和最重要的副作用，并以积极的态度讨论这些副作用，尽量减少患者的过度担忧。同时，为患者提供关于副作用可能性、严重程度和时间进程的全面信息，帮助他们更好地理解并应对可能出现的副作用。

在讨论副作用时，与患者沟通常见的副作用以及应对措施非常重要，但并不需要详细列出药物说明书（如英国国家处方集）中所有可能的副作用。因为仅仅列出副作用可能会增加患者的焦虑。相反，对于存在睡眠问题的患者，如果药物具有镇静作用，可将其视为一种积极的治疗辅助效果进行说明。如果白天出现过度镇静的问题，护士应建议患者及时告知医疗人员，以便调整治疗方案。

在某些情况下，护士可能会告诉患者："恶心是该药物最常见的副作用之一，但在开始服药后不久通常会逐渐缓解。"此外，提醒患者如果与食物一起服用，可能会降低恶心的发生率。如果恶心症状持续且令人不适，护士可以建议患者尝试使用如法莫替丁这样的非处方药来缓解。这些信息有助于患者更好地了解可能出现副作用的情况，并为他们提供一种预测性，使原本看似不可控的副作用变得可管理和预期。

另一个例子是拉莫三嗪的处方。护士应告知患者治疗期间出现严重皮疹的最大风险期为服药后的 2~8 周。皮疹具有典型的外观特征，建议患者在此期间避免接触新环境以降低风险。对于抗胆碱能副作用如视力模糊和口干，护士可以解释这些通常会造成困扰，特别是在治疗的前两周可能更为明显。不过，若患者坚持相同剂量，通常会逐渐对这些副作用产生一定的耐受性。

在某些情况下，当患者出现副作用时，医生可能会考虑减少药物剂量或引入替代方案。然而，对于某些患者来说，由于心理健康问题的严重性、复发的高风险以及对自己或他人的潜在伤害，减少药物剂量并不是一个可行的选择。

综上所述，存在多种途径向患者传达药物副作用的信息。然而，这个过程的关键在于与患者充分讨论治疗的风险和益处，并获得他们的知情同意。护士应持续记录与患者关于副作用和同意问题的讨论内容。

当患者抱怨出现与药物作用机制不符的副作用时，如口干伴腹泻或流涎过多并发便秘等情况，护士应警惕可能存在药效学不一致的问题。这时，护士应进一步调查患者的状况，以了解是否存在其他潜在问题。在这种情况下，重要的是要验证患者的经验，而不是轻易否定其可能性，仅仅因为药物本身没有胆碱能作用。

在评估副作用时，一个很好的起点是确定这些副作用是否与治疗有关。为此，可以使用纳兰霍（Naranjo）等人设计的药物不良反应概率量表（NADRPS）（表 12.2）。这是一个简单且广泛使用的非特异性评估工具，有助于护士判断副作用是否与治疗存在关联。

表 12.2　NADRPS（改编自 Naranjo et al.，1981）

	问题	是	否	不知道	得分
1	以前有关于这种反应的结论性报告吗？	+1	0	0	
2	可疑药物在使用后是否出现了不良反应？	+2	−1	0	
3	当停用药物或使用特定的拮抗剂时，不良反应是否有所改善？	+1	0	0	
4	当药物重新给药时，不良反应是否再次出现？	+2	−1	0	
5	是否有其他原因（除了药物）可能单独引起这种反应？	−1	+2	0	
6	当服用安慰剂时，这种反应是否会再次出现？	−1	+1	0	

续表

	问题	是	否	不知道	得分
7	在血液（或其他液体）中检测到的药物的浓度是否具有毒性?	+1	0	0	
8	当剂量增加时反应更严重，还是当剂量减少时反应更严重?	+1	0	0	
9	患者在既往接触中是否对相同或类似的药物有类似的反应?	+1	0	0	
10	该不良反应是否有任何客观证据证实?	+1	0	0	
	总分				

注：9 分或以上：明确的 ADR；5~8 分：可能的不良反应；1~4 分：可能的 ADR；0：可疑的 ADR。

在药物管理中，除了使用此量表来协助不良副作用管理，明智的药物管理的“十诫”可能有助于尽量减少不良副作用。这些原则包括：

1. 了解你的患者。

2. 致力于提供一种治疗方案，而不仅仅是一种药物。

3. 教育患者。

4. 协助患者选择正确的药物。

5. 确保患者正确服药。

6. 确保患者服用尽可能少的药物。

7. 协助确保根据患者的需要进行治疗。

8. 充分了解患者正在服用的药物。

9. 要警惕药物的副作用。

10. 总是认为患者的观点是关键的。

我们现在可以转向精神药物的具体副作用及其管理；我们将从锥体外系的副作用开始。

（四）锥体外系副作用及其处理

锥体外系副作用是由精神药物对锥体外系系统或黑质纹状体多巴胺通路的拮抗作用所引发的各种运动障碍（见第 8 章）。这类副作用的诱因主要包括多巴胺拮抗剂，如胃复安和多种抗抑郁药，如选择性 5- 羟色胺再摄取抑制剂（SSRI）、三环类抗抑郁药（TCAs）和四环类抗抑郁药。其中，抗精神病药物是导致锥体外系副作用最常见的原因。锥体外系副作用可以表现为多种形式，如肌张力障碍、静坐不能、类帕金森症状以及迟发性运动障碍。针对这些副作用的管理至关重要。

肌张力障碍

如第 8 章所述，肌张力障碍的主要特征是身体各部分，包括头部、脊柱、四肢以及面部、喉部和颈部的肌肉出现不自主的收缩或痉挛，这可能会给患者带来痛苦和恐慌。例如，颌骨可能会不自主地张开，严重时甚至导致脱位；喉部痉挛则可能引发吞咽困难，进而危及生命。急性肌张力障碍反应通常会在开始治疗后的数小时内出现，特别是在肌内注射高效抗精神病药物后。眼动危象是肌张力异常的一种表现，患者的眼球会持续不自主地向上转动。这种病症的早期症状可能包括不安、躁动、不适或凝视，随后眼球会出现极端且持续的向上转动，可能伴随会聚、向上和横向偏离，或向下偏离。值得注意的是，所有种类的抗精神病药物都可能与眼动危象有关，而 SSRI、锂盐、卡马西平、金刚烷胺、苯二氮䓬类和异丙酚等其他类型的药物也可能引发此类症状。尽管急性肌张力障碍的诊断相对简单，但在某些情况下，它可能会被误认为是歇斯底里反应、破伤风或脑膜炎。

当急性肌张力障碍反应发生时，护士的首要任务是安抚患者，并采取必要的措施来缓解症状。这种异常反应通常对抗胆碱能药物反应良好，特别是通过肌内注射普鲁环利丁，是治疗的首选。大多数患者在接受治疗后 5 分钟内就能看到效果，15 分钟后症状会完全消失。如果药物没有产生预期效果，可以在 10 分钟后重复给药，但如果重复给药后仍然无效，那么可能需要重新考虑诊断。

活动 12.2　批判性思维

我们使用肌内注射抗胆碱能药物来治疗严重的肌张力障碍反应。为什么不建议对严重肌张力障碍患者使用口服抗胆碱能片？

参考提纲见本章末。

一些患者对苯二氮䓬类药物、苯海拉明或比哌立登反应良好。除了开处方和使用药物来改善病情外，护士在急性肌张力障碍期间的作用是提供尽可能多的心理支持。许多患者认为这种情况很可怕，需要强调这是暂时的，在治疗后就会有所改善。然而，在一些患者中，持续性肌张力障碍（迟发性肌张力障碍）可能是由于慢性暴露于抗精神病药物。若表现为慢性肌张力障碍的症状对标准治疗无反应，则病因可能并非抗精神病药物，此时需考虑其他疾病，如肝豆状核变性、亨廷顿病或特发性扭转性肌张力障碍。此外，另一个常见的锥体外系副作用是静坐不能，我们将在后续的内容中进一步探讨。

静坐不能

静坐不能是另一种常见的锥体外系副作用，它通常在服用抗精神病药物时或药物剂量快速增加时出现。值得注意的是，高效第二代抗精神病药物如利培酮、齐拉西酮和阿立哌唑的风险较高，而低效第二代抗精神病药物如奎硫平和氯氮平的风险较低。管理静坐不能的首要策略是停用引起问题的药物，并考虑替换为诱发倾向较低的非典型抗精神病药物。如果无法替换药物，苯二氮䓬类药物（如地西泮）或 β 受体阻滞剂（如普萘洛尔）可以作为一线治疗方法。对于与去甲肾上腺素能系统不平衡相关的静坐不能，β 受体阻滞剂通常更为有效。

药源性帕金森综合征

药源性帕金森综合征也是抗精神病药物治疗的一种并发症，可能由抗抑郁药、钙通道拮抗剂、胃肠道促动力学药物（如多潘立酮）、一些抗癫痫药物以及其他干扰多巴胺系统的化合物引起。大约 15% 的患者在治疗后 5~90 天内可能出现这种症状。

药源性帕金森综合征的管理主要包括三个关键步骤：减少药物剂量、给予抗胆碱能药物以及改变抗精神病药物。第一步是减少药物剂量或同时使用三己苯基、苯托品或金刚烷胺等抗胆碱能药物的剂量。然而，除了金刚烷胺能提供一种认知良性的药物效果外，大多数抗胆碱能药物会阻断乙酰胆碱受体，并可能引发如口干、便秘和视力模糊等不舒服的副作用。因此，我们需要鼓励患者摄入足够的水分以缓解这些影响。如果症状持续存在且患者难以忍受，那么就有必要重新评估药物，并考虑转向另一种引发帕金森病副作用风险较低的药物。例如，如果患者在使用利培酮后出现帕金森病症状，那么可以改用风险较低的药物，如氯氮平或喹硫平。有研究表明，喹硫平可能比利培酮、阿立哌唑等高效药物产生更少的帕金森效应（Asmal et al.，2013）。

接下来，我们将关注点转向迟发性运动障碍。

迟发性运动障碍

案例研究：黛德丽（Deidre）

黛德丽是一位 42 岁的女性，患有偏执型精神分裂症长达 16 年。在接受第一代抗精神病药物氟哌啶醇癸酸酯治疗十年后，她出现了不自主运动症状，包括舌头咀嚼、嘴唇撅起、下颌僵硬及手指弹钢琴样动作。

为此，氟哌啶醇癸酸酯被逐渐减量并替换为利培酮长效注射剂）。在接下来的三个月中，她的运动障碍症状基本缓解，此后四年病情保持稳定。

迟发性运动障碍（tardive dyskinesia，TD）是一种复杂的不自主运动障碍，常见于服用精神药物的患者，尤其是抗精神病药物和三环类抗抑郁药。TD 的症状表现为头部、四肢和躯干肌肉的不自主、无规则地舞蹈样运动。其中，口腔周围的运动是最常见的，包括舌头快速抽动、扭曲或伸出、咀嚼动作、下颌侧向运动、嘴唇撅起及面部扭曲。手指运动和握拳也较为常见（见第 7 章）。

TD 的治疗始于正确的症状评估，这可以通过使用评分量表来完成，如异常不自主运动量表（AIMS）。这个包含 12 个项目的量表详细记录了患者运动障碍的表现，每个项目被分为 5 个等级（从 0 级无症状至 4 级严重）。

治疗策略之一为逐步减少可能诱发 TD 的抗胆碱能联合用药，并考虑将患者从可能引发问题的药物转换为非典型抗精神病药物。如上述黛德丽的病例所示，转向低效的第二代抗精神病药物仍然是治疗抗精神病药物诱导的迟发性运动障碍最有效的方法。选择哪种第二代抗精神病药物取决于患者的临床情况和特定药物的药理特性。如果更换药物不能改善 TD 症状，医生通常会考虑另一种第二代药物。氯氮平可以降低 TD 的发生风险，并减少 TD 患者的运动障碍。一项对 15 项随机对照试验和 28 例病例报告的回顾性研究发现，氯氮平在 200~300 mg/d 的剂量范围内可以减少 TD 发作，有益效果通常在治疗开始后 4~12 周内显现（Hazarietal.，2013）。

此外，新的证据表明，丁苯那嗪对运动障碍的治疗有效，包括迟发性运动障碍。文献综述显示，丁苯那嗪是治疗肌张力障碍、TD 和亨廷顿病的可靠替代方案。来自随机对照试验的初步结果也表明，维生素 E 在治疗 TD 方面有一定作用。一项纳入 13 项随机对照试验的 Cochrane 系统性综述得出结论，维生素 E 可以防止 TD 的恶化，但没有明确证据表明，一旦病情确定，维生素 E 可以改善 TD 的症状（Soares-Weiser et al.，2018）。因此，需要新的、设计更合理的试验方案来最终证明其有效性。银杏叶提取物在治疗 TD 方面也显示出希望。一项包含 299 名参与者的 3 个随机对照试验的荟萃分析发现，银杏叶在减轻 TD 症状方面优于安慰剂（Zhengetal.，2016）。然而，与维生素 E 一样，需要更多和设计更好的研究来最终证明其有效性和安全性。

其他有希望治疗 TD 的方法包括维生素 B_6/ 支链氨基酸、多奈哌齐、褪黑素、左乙拉西坦和金刚烷胺。对 3 项研究的 Cochrane 系统性回顾得出结论，维生素 B_6 可能对降低精神分裂症患者 TD 症状的严重程度有一定好处。然而，由于参与者人数较少，需要进一步的研究来最终证明该化合物在治疗 TD 中的效用

（Adelufosietal.，2015）。重要的是要提醒患者，目前没有一种现有的治疗 TD 的药物选择可以显著减少症状或显著阻止症状进展。TD 仍然是一个棘手的问题，也没有可靠或被充分证实的治疗方法。

心血管效应

当前，心理健康问题患者中心血管疾病的流行率持续受到公众关注（Mutsatsa，2015）。尽管这种高流行率受到生物和生活方式等多重因素的共同影响，但精神药物，特别是抗精神病药物，与心血管疾病之间的紧密联系早已为人们所知。

如第 8 章所述，大多数对乙酰胆碱受体（抗毒蕈碱）有亲和力的精神药物都可能导致心血管并发症。这些精神药物包括低效抗精神病药物、三环类抗抑郁药、非选择性单胺氧化酶抑制剂和所有抗帕金森药物。

预防疾病总是优于治疗，这在心血管疾病中尤为突出。为了减轻抗精神病药物对心血管系统的影响，在开始治疗前检查患者的基线生命体征、电解质以及心电图是至关重要的。这些检查必须定期进行，并告知患者可能的心脏问题（Mutsatsa，2015）。此外，还应鼓励患者建立和维持健康的生活方式，以尽量降低疾病发展的风险。这包括创造有利于健康的环境、经济、社会和行为条件。对于心脏健康而言，关键活动包括锻炼和合理饮食。例如，鼓励超重的人减重 15% 或更多，可以显著降低高达 45% 的心血管疾病风险。

接下来，我们将讨论精神药物的内分泌副作用。

内分泌学效应

精神药物会引起广泛的内分泌和代谢不良反应。这些精神药物主要包括抗精神病药、心境稳定剂和抗抑郁药。这些药物引发的常见代谢和激素效应包括催乳素、钙和葡萄糖水平升高、酮症酸中毒以及体重增加。这些影响主要是由于精神药物对结核漏斗多巴胺通路的拮抗作用（第 8 章）。此外，性高潮功能障碍和性欲减退可能是由于抗精神病药物的 α- 肾上腺素能活性和钙通道阻断作用。

除了抗精神病药物可能引起的激素副作用外，选择性 5- 羟色胺再摄取抑制剂（SSRI）还可能导致各种形式的性功能障碍，如性高潮障碍、勃起功能障碍和性欲减退。在您继续阅读之前，请尝试完成活动 12.3。

活动 12.3 批判性思维

苏菲（Sophie）是一名 26 岁的精神分裂症患者，医生为她开了定期注射用利培酮。最近，她声称自己生了一个孩子，尽管这是不真实的。她坚定地认为这不是她妄想的；治疗小组认为她目前的剂量可能不足，因此建议增加剂量。

你对此有何顾虑？

参考提纲见本章末。

当患者出现与**高催乳素血症**相关的副作用，如性功能障碍时，开处方者应当与患者讨论这个问题。首先，可以通过测试催乳素水平来确定其是否超过正常范围（男性为 32~309 mIU/L，女性为 39~422 mIU/L）。在需要的情况下，向患者提供解释和安慰是很重要的。如果催乳素水平偏高，开处方者应和患者沟通，考虑在可能的情况下减少相关药物的剂量。如果这不可行，则应建议患者使用不太可能导致性功能障碍的其他药物，如阿立哌唑、氯氮平、奎硫平或中等剂量的奥氮平。

在某些情况下，可能会开具抑制催乳素分泌的多巴胺激动剂，如溴隐亭、卡麦角林或培高利特。但应向患者指出，这些多巴胺激动剂药物可能会增加患躁动、精神病或躁狂症的风险，尤其是当患者没有继续接受抗精神病药物或心境稳定剂的充分治疗时。

体重增加是精神药物的另一个重要副作用，接下来我们将讨论其管理。

体重增加

使用阻断多巴胺受体系统的药物治疗时，最常见的副作用之一是体重增加。过度体重增加会使患者面临代谢性疾病的风险，如心血管疾病和 2 型糖尿病。最推荐的干预措施包括提供饮食建议、鼓励体力活动，以及对患者及其家属进行心理教育。

值得注意的是，虽然提供建议值得称赞，但仅仅提供建议并不能确保最需要干预的患者能得到帮助。此外，由于身体和心理上的挑战，心理健康问题患者可能需要量身定制的运动处方和持续的临床监测。从最基本的锻炼开始，可以鼓励患者参加休闲活动，比如去名胜古迹或公园散步。有证据表明，在自然环境中锻炼比在室内锻炼更有益——这是生态疗法的基础。生态疗法指的是实施诸如步行、放松和创造性活动等干预措施，旨在利用绿色空间改善身体、心理和社会功能。一项研究综述总结称，与室内锻炼相比，在公园等自然环境中锻炼或进行乡村徒步，更能让人感到精力恢复和积极投入，同时减少紧张、困惑、愤怒、抑郁等情绪，并提升活力。

在绿地上锻炼可能非常适合初学者或身体虚弱的老年人。在为患者制订锻炼计划时，要考虑患者是否了解可用的运动类型和运动的重要性；最重要的是，需要评估个人的健康状况才能为其量身定制活动。重要的是要向患者介绍锻炼的益处，然后帮助他们决定是参加小组活动还是自己进行锻炼。

个人活动或练习可能包括在开放空间散步、园艺、一英里快走、半英里跑步、骑自行车或低冲击有氧运动。团体活动可能包括圆场棒球、棒球、带式橄榄球、羽毛球、排球、篮球或骑自行车。

高强度的运动可以提高心率，使人呼吸增快。社会卫生部建议人们应该每周至少进行 5 次、每次半小时的锻炼。这并不需要一次性完成，因为短时间的锻炼同样有益。例如，个人不能连续锻炼 30 分钟，可以分 3 次进行，每次 10 分钟的高强度锻炼。有证据表明，非常短暂的高强度运动可以使心脏和肺更强壮，燃烧更多的能量，并提高对胰岛素的敏感性。除了锻炼之外，我们的饮食在保持低体重方面也发挥着重要作用。

限制热量摄入是延长寿命的最有力干预措施之一。然而现代社会似乎正在融合成一种共同的饮食模式——这种模式对我们的体重或健康老龄化来说并不理想。这种饮食的主要特征是高热量摄入，高饱和脂肪、糖和精制碳水化合物，高肉类（尤其是红肉和加工肉类）摄入，以及低水果、蔬菜、纤维和植物营养素的摄入。我们常称之为“西方饮食”，这在英国很常见。不幸的是，这也是现代化社会正在采用的一种饮食模式。有充分的证据表明，地中海地区的饮食模式富含水果、蔬菜、全谷物和鱼类，有助于保持健康的体重，并有助于减少许多身心健康问题的发生率。

接下来，我们将讨论精神药物的另一个常见副作用——血液学相关疾病的管理。

血液学和肝脏的影响

精神健康障碍患者在服用精神药物时，可能会出现各种血液疾病，包括白细胞异常减少、中性粒细胞数量减少、白细胞明显减少以及血小板数量减少（第8章）。这些血液疾病主要是由抗精神病药物、抗癫痫药物（特别是卡马西平）、苯二氮䓬类药物和抗抑郁药物等精神药物引起的。大多数药物引起的血液学相关副作用在停药后通常会消失，但药物引起的再生障碍性贫血可能不会在停药后消失。中性粒细胞减少和粒细胞缺乏症是临床上最重要和最常见的与医学相关的血液疾病。

如果患者在使用可能导致血液疾病的药物后出现感染，就有理由怀疑这可能是由于药物引起的。在很多情况下，患者可能会出现发热症状，这可能是感染的唯一迹象，因此应该对所有正在服用这些药物的患者出现的发热症状进行调查。这类事件必须及时、合理地报告。

从治疗管理的角度来看，在治疗前测量白细胞计数是一个很好的做法，以便在后续出现问题时有一个基线值。在治疗期间监测白细胞和中性粒细胞的计数也很重要，特别是在老年人和女性等高度脆弱的群体中。如果白细胞计数明显下降，应立即停药，因为白细胞的显著减少可能导致危及生命的感染。为了应对这一威胁，如果患者的白细胞计数较低，及时给予静脉预防性广谱抗菌和抗真菌治疗是常见的做法。在整个治疗过程中，护士在开处方、用药、向患者解释和必要时安抚患者方面都发挥着关键作用。

虽然罕见，但我们可能会遇到因抗精神病药物导致患者中性粒细胞减少的情况。在这种情况下，治疗的选择可能是氨磺必利或舒必利，因为目前没有关于这些药物导致血液疾病的报道。除了血液疾病外，许多精神药物还会导致神经阻滞剂恶性综合征（NMS）。

接下来，我们将转向关于NMS的讨论。

案例研究：克里斯（Chris）

克里斯是一名 25 岁的男子，最近被诊断出患有偏执型精神分裂症。在病房里，他和另一个患者发生了冲突。作为管理计划的一部分，他的身体被限制，并被肌内注射了 10 mg 氟哌啶醇和 2 mg 劳拉西泮。一天后，一名护士注意到克里斯仍然焦躁不安，但情况有了明显的不同：他表现出更多的意识模糊和肌肉僵硬的迹象，他的血压为 160/100 mmHg，体温高达 41 ℃。

NMS 在第 8 章中有详细描述。与粒细胞缺乏症一样，它是精神药物潜在的致命副作用，可以在治疗期间的任何时候发生。NMS 的主要症状包括体温过高、肌肉僵硬、精神状态改变、运动迟缓、血压不稳定、大量出汗、心动过速和意识改变，如上述克里斯的病例所示。

NMS 的症状通常在 72 小时内演变，如果没有得到治疗，它们可以持续 10~14 天。在早期阶段，人们经常可能错过这一诊断，因为这些症状经常被误认为是躁动或精神病的增加。

成功干预以预防 NMS 患者死亡的关键是早期发现和停止使用相关药物。在上述案例研究中，最好尽快将克里斯转到成人医疗病房。鼓励患者喝水是很重要的，同时恢复电解质平衡也至关重要。如果患者不能服用口服液，根据护士的专业能力，可以考虑鼻胃管或静脉输液。鼓励患者使用冷却风扇来降低体温。在继续阅读之前，请尝试完成活动 12.4。

活动 12.4　决策制订

你注意到，一个先前停药的患者在注射了一种抗精神病药后异常具有攻击性和焦躁不安。

• 你会采取什么行动，为什么？
参考提纲见本章末。

患者很可能会开始服用溴隐亭（多巴胺激动剂），以改善低多巴胺能状态，这被认为是 NMS 的潜在病理生理学。阿扑吗啡可能比溴隐亭有更大的疗效，并且起作用更快。NMS 护理的另一个关键因素是持续给予患者心理安抚和定向支持。我们现在需要讨论精神药物的另一个重要和常见的副作用：镇静。

镇静

案例研究：奥鲁（Olu）

奥鲁是一名 22 岁的大学生，他患有双相情感障碍。过去几周，由于他的家人和朋友发现他情绪异常高涨，医生对他的药物剂量进行了调整：丙戊酸钠增加到每天 800 mg，奎硫平增加到每天 600 mg。然而，最近他抱怨白天难以保持清醒，这给他的学习带来了困扰。为此，医生调整了药物剂量，让他在早上服用 200 mg 的丙戊酸钠，晚上服用剩余的 600 mg。对于喹硫平，剂量也进行了调整，早上服用 200 mg，晚上服用 400 mg。此外，他还被建议多喝水，增加运动量。

镇静可以被定义为精神运动和认知能力的下降，这是许多精神药物的常见特性，包括抗精神病药、抗抑郁药、抗惊厥药、抗组胺药和抗焦虑药。特别是第二代抗精神病药物，如氯氮平、奥氮平和奎硫平，具有显著的镇静作用。在上面的案例中，奥鲁就服用了第二代抗精神病药物奎硫平和一种心境稳定剂。不出所料，他在白天感受到了镇静的副作用。同样地，第一代三环类药物如阿米替林在患者中诱导出了类似的效果。

镇静类药物虽然作用机理各异，但都可以影响大脑中的多种抑制途径。在治疗初期，镇静可能是有益的，特别是对于高度激动的患者。然而，从长远角度来看，它可能会干扰患者的康复过程和社会功能。例如，在奥鲁的案例中，镇静可能在初期有助于控制他的兴奋症状，但随后却干扰了他的学习。此外，镇静也很难与认知障碍中的智力迟缓区分开来。

嗜睡的治疗需要根据个体的具体情况来制订方案，包括患者的诊断结果、年龄、引起嗜睡的药物以及其他相关因素。通常，治疗计划会采取多方面策略，旨在解决潜在原因，减少异常的睡意，帮助患者晚上获得良好的睡眠，并在白天保持警觉，从而过上积极、正常的生活。一种常用的方法是早上服用相对较低剂量的药物，晚上则服用大剂量的药物，如奥鲁的情况所示。早上低剂量有助于减少白天的嗜睡，而晚上大剂量则有助于诱导睡眠。其他措施可能包括增加液体摄入、良好的营养和适当的睡眠时间，但要避免白天过度睡眠。在某些情况下，少量的咖啡因可以暂时缓解嗜睡感，但持续或过量使用咖啡因可能会导致反性嗜睡和睡眠障碍，进而增加白天的嗜睡感。接下来，我们将注意力转向 5- 羟色胺综合征。

5- 羟色胺综合征

5- 羟色胺综合征是一种潜在的生命威胁，可能出现在治疗性使用抗抑郁药或某些抗精神病药物后。它不是特定药物引起的反应，但当中枢神经系统中 5-HT 过量时，它是可以预测的。过量的 5-HT 会过度刺激 5-HT_2 受体，而许多药物和药物组合都可能导致 5- 羟色胺综合征。这些药物包括大多数类型的抗抑郁药、5-HT 释放剂（如安非他命）、阿片类镇痛药、抗偏头痛药物和锂。5- 羟色胺综合征通常在摄入 5- 羟色胺能药物后数小时内开始出现，其临床特征在第 6 章中进行了详细描述。

对于 5- 羟色胺综合征的诊断，我们采用 Hunter 5-HT 毒性标准（Dunkley et al.，2003），这要求存在以下经典特征之一或一组特征：自发性阵挛；可诱导性阵挛伴躁动或大量出汗（多汗）；眼球阵挛伴躁动或多汗；震颤伴腱反射亢进；或肌张力增高、体温超过 38℃伴眼球阵挛或可诱导性阵挛。中度或重度 5- 羟色胺综合征患者需要住院治疗，而危重患者可能需要神经肌肉麻痹、镇静和插管。支持性治疗主要包括在必要时给予镇静剂、确保患者有足够的液体摄入量，并仔细监测生命体征和尿量。如果患者出现严重的 5-HT 毒性，预防热疗和随后的多器官衰竭是关键目标。降低体温的另一个好处是间接降低（下调）了中枢神经系统中的 5-HT 受体（5-HT_{2A}）的活性。在治疗 5- 羟色胺综合征时，我们应该通过使用带有水喷雾剂的冷却风扇、冰袋或冷却毯来减少或防止热疗。5- 羟色胺拮抗剂，特别是 5-HT_{2A} 受体拮抗剂，可以减少热疗和其他严重表现的 5-HT 毒性。常用的 5- 羟色胺拮抗剂包括舌下奥氮平或静脉注射氯丙嗪，但对于使用氯丙嗪导致的低血压，静脉液体负荷至关重要。在中度和重度的情况下，我们还可以考虑使用抗组胺剂赛庚啶，它也是一种 5-HT_{2A} 拮抗剂，但目前仅作为口服制剂使用，初始剂量为 12 mg，之后每 2 小时调整 2 mg，直到症状改善。

传统的退热药在 5- 羟色胺综合征中的作用有限，因为该综合征的机制涉及肌肉张力，而非中枢体温调节功能障碍。重要的是，应尽量避免对患者进行身体限制，因为这可能增加热疗、乳酸酸中毒和横纹肌溶解的风险。从预防的角度来看，认识到具有强大 5-HT 能作用的药物是预防 5- 羟色胺综合征的关键。现在，我们将转向讨论 5- 羟色胺撤药综合征。

5- 羟色胺撤药综合征

5- 羟色胺撤药综合征可能发生在减少剂量、停药或主要的选择性 5- 羟色胺再摄取抑制剂（SSRI）或选择性去甲肾上腺素再摄取抑制剂（SNRI）治疗中断后。这种情况通常从减少剂量或完全停药的时间点开始，具体取决于药物的半衰期和患者的新陈代谢。如果不恰当或突然停药，或在开始用药时逐渐减量后，大约 20% 的患者会受到影响。其症状可能包括头晕、电击样感觉、出汗、恶心、失眠、震颤、意识混乱、噩梦和眩晕等（详见第 6 章）。

要缓解 5- 羟色胺撤药综合征的大多数症状，可以通过立即恢复原来的抗抑郁药或使用具有类似作用机制的药物来实现。如帕罗西汀等半衰期较短的 SSRI 更有可能导致 5- 羟色胺撤药综合征。而半衰期较长的 SSRI，如氟西汀，与 5- 羟色胺撤药综合征的相关性较小，因此可以使用这些药物进行替代治疗。例如，可以给予患者 20 mg 的氟西汀，或者让患者开始服用高剂量的氟西汀，然后逐渐滴定至合适剂量。从预防角度来看，5- 羟色胺撤药综合征可以通过逐渐减少药物剂量或开一种半衰期较长的药物来避免。此外，有人建议服用超过 8 周的抗抑郁药应该逐渐减少，尽管有些人提倡采取更为谨慎的停药方法。

直立性低血压

直立性低血压是一种低血压状态，特别是在快速直立时，常见于老年患者和糖尿病患者中（Bouhanick et al.，2014）。历史上，直立性低血压主要由降压治疗引起。其他可能诱发体直立低血压的药物是那些与 α- 肾上腺素受体结合的药物，如抗精神病药物和三环抗抑郁药。

对于精神障碍患者，前瞻性监测直立性血压的变化非常重要，因为他们可能无法表达直立状态时的症状。从非药物管理策略来看，护士可以采取患者教育措施，最主要的是建议患者从仰卧位缓慢站起，并多喝水。在某些情况下，可以提供特殊的尼龙长袜来促进腿部动脉收缩。在严重的情况下，可以给予药物治疗，如去甲肾上腺素、苯肾上腺素或 9- α - 氟氢化可的松，这些药物可以口服。

性功能障碍

性功能障碍是指在正常性活动的任何阶段遇到的困难，包括欲望、唤起或高潮。许多精神药物，包括大多数 SSRI 和第二代抗精神病药物（如利培酮），都可能导致性功能障碍。抗抑郁药如 SSRI 通过不同的机制诱发性功能障碍（详见第 6 章）。

从管理角度来看，如果患者无法忍受这些副作用，医生应考虑转向其他抗抑郁药物，如安非他酮或曲唑酮。然而，同样需要注意的是，曲唑酮可能会引起阴茎勃起问题。为了改善勃起功能障碍，数据支持使用磷酸二酯酶抑制剂，如西地那非（伟哥）和他达拉非（希爱力），因为它们比安慰剂更能改善勃起功能，尽管它们在女性中的疗效尚不清楚。

便秘

关于便秘的诊断，尽管症状包括排便困难、排便频率减少以及排便时的困难感，但目前还没有公认的国际定义。功能性便秘由国际公认的罗马Ⅲ标准定义（Dal

Molin et al.，2012）。然而，与罗马Ⅲ标准中的明确定义不同，人们往往基于主观评估来定义便秘。便秘可以由各种生理、心理、社会和病理因素引起。它表现为一系列的身体症状，如腹痛、紧张、腹胀和恶心。许多精神药物，包括第二代抗精神病药物、大多数抗抑郁药和抗胆碱能药物（如丙环定），都可能引起便秘。

如上所述，便秘患者有多种症状，因此确定患者的抱怨与便秘的含义相关是非常重要的。护士应仔细记录病史，包括身体健康状况以及影响结肠运输的药物治疗。病史还应包括评估排便频率、粪便性状、粪便量、排便时的用力程度和忽视排便史的情况。进行饮食历史评估对于了解纤维和水的摄入量，以及食物的数量和进食时间非常重要。此外，病史可能包括患者过去使用的泻药的数量、类型和频率。最后，关于患者的日常生活活动，如穿衣和进食，以及他们的工具性活动，如购物和家务，可以提供关于患者功能能力和认知水平的线索。

值得注意的是，肠道模式正常的患者通常每天在同一时间排便，这表明排便在一定程度上是条件反射。同样地，结肠运动在醒来后和饭后增加（胃结肠反射）。这表明，便秘患者可以通过利用这种正常的生理刺激来建立一个有规律的排便模式。基于同样的原则，有必要教育患者每天至少尝试排便两次，通常是饭后30分钟，每次尝试时间不超过 5 分钟。

有证据表明，高纤维饮食会增加粪便量，减少结肠转运时间，而低纤维饮食则会导致便秘。一般建议每天摄入 20~30 g 的纤维。一项随机对照试验表明，在治疗轻度至中度便秘方面，干梅子比纤维补充剂车前草更有效（Rao et al.，2009）。其他富含纤维的食物包括水果、绿色蔬菜和麸皮。建议患者多喝水，定期饮食和进行定期锻炼，尤其是走路。如果这些方法没有帮助，可能不得不给患者开一种短期的泻药。

很好的做法是，在给予泻药时特别注意患者的病史（心脏和肾脏共病条件）、药物相互作用、成本和副作用。临床常用的泻药包括镁乳、乳果糖、番泻叶化合物、比沙可啶和聚乙二醇（PEG）制剂。尽管粪便软化剂被广泛使用，但其临床疗效有限。在出现排便梗阻的情况下，患者可以使用栓剂来帮助直肠排便。对于老年患者，灌肠剂可能有助于防止粪便嵌塞。然而，应注意的是，一些灌肠剂，如磷酸盐灌肠，可能导致电解质失衡，而肥皂水灌肠则可能引起直肠黏膜损伤。因此，在必要时，应使用自来水灌肠剂，因为它们更为安全。

视力模糊

视力模糊通常是由许多精神药物以及用于治疗锥体外系副作用的药物的抗胆碱能作用引起的。这些药物包括大多数抗精神病药物、三环类抗抑郁药、抗胆碱能药物、支气管扩张剂、抗痉挛药、止吐药、抗溃疡药、散瞳剂和一些选择性 5-羟色胺再摄取抑制剂。这些药物可能导致患者难以集中注意力，使事物看起来模糊。

对于视力模糊的患者，建议他们避免驾驶。在某些情况下，可以使用毛果芸香碱滴眼液进行治疗。同时，建议患者多喝水。在严重的情况下，可以考虑使用毒扁豆碱，但关于其使用的证据尚不成熟。应让患者了解这种视力模糊是暂时的。

口干

口干最常见的原因是患者使用了具有抗胆碱能作用的药物。一些常用的阻断胆碱受体的药物，如抗精神病药、抗抑郁药和锂盐，都可能导致口干。其他可能导致口干的药物包括用于治疗过敏、感冒症状或调节血压的药物，以及一些止痛药。

在口干症中，由于胆碱能受体的阻断，唾液分泌减少；然而部分患者可能在唾液腺分泌未明显减少时即出现症状。此外，口干通常与干燥综合征有关，这是一种自身免疫系统错误地攻击自己的腺体，包括唾液腺的疾病，导致唾液缺乏而引发口干。为了改善唾液流，患者可以采取以下策略：

- 咀嚼无糖口香糖或吮吸无糖硬糖以刺激唾液分泌；
- 吮吸碎冰；
- 吃饭时喝水，以帮助咀嚼和吞咽食物；
- 使用不含酒精的漱口水；
- 避免饮用碳酸饮料、咖啡因、烟草和酒精；
- 使用羊毛脂基的润唇膏来缓解破裂或干燥的嘴唇。

如果患者的牙齿出现蛀牙，他们可以使用含氟化物的牙膏或漱口水来保护牙齿。在某些情况下，使用毛果芸香碱和氧化甘油三酯治疗可能会有所帮助。

伴嗜酸性粒细胞增多和系统症状的药疹综合征

伴嗜酸性粒细胞增多和系统症状的药疹综合征（drug rash with eosinophilia and systemic symptoms，DRESS）的药物皮疹是一种严重的皮肤反应，与几种常见的药物和药物类别有关，包括抗癫痫药、别嘌呤醇、磺胺类药物和各种抗生素。最初，它是在20世纪30年代早期在接受抗惊厥药物治疗的患者中观察到的，当时苯妥英钠首次应用于临床。然而，由于最近的几份病例报告将精神药物与这种情况联系起来，DRESS综合征在心理健康环境中越来越被认识。许多精神药物，包括卡马西平、拉莫三嗪、苯妥英、丙戊酸盐和苯巴比妥，已被确定为该疾病的病因。DRESS综合征的症状通常出现在给药后2~6周，但在再次接触药物后可能更快、更严重地出现（Husain et al.，2013）。该疾病的特点是发热、皮疹、淋巴结病、内脏器官受累和血液学异常。受影响最严重的器官是肝脏、肺和肾脏，特征性的血液异常包括淋巴细胞减少、非典型淋巴细胞和嗜酸性粒细胞增多。由于DRESS综合征的非特异性表现，其诊断具有挑战性。此外，它通常在药物接触后很长一段时间内才出现症状。

对DRESS综合征的适当管理至关重要，因为这种情况与显著的发病率和死亡率相关。虽然大多数患者能够康复，但也有一些患者遭受慢性并发症，约10%的患者因内脏器官损伤而死亡。在重症监护室或烧伤病房对DRESS综合征患者进行管理，以进行适当的护理和感染控制。此外，根据受影响的身体器官系统咨询相关专家也是非常重要的。一旦临床诊断为DRESS综合征，管理的核心措施包括立即停用相关药物和使用皮质类固醇，最常见的是泼尼松龙，初始剂量后需在6~8周内逐渐减少，以防止器官受累的复发。其他治疗方法可能包括静脉注射甲基泼尼松龙和血浆置换。

在皮质类固醇耐药的DRESS综合征病例中，静脉注射免疫球蛋白、环磷酰胺、环孢霉素和免疫抑制剂都显示出疗效。在共病精神疾病的管理中，严格避免使用可疑药物及其同类药物，并确定替代药物（例如，用丙戊酸治疗卡马西平引起的

DRESS 综合征）。对于剥脱性皮炎的患者，需要进行液体、电解质和营养支持。同时，保持温暖潮湿的环境和温和的护肤（如温水浴、湿敷料）也是必要的。如果患者没有临床、实验室或影像学证据表明肾脏或肺部受累，且只有肝酶的轻度升高，也可以进行症状性治疗。

史 - 约综合征和中毒性表皮坏死松解症

皮疹是许多抗癫痫药物的常见副作用，这些药物也常被用作心境稳定剂。这种副作用往往是导致一些药物试验终止的主要原因。可能引发皮疹的抗癫痫药物包括卡马西平、苯妥英、苯巴比妥、丙戊酸钠、普瑞巴林和拉莫三嗪。虽然大多数抗癫痫药物引起的皮疹是良性的，但偶尔也可能发生严重的皮疹，如史 - 约综合征（SJS）和中毒性表皮坏死松解症（TEN）（见第 7 章）。史 - 约综合征的特点是严重的哭泣性结膜炎和严重的口炎，伴有广泛的黏膜坏死和紫癜性斑点，并可能发展为大面积表皮脱离。

SJS/TEN 急性期的管理包括及时评估疾病的严重程度和预后，快速识别并停用导致皮疹的药物，并在适当的环境下迅速开始支持性治疗。有证据表明，越早停用致病药物，患者的预后越好，而且接触半衰期较长的致病药物的患者死亡的风险会增加（Garcia-Doval et al.，2000）。为了确定导致皮疹的药物，重要的是要考虑用药的年表和报告的药物诱导 SJS/TEN 的能力。在大多数情况下，从使用致病药物到出现 SJS/TEN 的时间，在 1~4 周之间。

由于 SJS/TEN 是一种危及生命的疾病，支持性治疗是治疗的重要组成部分。支持性治疗的一个关键要素是管理液体和电解质的需求。通过静脉输液补充 0.5% 的氯化钠（生理盐水）和 20 毫当量的氯化钾，以维持每小时 50~80 mL 的尿量至关重要。在出现低钠血症、低钾血症或低磷血症的情况下，进行适当的早期和积极的替代治疗是必要的。对于伤口的处理应保守，避免进行皮肤清创术，因为起泡的皮肤作为一种天然的生物敷料，有利于再上皮化。在需要的地方使用非黏性伤口敷料，并避免局部使用磺胺类药物。此外，使用大剂量静脉注射免疫球蛋白、肿瘤坏死因子拮抗剂和环磷酰胺治疗 TEN 可能有益，但由于证据尚不成熟，在这个阶段还不能得出确切的结论。

尿潴留

尿潴留，即膀胱充盈后无法排空，通常是暂时的，但在某些情况下可能持续较长时间。它可能导致多种并发症，包括尿路感染、长期膀胱功能障碍，以及可能导致慢性肾脏疾病的肾脏损害。导尿通常被认为是最佳的管理方法，但与之相关的风险使得减少或避免使用导尿的药物治疗变得可取。尿潴留的特点包括尿流差、尿流间歇性、紧张或排尿不完全以及排尿迟疑。在出现尿潴留症状时，应安排患者就医，检查他们的药物治疗方案。尽管胆碱能药物和静脉注射前列腺素在治疗尿潴留方面显示出一定的潜力，但目前的证据还很薄弱。有时，会使用氨甲酰甲胆碱来缓解症状。

本章小结

药物不良反应是临床实践中常见的现象，也是许多计划外住院的诱因，但多数并不会造成严重的伤害。5%~10% 的患者在住院或出院期间会经历药物不良反应。从历史上来看，不良反应被分为两大类：A 型反应（剂量依赖性反应）B 型反应（特异质或难以预测）。减少急性不良反应的发生是降低患者伤害风险的重要一环。针对这些副作用，有多种管理策略，但基本的方法可能包括停止使用相关药物，转用一种更为耐受的替代药物，或者使用其他药物来抵消原药物的不良影响。

参考提纲

活动 12.1　批判性思维

年龄、药物类型、体重、性别、基因和文化价值观等因素可能影响个体对药物副作用的耐受性。

活动 12.2　批判性思维

严重肌张力障碍的患者可能同时遭受吞咽困难，因此口服给药可能不是最佳选择。

活动 12.3　批判性思维

目前增加利培酮剂量可能为时过早，因为苏菲的妄想可能是继发性的，需要首先探究其信念来源。苏菲可能正在经历激素相关副作用（如泌乳），这可能解释她的忘想症状的出现。建议检查催乳素水平，以排除性副作用的可能性。

活动 12.4　决策制订

处理疑似药物不良反应时，与患者沟通、观察其反应是第一步。若患者表现出 NMS（神经阻滞剂恶性综合征）的症状，他们可能无法给出连贯或合理的解释。检查患者的用药记录、最后一次服药时间以及给药途径（如肌内注射或口服）是必要的。同时，记录生命体征，并观察是否有僵硬和高温等症状。一旦发现异常，应立即联系医生。

延伸阅读

Balon，R.（2007）*Practical Management of the Side Effects of Psychotropic Drugs*. New York：Marcel Dekker.

这本书提供了管理不同精神药物副作用的实用指南。

Cunningham Owens D G.（2014）*A Guide to the Extrapyramidal Side-Effects of Antipsychotic Drugs*. Cambridge：Cambridge University Press.

本书详细讨论了锥体外系副作用及其管理。

Goldberg J F，Ernst C L.（2018）*Managing the Side Effects of Psychotropic Medications*. Arlington，VA：APA Publishing.

本书讨论了不同类型的副作用及全面管理方案，对开处方者和服药者均有益。

图书在版编目（CIP）数据

心理健康与药物管理：原书第3版 /（英）斯坦·穆萨萨（Stan Mutsatsa）著；王志强，张照莉译. 重庆：重庆大学出版社，2025.7. --（护理实践与转化译丛）. --ISBN 978-7-5689-5162-3

Ⅰ. R749.053

中国国家版本馆CIP数据核字第2025XS6349号

心理健康与药物管理（原书第3版）
XINLI JIANKANG YU YAOWU GUANLI（YUANSHU DI 3 BAN）

［英］斯坦·穆萨萨（Stan Mutsatsa）著
王志强　张照莉　主译

策划编辑：胡　斌
责任编辑：张羽欣　　版式设计：王　杭
责任校对：邹　忌　　责任印制：张　策

重庆大学出版社出版发行
社址：重庆市沙坪坝区大学城西路21号
邮编：401331
电话：（023）88617190　88617185（中小学）
传真：（023）88617186　88617166
网址：http：//www.cqup.com.cn
邮箱：fxk@cqup.com.cn（营销中心）
全国新华书店经销
重庆市正前方彩色印刷有限公司印刷

开本：720mm × 1020mm　1/16　印张：26.25　字数：426千
2025年7月第1版　2025年7月第1次印刷
ISBN 978-7-5689-5162-3　　定价：78.00元

Mental Health Medicines Management for Nurses (Third Edition), by Stan Mutsatsa.

版贸核渝字（2024）第 140 号